Weaver

Stoffwechsel-Geheimnis

Stoffwechsel-Geheimnis

9 magische Bausteine zum schlank werden & bleiben

Dr. Libby Weaver

Aus dem Englischen übersetzt
von Susanne Warmuth

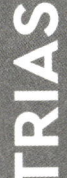

**Bibliografische Information
der Deutschen Nationalbibliothek**

Die Deutsche Nationalbibliothek verzeichnet diese Publikation in der Deutschen Nationalbibliografie; detaillierte bibliografische Daten sind im Internet über http://dnb.d-nb.de abrufbar.

Die neuseeländische Originalausgabe erschien 2010 unter dem Titel »Accidentally Overweight« bei Little Green Frog Publishing Ltd.
© 2010 by Dr. Libby Weaver

2. Auflage 2019
© 2019 TRIAS Verlag in Georg Thieme Verlag KG, ein Unternehmen der Thieme Gruppe, Rüdigerstraße 14, 70469 Stuttgart, Deutschland

© 1. Auflage 2016 TRIAS Verlag in Georg Thieme Verlag KG, Rüdigerstraße 14, 70469 Stuttgart

www.trias-verlag.de

Printed in Germany

Programmplanung: Uta Spieldiener
Redaktion: Isabel Lück
Bildredaktion: Christoph Frick
Übersetzung: Susanne Warmuth
Bildnachweis:
Zeichnungen: Grafikbüro Schaaf, Karlsruhe
Umschlaggestaltung und Layout: CYCLUS Visuelle Kommunikation, Stuttgart
Coverbild: corbis
Satz und Repro: Ziegler und Müller, text form files, Kirchentellinsfurt
Druck: Westermann Druck Zwickau GmbH, Zwickau

ISBN 978-3-432-10927-5   1 2 3 4 5 6

Auch erhältlich als E-Book:
eISBN (epub) 978-3-432-10929-9

Wichtiger Hinweis: Wie jede Wissenschaft ist die Medizin ständigen Entwicklungen unterworfen. Forschung und klinische Erfahrung erweitern unsere Erkenntnisse. Ganz besonders gilt das für die Behandlung und die medikamentöse Therapie. Bei allen in diesem Werk erwähnten Dosierungen oder Applikationen, bei Rezepten und Übungsanleitungen, bei Empfehlungen und Tipps dürfen Sie darauf vertrauen: Autoren, Herausgeber und Verlag haben große Sorgfalt darauf verwandt, dass diese Angaben dem Wissensstand bei Fertigstellung des Werkes entsprechen. Rezepte werden gekocht und ausprobiert. Übungen und Übungsreihen haben sich in der Praxis erfolgreich bewährt.

Eine Garantie kann jedoch nicht übernommen werden. Eine Haftung des Autors, des Verlags oder seiner Beauftragten für Personen-, Sach- oder Vermögensschäden ist ausgeschlossen.

Geschützte Warennamen (Warenzeichen®) werden nicht besonders kenntlich gemacht. Aus dem Fehlen eines solchen Hinweises kann also nicht geschlossen werden, dass es sich um einen freien Warennamen handelt.

Das Werk, einschließlich aller seiner Teile, ist urheberrechtlich geschützt. Jede Verwertung außerhalb der engen Grenzen des Urheberrechtsgesetzes ist ohne Zustimmung des Verlags unzulässig und strafbar. Das gilt insbesondere für Vervielfältigungen, Übersetzungen, Mikroverfilmungen und die Einspeicherung und Verarbeitung in elektronischen Systemen.

Liebe Leserin, lieber Leser,

hat Ihnen dieses Buch weitergeholfen? Für Anregungen, Kritik, aber auch für Lob sind wir offen. So können wir in Zukunft noch besser auf Ihre Wünsche eingehen. Schreiben Sie uns, denn Ihre Meinung zählt!

Ihr TRIAS Verlag

E-Mail-Leserservice
kundenservice@trias-verlag.de

Lektorat TRIAS Verlag
Postfach 30 05 04
7 0445 Stuttgart
Fax: 0711 89 31-748

Besuchen Sie uns auf facebook!
www.facebook.com/trias.tut.mir.gut

Lassen Sie sich inspirieren!
www.printerest.com/triasverlag

Für Christopher – in unendlicher Dankbarkeit

Die Autorin

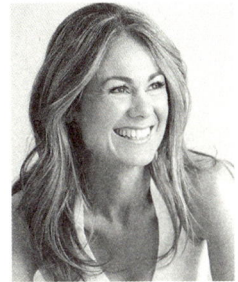

Dr. Libby Weaver (PhD) zählt in Australien und Neuseeland zu den erfolgreichsten Bestseller-Autoren und Referenten im Bereich Ernährung. Mit ihrem ganzheitlichen Gesundheitsansatz basierend auf den drei Bereichen Ernährung, Biochemie und Emotionen begeistert die studierte Ernnährungswissenschaftlerin und Biochemikerin weltweit ihre Leserinnen und Zuhörerinnen. Mit ihren Büchern landete Dr. Libby neun Mal auf Platz 1 der Bestsellerliste und wurden allein in Neuseeland und Australien über 400 000-mal verkauft.

Inhalt

Des Rätsels Lösung ... 13

Zu diesem Buch   14

Es war einmal ...   27

Das Stoffwechsel-Geheimnis lüften   33

Die Verdauung: Basis unserer Gesundheit   34

Das Verdauungssystem   35
Gut gekaut ... Sie wissen schon   36
Auf die Portionsgröße achten   37
Die Aufgabe der Magensäure   38
Der pH-Gradient im Verdauungssystem   42
Die Resorption   44
Wenn es im Bauch zwickt ...   45
Darmbakterien   46
Der Zusammenhang zwischen Stress und Verdauung   48
Darmentleerung – ein heikles, aber wichtiges Thema   48
Opioide und durchlässige Darmwände   53
Verdauung aus der Sicht der TCM   58
Zusammenfassung und Tipps für die Verdauung   58

Baustein Nr. 1: Kalorien   61

Wenn weniger essen so einfach wäre   62

Sie wissen, dass Sie weniger essen sollten ...   62
Wenn man nicht aufhören kann ...   67
Der Drang nach Essen   69
Sind nur die Kalorien schuld?   72
Tipps für den Baustein Kalorien   73

Baustein Nr. 2: Stresshormone 77

Von Adrenalin, Cortisol und Nebennieren 78

Adrenalin und der große Zuckerrausch 78
Wie Kaffee dick machen kann 80
Brauchen Sie den Kick oder wünschen Sie sich Ruhe? 84
Cortisol – Freund oder Feind? 85
Wie Cortisol auf den Stoffwechsel wirkt 87
Das Cortisolproblem verstehen 89
Stummer Stress 90
Sorgen machen dick 91
Nebennieren-Erschöpfung 93
Die Serotonin-Melatonin-Schaukel 95
Wie Sie Ihre Nebennieren unterstützen können 98
Wie das Nervensystem die Gesundheit beeinflusst 99
Warum die Atmung so wichtig ist 100
Lachen Sie! 102
Tipps für den Baustein Stress 103

Baustein Nr. 3: Geschlechtshormone 107

Typisch Frau? 108

Macht Östrogen dick? 108
Alles bloß Wasser?! 109
Welche Rolle spielt Progesteron? 111
Die Beziehung zwischen Sexual- und Stresshormonen 111
Was geschieht, wenn Östrogen überwiegt? 115
Gynäkologische Krankheitsbilder 118
Gynäkologische Krankheitsbilder und Weiblichkeit 119
Pubertät 121
Menopause 126
Tipps für den Baustein Geschlechtshormone 127

Baustein Nr. 4: Die Leber   137

Das Zentrum des Stoffwechsels   **138**

Die Entgiftung   139
Belastungen für die Leber   141
Cholesterin   145
Schutz durch Antioxidanzien   149
Zeichen, dass die Leber Hilfe braucht   151
Tipps für den Baustein Leber   152

Baustein Nr. 5: Die Darmflora   157

Gute Bakterien, schlechte Bakterien   **158**

Der Zusammenhang zwischen Darmbakterien und Kalorien   158
Blähbauch und Reizdarmsyndrom   160
Streptococcus: ein ganz böser Bube   166
Seine Darmbewohner näher kennenlernen   166
Tipps für den Baustein Darmflora   167

Baustein Nr. 6: Die Schilddrüse   169

Klein, aber oho!   **170**

Die Produktion der Schilddrüsenhormone   170
Wie kommt es zu Funktionsstörungen?   171
Schilddrüsenunterfunktion (Hypothyreose)   172
Hinweise zur Therapie   175
Sind Schilddrüsenantikörper das Problem?   176
Von Labortests und Normbereichen   178
Was steckt noch hinter Schilddrüsenproblemen?   180
Tipps für den Baustein Schilddrüse   180

Baustein Nr. 7: Insulin 185

Kleines Hormon – große Stoffwechselwirkung 186

Wie Kohlenhydrate dick machen – oder auch nicht 186
Lebensmittel und Insulin 188
Wenn Blutzucker und Insulin Achterbahn fahren 190
Ein Karussell aus Gedanken und Hormonen 191
Das »Immer-in-Eile-Syndrom« 194
Insulin, Appetit und Körperfett – der Zusammenhang 195
Warum Sport wichtig ist 197
Fruktose, die Leber und ihre Beziehung zum Insulin 198
Glykämischer Index und glykämische Last 202
Tipps für den Baustein Insulin 204

Baustein Nr. 8: Das Nervensystem 207

Angespannt oder entspannt? 208

Das vegetative Nervensystem 208
Nervensystem und Körperfett 211
Das ewige Verlangen nach Zucker 214
Vom Zucker entwöhnen, auf Fettverbrennung umschalten 215
Tipps für den Baustein Nervensystem 217

Baustein Nr. 9: Gefühle 221

Die Macht der Emotionen ... 222

Wissen und Umsetzen sind zweierlei 222
Essen ist ... 224
Regeln und Bedeutungszusammenhänge verstehen 226
Auslöser, Gedankenchaos und Fressattacken 229
Seelischer Schmerz kann nützlich sein 232
Wie lauten Ihre Regeln? 238

Den Teufelskreis durchbrechen 241
Schreiben Sie Ihre Regeln neu 242
NSA und SRI – alternative Wege zu mehr Wohlbefinden 244
Die Em-Matrix 245
Abschließende Zusammenfassung 248

Service **252**

Literatur 252
Dank 256
Die Tortengrafik 259
Stichwortverzeichnis 260

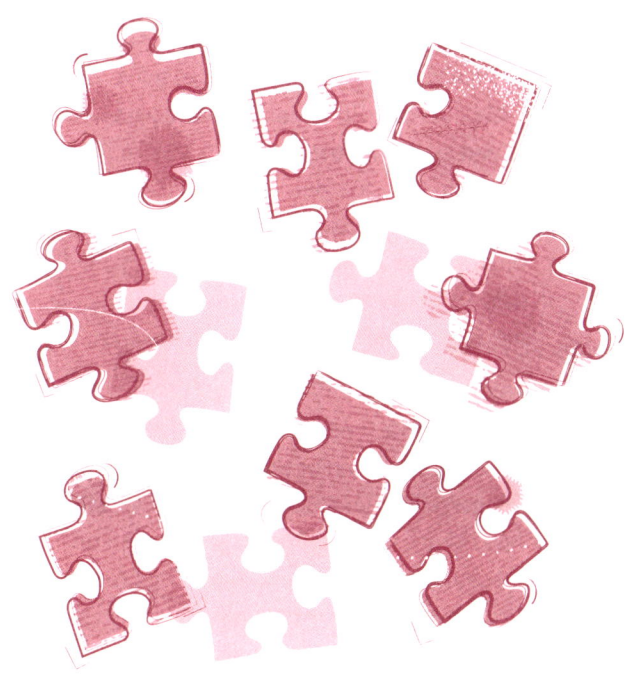

Des Rätsels Lösung …

Vorweg ein Sprichwort zum Nachdenken: »Wenn das, was Sie suchen, dort zu finden wäre, wo Sie bereits gesucht haben, müssten Sie es eigentlich schon gefunden haben.«

Zu diesem Buch

In »Stoffwechsel-Geheimnis« geht es darum, wie man an sein Körperfett herankommt und es zum Schmelzen bringt. Was muss in unserem Körper geschehen, damit er sich genau darauf einstellt? Das eigentliche Ziel dieses Buches ist es jedoch, Sie dazu zu bringen, nicht mehr ständig gegen Ihren Körper zu kämpfen. Denn diese Kämpfe verhindern allzu oft, dass Sie der Welt und sich selbst positiv begegnen. Sie denken, das klingt übertrieben? Lassen Sie mich erklären, wie ich das meine.

Viele Menschen sind – bewusst oder unbewusst – frustriert, wenn sie an ihren Körper oder ihr Aussehen denken. Diese Frustration kann ihr ganzes Denken beherrschen und ihre Stimmung beeinflussen. Das wiederum hat Auswirkungen auf ihr Selbstbewusstsein und ihre Beziehungen zu anderen Menschen. Es gibt Tage, da fühlen sie sich gut, vielleicht sogar pudelwohl und positiv, und am nächsten Tag (oder einfach ein paar Stunden später) geht es ihnen furchtbar, ohne dass es dafür einen echten Grund gibt. Sie fühlen sich tonnenschwer oder aufgedunsen, schlapp oder gebläht, oder ganz einfach »bäh«. Was glauben Sie? Wie wird jemand, der sich so fühlt, sich selbst und andere Menschen behandeln: freundlich oder unfreundlich? Meistens ist Letzteres der Fall. Und oft verdienen diejenigen, die ihre schlechte Laune aushalten müssen, eine solche Behandlung nicht. In vielen Fällen kennen die außenstehenden Personen auch die Gründe für das unangemessene Verhalten nicht und beziehen es dann auf sich selbst, sie denken beispielsweise: Sie liebt mich nicht (mehr). Solche unbeabsichtigten Botschaften und die Tatsache, dass sie die Traurigkeit oder die Ungeduld des anderen aushalten müssen, hat wiederum Auswirkungen darauf, wie sie selbst sich fühlen und wie sie mit anderen umgehen. Auf diese Weise entsteht ein wahrer Teufelskreis.

Und was denken Sie: Wird jemand, der sich so mies fühlt, bei der Essenswahl gute oder schlechte Entscheidungen treffen? Vermutlich eher Letzteres. Und so kommt es, dass sich das eh vorhandene negative Selbstbild noch weiter verstärkt. Aber über diesen Effekt denken wir normalerweise nicht nach, wenn wir uns in einer solchen Wahlsituation befinden. Dies führt dazu, dass wir uns – wegen unseres Körpers und unseres Verhaltens – immer schlechter fühlen und immer trauriger werden. Irgendwann denken wir dann vielleicht, wir könnten uns nicht mehr ändern.

Die Frustration über den eigenen Körper hat noch auf eine andere Art und Weise enorme Auswirkungen auf einen Menschen: Es kann sich nämlich eine tiefe Traurigkeit entwickeln, insbesondere wenn schon mehrfach große Anstrengungen unternommen wurden, sich gesund zu ernähren und regelmäßig Sport zu treiben, und dies nichts oder nur wenig gebracht hat. Diese Erfolglosigkeit kann dazu führen, dass die Person sich – wieder bewusst oder unbewusst – nur noch damit beschäftigt und dadurch völlig übersieht, dass man von seinem Körper auch etwas lernen kann. Die Lektionen, die er bereithält, können sowohl dem Betroffenen wie auch den Menschen in seinem Umfeld helfen. Ich habe erkannt, dass es fast nie um den Körper geht, genauso wie es fast nie um die Nahrung geht. Beides dient nur dazu, Sie wachzurütteln. Es geht um einen viel größeren Zusammenhang. Sobald Sie zu ahnen beginnen, was genau das ist, und erst recht, wenn Sie es ganz verstanden und verinnerlicht haben, wird sich Ihre Einstellung zu Ihrem Aussehen, Ihrem Körper, zum Essen, zur Gesundheit und zu den Menschen in Ihrem Umfeld grundlegend verändern.

Stellen Sie sich vor, Sie wachen morgens auf und denken nicht als Erstes daran, was Sie an dem Tag essen oder nicht essen, wie viel Sport Sie wohl treiben können oder auch nicht. Stellen Sie sich vor, Sie machen sich keinen konkreten Plan, heute nur dies oder jenes zu essen. Denn genau das führt oft dazu, dass man am Nachmittag alles in sich hineinstopft, was einem in die Finger kommt, und man sich dann ausschimpft, man sei zu willensschwach und zu nichts zu gebrauchen. Stellen Sie sich vor, dass Sie solche Situationen nie wieder erleben werden.

Wenn Sie die biochemischen Mechanismen des Organismus sowie die emotionalen Triebkräfte in Ihrem Leben erforschen, werden Sie allmählich verstehen, was Ihren Körper bislang dicker oder dünner hat werden lassen. Dank des Verständnisses der Zusammenhänge und mit den praktischen Hilfen, die ich Ihnen anbieten kann, werden Sie Ihr persönliches Rezept finden und damit mehr lösen als nur Ihr persönliches Stoffwechsel-Geheimnis. Das Essen wird Sie nicht mehr beherrschen, und Ihr Gewicht wird sich dahin bewegen, wo es hingehört. Sie werden sich nicht länger nach den Zahlen auf der Waage beurteilen. Sie haben sogar gute Chancen, dass Sie ganz aufhören werden, sich zu wiegen. Denn Sie werden das Gefühl haben, dass es Ihnen noch nie so gut gegangen ist und Sie noch nie so gut ausgesehen haben wie jetzt. Dann werden Sie ganz tief in Ihrem Inneren davon überzeugt sein, dass Sie keine Waage brauchen, um zu wissen, wie schön Sie sind.

Wie Sie das Buch am besten nutzen

Nicht allein das Essen ist das Problem! Das Geheimnis eines gut funktionierenden Stoffwechsels, Ihrer körpereigenen »Verbrennungsmaschine«, besteht aus mehreren Bausteinen. Nach einer kurzen Einleitung gehe ich zunächst auf die Grundlagen von Verdauung und Stoffwechsel und dann – in jeweils einem eigenen Kapitel – auf die neun magischen Bausteine, die der Garant für einen aktiven Stoffwechsel sind, ein. Damit Sie den größten Nutzen aus diesem Buch ziehen, möchte ich Ihnen nun noch ein paar Tipps an die Hand geben, wie Sie damit arbeiten können.

Lesen Sie unbedingt das ganze Buch. Springen Sie nicht direkt ans Ende der Kapitel zu den Tipps, sonst verstehen Sie nicht, warum ich bestimmte Maßnahmen empfehle. Sie sollten wirklich jedes Kapitel von Anfang bis Ende lesen, denn Hinweise und Ratschläge sind im gesamten Text zu finden, und wenn Sie nur einzelne Passagen lesen, entgeht Ihnen sicher einiges. Auch die Reihenfolge der Kapitel hat einen tieferen Sinn.

Die Informationen bauen aufeinander auf, wobei wir mit den physiologischen Grundlagen beginnen und uns bis zu den psychologischen Ursachen, die für Übergewicht eine Rolle spielen können, vorarbeiten.

Während dieser »Reise« erfahren Sie auch, wie die einzelnen Aspekte miteinander verknüpft sind. In unserer Biochemie hängt alles zusammen. Um den maximalen Nutzen aus dem »Gefühle«-Kapitel zu ziehen, ist es außerdem sinnvoll, die Geschichten zu kennen, auf denen dieses Kapitel aufbaut und die an verschiedenen Stellen des Buches erzählt werden. Also lesen Sie es bitte wirklich von der ersten bis zur letzten Seite und verinnerlichen Sie es.

Steigen Sie nicht sofort beim Kapitel »Gefühle« ein, selbst wenn Sie glauben, das sei der einzige Aspekt, den Sie noch nicht verstanden haben. Ich habe dieses Buch so geschrieben, dass sich die Informationen und Erfahrungsberichte vor Ihnen entfalten, während Sie sich Seite für Seite bis zum Ende durcharbeiten. Wenn Sie das Buch komplett gelesen haben, können Sie gerne zu jeder beliebigen Stelle zurückkehren, die Sie besonders angesprochen hat.

Sie werden feststellen, dass ich oft in der Wir-Form spreche. Das liegt daran, dass ich meine Klienten und mich immer als Team betrachte. Auch wenn ich nicht neben Ihnen sitze, während Sie das Buch lesen, möchte ich doch gerne, dass Sie das Gefühl haben, dass ich Sie verstehe. Die Lebensgeschichten der Menschen unterscheiden sich in den Details zwar beträchtlich, aber die Verhaltens- und Reaktionsweisen sind oft sehr ähnlich.

Einige Abschnitte in diesem Buch scheinen mehr auf eine weibliche Leserschaft abzuzielen, doch die Botschaften von »Stoffwechsel-Geheimnis« gelten genauso für Männer. In den erwähnten Abschnitten erhalten Männer schlicht die Gelegenheit, die Frauen in ihrem Leben besser zu verstehen. Dies gilt vor allem für das Kapitel über die Geschlechtshormone.

Ein kurzer Vorab-Check

Bevor Sie nun richtig loslegen, können Sie sich mithilfe der nachfolgenden Checklisten zu den neun Bausteinen einen Überblick verschaffen. Wir können uns diese Bausteine wie kleine Puzzleteile vorstellen, die zusammengefügt das »große Ganze«, Ihr Stoffwechsel-Geheimnis, lösen. Zu jedem dieser Bausteine sind häufige Anzeichen und Symptome aufgeführt. Überprüfen Sie einfach, welche Punkte auf Sie zutreffen, und Sie erkennen sofort, ob Sie sich um dieses Thema besonders kümmern sollten. Die Checklisten stellen dabei aber lediglich eine Ergänzung zu den sehr ausführlichen Informationen innerhalb der einzelnen Kapitel dar.

Bitte beachten Sie: Es müssen keineswegs alle der bei einem Baustein aufgeführten Anzeichen auftreten, um für die Gesundheit einer Person eine Rolle zu spielen. Die einzelnen Kapitel dieses Buches sollen Ihnen dabei helfen herauszufinden, ob ein bestimmter Baustein zu Ihrem Gesamtgesundheitsbild beiträgt. Wenn ein Kapitel Sie besonders anspricht, sollten Sie diesem Bereich wahrscheinlich mehr Aufmerksamkeit schenken. Ist das nicht der Fall, dann nehmen Sie seinen Inhalt einfach als allgemeine Information zur Kenntnis.

Umgekehrt sind die für den jeweiligen Baustein aufgeführten Anzeichen und Symptome nicht nur auf dieses spezielle Themengebiet beschränkt. Einige Punkte werden auch bei anderen Erkrankungen oder Gesundheitsproblemen beobachtet, das heißt, anderweitige, schwerwiegende Ursachen müssen gegebenenfalls von einem Arzt ausgeschlossen werden.

Baustein Verdauung

- Reflux, Sodbrennen, häufiger Mundgeruch oder schlechter Geschmack
- häufige Verdauungsprobleme, d. h. Durchfälle oder Verstopfung (auch im Wechsel)
- aufgeblähter Bauch, Spannungsgefühl, Bauchschmerzen
- exzessive und übelriechende Winde
- ungewöhnlicher Stuhl (hell oder pechschwarz, locker oder ungeformt, mit sichtbaren Nahrungsresten)
- unregelmäßiger Stuhlgang
- deutlich hörbare Bauchgeräusche (Gluckern)
- häufiges Aufstoßen

- unerklärliche Müdigkeit (wenn andere Ursachen ausgeschlossen sind)
- Sie fühlen sich nach dem Essen schlecht.
- Sie vertragen immer weniger Nahrungsmittel.
- Sie fühlen sich ständig gestresst.
- Sie fühlen sich nach dem Stuhlgang nicht »vollständig entleert«.
- seltenes Hungergefühl, sehr schnell einsetzendes Sättigungsgefühl
- häufige oder regelmäßige Einnahme von Medikamenten, v. a. Antibiotika
- Sie fühlen sich häufig niedergeschlagen.
- Bei Ihnen wurde eine Depression diagnostiziert.
- Probleme mit der Haut (Akne, unreine oder entzündete Haut)

Baustein Kalorien

- Sie wissen sehr wohl, dass Sie weniger essen sollten, aber es gelingt Ihnen nicht.
- Sie haben schon zahlreiche Diäten ausprobiert.
- Entweder Sie machen gerade eine Diät oder bewusst keine; etwas dazwischen gibt es für Sie nicht, bei Essen und Sport handeln Sie nach der Devise »Alles oder nichts«.
- Sie zählen Kalorien und wissen tief in Ihrem Inneren, dass Kalorien oder Körpergewicht bei Ihnen zu einer Art Besessenheit geworden sind.
- Sie fangen manchmal an zu essen und haben das Gefühl, nicht mehr aufhören zu können.
- Bitte beachten: Sie sollten vermutlich auch die Strategien, über die wir im Gefühle-Kapitel sprechen, sehr genau anschauen und für sich umsetzen!

Baustein Stress

- Sie fühlen sich ständig gestresst und unter Strom.
- Sie haben während einer Stressphase zugenommen oder zunächst ab- und dann umso mehr zugenommen.
- Sie haben vor allem an der Taille, an den Oberarmen und am Po Fett angesetzt.
- Sie haben Heißhunger auf Süßes.
- Sie lechzen nach Kaffee, Energydrinks und allem, was Koffein enthält.
- Sie sind ängstlich oder erschrecken leicht.
- Sie schlafen schlecht oder wachen nachts auf.
- Sie fühlen sich morgens nicht frisch und ausgeruht.
- Es geht Ihnen besser, wenn Sie bis 8 oder 9 Uhr schlafen können und nicht zwischen 5 und 7 Uhr aufstehen müssen.
- Sie sind zwar müde, aber trotzdem aufgedreht.
- Sie haben Wassereinlagerungen oder ein aufgedunsenes Gesicht.
- Ihre Atmung ist flach und schnell oder Sie haben Atembeschwerden.
- Sie haben Probleme zu entspannen.
- Sie haben Schmerzen im Körper und fühlen sich schwerfällig, obwohl Sie keine Erkrankung haben, zu der dies passt.
- Ihr Blutdruck ist erhöht oder zu niedrig.
- Ihnen wird leicht schwindlig, vor allem wenn Sie schnell aufstehen.
- Sie sind ohne erkennbaren Grund oft niedergeschlagen.
- Sie lachen nicht mehr so oft wie früher.
- Es fällt Ihnen schwer, »Nein« zu sagen.

Baustein Geschlechtshormone

- unregelmäßiger Menstruationszyklus
- sehr schmerzhafte Periode (z. B. ziehendes oder stechendes Gefühl), klumpiges Menstruationsblut

- Vor der Menstruation treten ein oder mehrere Beschwerden auf, wie z. B. spannende, berührungsempfindliche Brüste, Wassereinlagerungen, Müdigkeit, Kopfschmerzen/Migräne, Heißhunger/Süßhunger, Ängstlichkeit, Schwindel, Atembeschwerden, Schlafprobleme, veränderter Stuhlgang u. v. m.
- Sie leiden jeden Monat unter Stimmungsschwankungen, die sich in enormer Reizbarkeit oder abgrundtiefer Traurigkeit äußern können, manchmal innerhalb einer Stunde und ohne ersichtlichen Grund.
- Sie leiden unter dem prämenstruellen Syndrom (PMS).
- schlechte Haut, verstopfte Poren, Akne (vor der Menstruation oder dauerhaft), im Gesicht oder auf Brust und Rücken.
- Sie sind in den Wechseljahren und fühlen sich absolut energielos.
- Bei Ihnen wurde ein Polyzystisches Ovar-Syndrom (PCOS), eine Endometriose oder ein Fibrom diagnostiziert.
- »unerklärliche« Gewichtszunahme, vor allem am Bauch und an den Hüften
- kalte Hände und Füße (vor der Menstruation oder dauerhaft)
- Sie haben Probleme, schwanger zu werden.

Baustein Leber

- »Leberrolle«: Speckrolle unterhalb des BH-Abschlusses bei Frauen, bei Männern unterhalb der Brustmuskeln
- schmerzempfindlicher Punkt am Oberbauch
- Jähzorn, Reizbarkeit, Wutanfälle
- ungeduldiges, grobes Verhalten
- prämenstruelles Syndrom (PMS)
- Cellulitis
- verstärktes Schwitzen, v. a. nachts
- »Fliegende Mücken« (Mouches volantes) treiben durch das Gesichtsfeld
- Aufwachen gegen 2 Uhr morgens
- schlechter Schlaf nach abendlichem Alkoholkonsum
- kein Appetit beim Frühstück
- Verlangen nach Kaffee am Morgen

- erhöhte Cholesterinwerte
- häufige Blähungen
- täglicher Alkoholkonsum
- tägliche Koffeinaufnahme

Baustein Darmflora

- Sie haben Antibiotika und keine Probiotika eingenommen.
- Sie essen wie ein Spatz und nehmen zu, während andere essen wie ein Scheunendrescher und schlank bleiben.
- Sie haben viele der Symptome aus dem Baustein Verdauung wiedererkannt, insbesondere Blähungen, die gespannte Bauchdecke und die häufigen oder übelriechenden Winde, häufigen Mundgeruch, Bauchschmerzen und Darmgeräusche.
- Sie hatten eine Lebensmittelvergiftung.
- Sie haben sich während einer Reise eine Magen-Darm-Infektion zugezogen, und seitdem geht es Ihnen nicht gut.
- Ihre Stimmung schwankt aus unerfindlichen Gründen.
- Sie leiden am Reizdarmsyndrom.
- Sie haben den Eindruck, dass Sie mehr und mehr Nahrungsmittel nicht vertragen.
- Sie hatten als Kind häufig Streptokokken-Infektionen.
- Sie haben irische Vorfahren und essen glutenhaltige Getreide.
- Sie oder Mitglieder Ihrer Familie leiden an einer Autoimmunerkrankung.

Baustein Schilddrüse

Bitte beachten: Die Symptome einer Schilddrüsenüberfunktion sind das genaue Gegenteil der Symptome einer Schilddrüsenunterfunktion. Manche Menschen erleiden in ihrem Leben beides. Da die Schilddrüsenunterfunktion bei Übergewicht eine bedeutendere Rolle spielt, konzentrieren wir uns hier stärker darauf.

Bei Schilddrüsenunterfunktion:

- »unerklärliche« Gewichtszunahme
- ausgeprägtes Kältegefühl
- häufige Verstopfung
- trockene Haut und brüchiges Haar, Haarausfall
- Sie sind müde, fühlen sich schwer, aufgedunsen und träge.
- Auf Reize – physischer oder psychischer Art – reagieren Sie nur langsam.
- Sie lechzen nach Salz oder Kaffee.
- Ihre Stimme hat sich verändert, Sie sind häufig heiser.
- Sie neigen zu depressiven Verstimmungen, sind vergesslich und leicht durcheinanderzubringen.
- Sie haben Probleme, schwanger zu werden.
- Sie haben Menstruationsprobleme.
- häufige Kopfschmerzen
- Ihre Gallenblase wurde entfernt.
- Andere Familienmitglieder leiden an Schilddrüsenerkrankungen oder Autoimmunerkrankungen.
- Bei Ihnen wurde eine Erschöpfung der Nebennieren oder eine andere Erkrankung des Hormonsystems oder eine Autoimmunerkrankung festgestellt.
- Wenn Sie über die Symptome lesen, fühlen Sie sich angesprochen, obwohl Ihre Blutwerte immer (noch) im Normbereich liegen.

Bei Schilddrüsenüberfunktion:

- »unerklärlicher« Gewichtsverlust
- Ihnen ist schnell zu warm.
- häufige Durchfälle
- Sie regen sich leicht auf und sind leicht ängstlich.
- Ihre Augen treten leicht aus den Höhlen hervor.
- In Ihrer Familie gibt es Schilddrüsenerkrankungen oder Autoimmunerkrankungen.
- Bei Ihnen wurde eine Erschöpfung der Nebennieren oder eine andere Erkrankung des Hormonsystems oder eine Autoimmunerkrankung festgestellt.

Baustein Insulin

- Sie haben Heißhunger auf zucker- und/oder stärkehaltige Speisen, Sie lieben kohlenhydratreiche Lebensmittel.
- Sie haben das Gefühl, sich in einer Energie-Achterbahn zu befinden; wenn Sie sich schlecht fühlen, greifen Sie zu Kohlenhydraten (oder Kaffee).
- Sie essen überwiegend Fertigprodukte.
- Sie leiden an Diabetes Typ 2.
- Bei Ihnen wurde eine Insulinresistenz festgestellt.
- Sie haben nur wenig Muskelmasse.
- Sie konzentrieren sich beim Abnehmen mehr auf Sport als auf eine Änderung der Ernährungsweise.
- Sie stehen ständig unter Strom.
- Wenn Sie es längere Zeit ohne kohlenhydrathaltige Nahrung aushalten müssen, haben Sie das Gefühl, dass man Ihnen »den Saft abdreht«.
- Sie haben das Gefühl, dass Ihr Leben nur aus »muss, muss, muss, und zwar schnell« besteht.
- Morgens bringen Sie sich mit Koffein in Schwung und abends fahren Sie sich mit Alkohol wieder herunter.
- Bei Ihnen wurde eine Fettleber diagnostiziert.
- Ihr Cholesterin oder Ihre Triglyceride im Blut sind erhöht.

Baustein Nervensystem

- Sie fühlen sich ständig gestresst und unter Strom.
- Sie können noch so sehr auf eine gesunde, ausgewogene Ernährung achten oder noch so viel Sport treiben, Sie nehmen dabei so gut wie nicht ab.
- Sie haben Heißhunger auf süße, zuckerreiche Lebensmittel.
- Sie lieben Kaffee, Energydrinks und alles, was Koffein enthält, obwohl Sie davon manchmal Herzklopfen bekommen.
- Sie sind ängstlich oder erschrecken leicht.
- Sie schlafen meist schlecht.

- Sie fühlen sich morgens nicht wirklich frisch und ausgeruht.
- Sie sind müde, aber trotzdem aufgedreht.
- Ihre Atmung ist eher flach und schnell oder Sie leiden unter Atembeschwerden.
- Es fällt Ihnen schwer, »Nein« zu sagen.
- Sie lachen nicht mehr so oft wie früher.
- Sie haben das Gefühl, alles sei dringend.

Baustein Gefühlswelt

- Sie sind ein Mensch (will heißen: eigentlich sollten wir uns alle einmal um diesen Lebensbereich kümmern).
- Ihre Gefühle haben großen Einfluss auf Ihr Essverhalten.
- Sie wissen gut Bescheid über gesunde Ernährung und gesundheitsförderliche Dinge, aber Sie haben oft Probleme, dieses Wissen in konkretes Handeln umzusetzen.

Das Stoffwechsel-Geheimnis als Torte

Das Konzept zu diesem Buch entwickelte sich aus einer ungeordneten Gedankensammlung auf meiner Homepage mit der Zeit immer weiter, bis hin zu einer Tortengrafik. Diese lege ich meinen Klienten vor und bitte sie, sie auszufüllen, um so die Bereiche zu ermitteln, in denen sie Unterstützung brauchen.

Wenn ich heute mein Konzept erkläre, gebrauche ich meist das Bild von Bausteinen, die sich zu einem Gesamtbild zusammenfügen, weil es sehr anschaulich zeigt, dass oft mehrere Dinge zusammenkommen müssen, damit jemand sein Wunschziel – Gewichtsabnahme oder bessere Gesundheit – erreicht.

Den größten Nutzen ziehen Sie dann aus diesem Buch, wenn Sie nach dem Durchlesen zunächst die Tortengrafik bearbeiten (eine Vorlage finden Sie am Ende des Buches im Abschnitt »Die Tortengrafik«

(S. 259)). Ich möchte, dass Sie sich am Ende jedes Kapitels bewerten, und zwar nicht im Sinne von »gut« oder »schlecht«, sondern mit Punkten auf einer Skala von eins bis zehn. Zehn Punkte bedeuten, dass Sie sich um diesen Bereich nicht zu kümmern brauchen, weil das bei Ihnen alles bereits klar und geregelt ist bzw. gut läuft. Ein Punkt dagegen heißt, dass Sie hier dringend etwas tun müssen oder unbedingt Unterstützung brauchen. Für die Bewertung können Sie zusätzlich die weiter vorne aufgeführten Checklisten zu Hilfe nehmen. Wenn Sie für alle Bausteine Ihre Punktewertung abgegeben haben, nehmen Sie die Tortengrafik zur Hand. Nun malen Sie die »Tortenstücke« entsprechend ihrer Punktzahl farbig aus. Bei der Wertung »1« wird nur ein wenig von der Spitze zur Kreismitte hin ausgemalt, bei einer »8« oder »9« fast bis zum äußeren Rand. Je mehr Weiß zu sehen ist, desto mehr sollten Sie sich auf diesen Aspekt konzentrieren. Stellen Sie sich nun vor, die Grafik wäre ein Rad in Form der farbigen Flächen, das heißt mit den weißen Stellen als »Dellen« ... Würde sich Ihr Rad reibungslos drehen oder würde es an der einen oder anderen Stelle »hängenbleiben«?

Sobald Sie die Bereiche ermittelt haben, um die Sie sich kümmern müssen, können Sie sich auf die Informationen und die Tipps konzentrieren, die für Ihre Gesundheit am wichtigsten sind. Wenn Sie die Strategien aus den für Sie relevanten Kapiteln vier Wochen lang ganz oder teilweise umgesetzt haben, bewerten Sie sich erneut und malen Sie die Bereiche entsprechend der neuen Punktzahl mit einer anderen Farbe aus. Sie müssen nicht unbedingt in allen Bereichen eine Zehn anstreben. Identifizieren Sie ein paar Meilensteine auf Ihrem Weg zur Fettverbrennung und versuchen Sie nur, mehr farbige Flächen in der Grafik zu erhalten. Bringen Sie Ihre Biochemie und somit Ihre Punktzahl so weit, dass sich Ihr Gewichtsverlustrad wieder zu drehen beginnt und Sie den Gesundheitszustand erlangen, den Sie sich wünschen.

Es war einmal ...

Bevor wir tiefer ins Thema einsteigen, möchte ich mit Ihnen ein bisschen über die Vergangenheit des Menschen nachdenken, sozusagen eine kleine Zeitreise machen. Sich mal kurz darüber Gedanken zu machen, lohnt sich allemal. Zum einen, damit Sie das Wunderwerk, das wir unseren Körper nennen, schätzen lernen, und zum anderen, damit Sie besser verstehen, weshalb es gerade bei unserer Gesundheit in den letzten 30 Jahren so viele Veränderungen gegeben hat.

Ich spreche hier nicht von der Entwicklung des Menschen im Sinne von biblischer Schöpfungsgeschichte im Gegensatz zu Darwins Evolutionstheorie. Mir geht es vielmehr darum, kurz die großen Veränderungen zu erklären, die sich während der Evolution im menschlichen Körper ereignet haben.

Früher folgte alles dem Rhythmus der Natur

Seit 150 000 bis 200 000 Jahren gibt es Menschen auf der Erde. Wir haben uns mit der Zeit allmählich immer weiterentwickelt. Als Nomaden haben wir von dem gelebt, was wir in der Landschaft fanden, durch die wir zogen. Wir waren Jäger und Sammler, und unser Speiseplan hing von den Jahreszeiten, vom Klima und vom Wetter ab. Wir aßen alles frisch, genau so wie es uns die Natur bot. Unsere Nahrung bestand vor allem aus grünen Blättern, Kräutern und Samen. Gehaltvolleres wie beispielsweise Fleisch kam nur hin und wieder dazu, wenn wir beim Jagen und Sammeln erfolgreich waren.

Vor etwa 7 500 bis 10 000 Jahren begannen wir Menschen, uns längere Zeit an einem Ort aufzuhalten und die ersten Schritte als Bauern zu tun. Damals bauten wir zum ersten Mal Getreide an und tranken die Milch von Säugetieren. Zum ersten Mal in der Geschichte der Menschheit konnte Ernährung eintönig werden, weil wir Getreidevorräte hatten und daher nicht ständig, Tag für Tag, nach Essbarem suchen mussten. Trotzdem folgte unsere Ernährung immer noch den Rhythmen der Natur, und unsere Erzeugnisse hingen von den Jahreszeiten und den Launen des Wetters ab.

Solange diese Veränderungen langsam und gleichmäßig abliefen, konnten die biochemischen Vorgänge in unserem Körper noch mithalten.

Der nächste große Umbruch in unserem Lebensstil erfolgte im 19. Jahrhundert. Im Zuge der industriellen Revolution wurden viele Arbeitsprozesse mechanisiert, und Menschen zogen in großer Zahl vom Land in die Städte. Die Arbeit erforderte immer weniger Bewegung, weil wir nicht mehr auf den Feldern, sondern in den neu errichteten Fabriken unser täglich Brot verdienten.

Und heute?

Machen wir nun einen Sprung in die heutige Zeit. Wenn Historiker irgendwann einmal darauf zurückblicken, werden sie die letzten 20 Jahre – in denen unter anderem das Handy und das Internet erfunden wurden – mit Sicherheit als die Zeit ausmachen, in der sich die schnellsten Veränderungen in der Menschheitsgeschichte abgespielt haben. Heutzutage nehmen wir Nahrung aus Verpackungen zu uns, auf deren Etiketten oft mehr Zahlen angegeben sind als Zutaten, die aus echten Lebensmitteln stammen (Zusatzstoffe und Konservierungsstoffe eingeschlossen). Einen großen Teil unseres Lebens verbringen wir vor dem Computer. Treppen benutzen wir kaum noch, es gibt ja schließlich Aufzüge, Rolltreppen und Laufbänder. Um unsere Nahrung zu kaufen, müssen wir nicht einmal mehr in einen Laden gehen, geschweige denn in Wälder und auf Felder, um sie dort zu ernten oder mit dem Speer zu erlegen. Wir können Essen online bestellen und es uns bringen lassen. Das ist keine Bewertung, sondern lediglich die Spitze eines Eisbergs von Beobachtungen, die zeigen, wie schnell und tiefgreifend sich die Welt, in der wir leben, wandelt.

Damit sind wir in vielen Bereichen zu Versuchskaninchen geworden: Noch nie war eine Gruppe von Menschen ihr ganzes Leben lang dem permanenten Einfluss von Pestiziden und anderen Pflanzenschutzmitteln ausgesetzt. Oder dem von künstlichen Süßungsmitteln, Geschmacksverstärkern, Farbstoffen und Konservierungsmitteln. Ich drücke uns sämtliche Daumen, dass all dies der Gesundheit auf lange Sicht nicht schadet. Mein Bauchgefühl sagt mir jedoch leider, dass dem vermutlich nicht so ist.

Die Menschen haben auch sehr rasch an Größe und Gewicht zugelegt. Dank Fortschritten in der Hygiene – zusammen mit insgesamt verbesserter Nahrungsversorgung – sind wir buchstäblich in neue Höhen vorgestoßen. Nur hat damit leider auch der Umfang von Bauch, Hüfte und Co. zugenommen, was gleichzeitig ein Zeichen und eine Folge unserer Zeit ist.

Alles verändert sich, nur die Zellen nicht

Auf der Ebene der Zellen unterscheidet sich unser Körper heute nicht wesentlich von dem unserer Vorfahren. Von einer Generation zur nächsten sind die Veränderungen gering, gerade so, dass die Nachkommen ein bisschen besser an ihre jeweilige Umgebung angepasst sind. Verglichen mit der Geschwindigkeit, in der sich die Welt um uns herum verändert, ist die Geschwindigkeit der Evolution allerdings extrem niedrig. Unser Gehirn und unser Bewusstsein haben sich so entwickelt, dass wir immer auf der Höhe der Zeit bleiben: Deshalb sind wir in der Lage, E-Mails zu verschicken, während wir mit dem Handy telefonieren, und können uns gleichzeitig daran erinnern, dass wir die Kinder von der Schule abholen müssen. Doch auf biochemischer Ebene sind wir noch fast dieselben Wesen wie vor 150 000 Jahren. Das gilt auch für unser Unterbewusstsein, das sehr, sehr viel mächtiger ist als unser Bewusstsein. Um das Herz schlagen oder die Haare wachsen zu lassen, brauchen wir kein Bewusstsein. Unser Körper weiß, wie er eine Schnittwunde schließen muss; es ist nicht notwendig, dass wir darüber nachdenken. Ist das nicht fantastisch?

Meiner Meinung nach ist unser Nervensystem, das alle Körperzellen, alle Hormon- und Organsysteme und jeden Aspekt des Stoffwechsels und der Fettverbrennung beeinflusst, schlicht nicht in der Lage, mit der Geschwindigkeit der Veränderungen Schritt zu halten, die diese Phase der menschlichen Geschichte ihm abverlangt. Zwischen Laptops, WLAN, Handys und im Minutentakt eingehenden E-Mails verlangen wir unserem Körper Leistungen ab, die er noch nie zuvor erbringen musste. Wir hatten noch nie ein Nachrichtensystem, das Botschaften ohne Zeitverlust übermitteln konnte. Wir hatten noch nie zu wenig Zeit, um Essen zuzubereiten. Wir haben auch noch nie jeden Tag rund um die Uhr ein Telefon am Ohr gehabt. Und wir bekommen allmählich die Folgen einiger dieser Verhaltensweisen zu spüren. Immer mehr Menschen in den Industriestaaten wird bewusst, dass der Druck und die Geschwindigkeit, mit der wir glauben leben zu müssen, für unsere Gesundheit – und vor allem für unser Nervensystem – katastrophal sind. Ganz zu schweigen von der Qualität des »Jetzt-gleich-und-sofort-Essens«, das mit dem »Jetzt-gleich-und-sofort-Lebensstil« einhergeht.

Back to Nature

Wir haben uns inzwischen so weit von unseren Ursprüngen entfernt, dass wir – wenn wir wollen – mitten im Winter Tomaten oder Erdbeeren essen können. Natürlich gibt es wesentlich schädlichere Ernährungsgewohnheiten, als im Winter Sommergemüse und -obst zu essen, so geschmacklos sie auch sein mögen. Aber doch ist es ein deutliches Zeichen dafür, dass wir die Natur als Richtschnur verloren haben – und zwar nicht nur, was unsere Ernährung angeht, sondern auf unsere gesamte Lebensweise bezogen. Meiner Meinung nach weiß Mutter Natur am besten, was gut für uns ist. Vor noch nicht allzu langer Zeit wurden Erkältungen noch mit Zitronensaft und Knoblauch behandelt. Heute werfen wir eine Pille ein und machen einfach weiter. In dieser Art könnte ich noch wochenlang predigen! Eigentlich müsste man – und wenn es nur zeitweise wäre – nichts weiter tun, als mit Bewusstsein und Genuss gemäß der Jahreszeiten zu essen. Natürlich ist es eine Herausforderung, in dieser Zeit des »Jetzt-gleich-und-sofort« wirklich Ruhe zu finden. Aber wir brauchen diese Ruhe! Und von unseren Drüsen und Organen, von Leber, Galle, Nieren, Nebennieren,

Schilddrüse, Eierstöcken, Hoden, Hirn und Magen-Darm-System verlangen wir, dass sie mit dem zurechtkommen, was wir uns in unserer Hektik einverleiben. Dieser extrem schnelle Lebensstil kann nicht ohne Folgen bleiben! Dieses Buch beruht zum einen auf den Beobachtungen und den Überlegungen, die ich dazu gemacht habe, zum anderen auf den wissenschaftlichen Erkenntnissen darüber, was diese Phase der Evolution uns abverlangt.

Wir sind nicht dafür gebaut, mit ständigem Druck umzugehen, sei er nun echt oder nur eingebildet. Wir sind auch nicht dafür gemacht, uns über längere Zeit ungesund zu ernähren und wenig zu bewegen, den Computerbildschirm vor der Nase oder die Kopfhörer-Stöpsel des Handys in den Ohren zu haben. Wie ich schon sagte: Es handelt sich um die Spitze eines Eisbergs, eines wenig ruhmreichen, aber unglaublich faszinierenden Eisbergs. Und die Frage, die wir uns in den Industrienationen stellen müssen, lautet: »Wohin soll die Reise gehen?« Rufen wir uns zunächst in Erinnerung, was bereits bekannt ist.

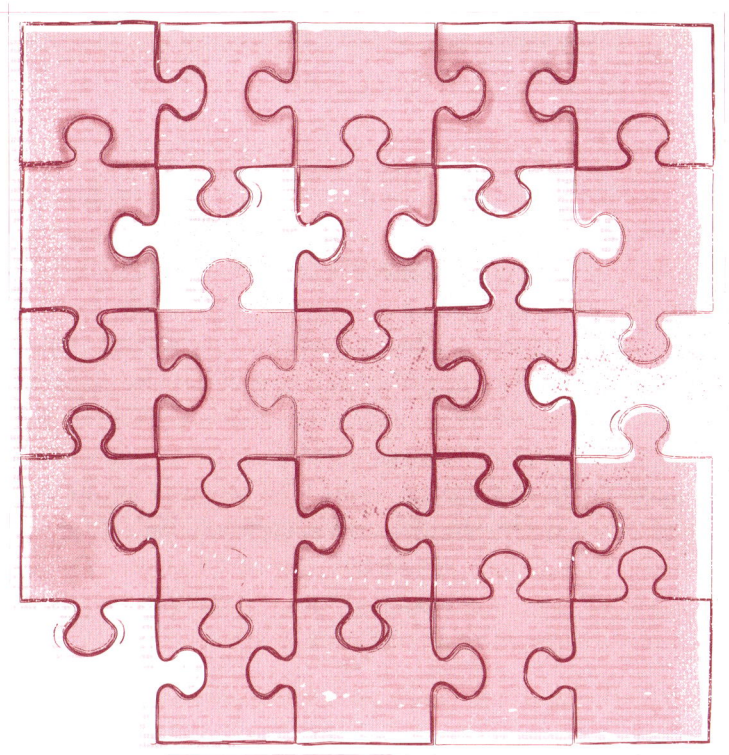

Das Stoffwechsel-Geheimnis lüften

Hier erfahren Sie, wie Sie die einzelnen magischen Bausteine verändern müssen, um schlank zu werden bzw. zu bleiben und dauerhaft fit und gesund zu sein.

Die Verdauung: Basis unserer Gesundheit

Man kann nur immer wieder darüber staunen, wie wunderbar und intelligent unser Körper ist. Und es verblüfft mich stets aufs Neue, wie viele Prozesse in unserem Organismus ablaufen, ohne dass wir auch nur einen einzigen Gedanken daran verschwenden müssen. Die Verdauung ist einer dieser Vorgänge. Dadurch werden wir mit all den wertvollen Nährstoffen, die in der Nahrung enthalten sind, versorgt, und so wird unser Überleben gesichert. Der Prozess ist zwar ziemlich komplex, aber trotzdem relativ wenig störungsanfällig. Auch wie wir uns fühlen und wie wir »funktionieren«, hängt sehr stark von der Verdauung ab: wie viel Energie wir an einem Tag haben, wie viel Fett wir verbrennen, wie die Haut aussieht oder sich anfühlt, ob wir einen geblähten Bauch haben oder wie unsere Laune ist. Die Verdauung ist für sehr vieles verantwortlich, was sich in unserem Inneren abspielt.

Wenn Ihnen ein Organsystem zu schaffen macht – sei es, dass Sie ständig von Blähungen gequält werden, abwechselnd Durchfall und Verstopfung haben oder unter Reflux leiden –, kommen Sie vielleicht irgendwann an den Punkt, an dem Sie glauben, sich damit abfinden zu müssen. Dass es bei Ihnen nun mal so ist. Oder dass es bei Ihnen »in der Familie« liegt. Doch Magen-Darm-Beschwerden müssen für Sie keine Normalität sein.

Die Verdauung ist der beste Ausgangspunkt, um mit dem Lösen des Gewichts-Rätsels zu beginnen. Sie ist einer der Grundpfeiler einer guten Gesundheit, deshalb sollte sie reibungslos funktionieren. Es kann zum Beispiel schwierig sein, den Hormonhaushalt ins Gleichgewicht zu bringen, wenn die Verdauung ständig Probleme bereitet. Der Darm ist so etwas wie ein zweites Gehirn im Körper. Haben Sie gewusst, dass Ihr Darm 80 Prozent des körpereigenen Serotonins enthält? Da das sogenannte Glückshormon Serotonin für Ruhe, Zufriedenheit und gute Laune verantwortlich ist, kann man sich leicht vorstellen, dass

Verdauungsprobleme enorme Auswirkungen auf unsere Stimmung haben.

Möglicherweise werden Sie einige der Informationen in diesem Kapitel zum Kichern bringen. Es ist schon eine Herausforderung, die richtigen Worte zu finden, um beispielsweise den Stuhlgang zu beschreiben! Und manche Ratschläge erscheinen Ihnen vielleicht auf den ersten Blick zu banal und zu simpel, um viel zu bewirken. Aber denken Sie beim Weiterlesen über Ihre Essgewohnheiten nach und darüber, wie Ihre Verdauung funktioniert – und schon sind Sie auf einem guten Weg, sich von Ihren Gewichtsproblemen zu verabschieden.

Das Verdauungssystem

Durch den Verdauungsvorgang wird die Nahrung abgebaut, so dass wir sie nutzen und daraus Energie für all unsere Lebensvorgänge ziehen können. »Abgebaut« heißt, dass sie in kleinere Bestandteile zerlegt wird: Proteine (Eiweiße) zum Beispiel in Aminosäuren. Das Zerlegen der Nahrung und die anschließende Aufnahme der zerkleinerten Bestandteile ins Blut (Resorption) machen die Ernährung aus. Wie schon erwähnt, ist das ein Vorgang, über den ich immer wieder von Neuem staunen kann.

Das Verdauungssystem besteht – stark vereinfacht ausgedrückt – aus einer großen, langen Röhre (die Sie sich wie einen Gartenschlauch vorstellen können) und einer Reihe von damit verbundenen Organen – beispielsweise Leber, Gallenblase und Bauchspeicheldrüse (Pankreas). Das schlauchförmige System beginnt im Mund und wird dann zur Speiseröhre (Ösophagus), die in den Magen mündet. Am Mageneingang sowie an seinem Ausgang befinden sich Schließmuskeln, die der Nahrung die richtige Richtung vorgeben. Vom Magen aus gelangt der Speisebrei in den sehr langen Dünndarm und – über eine Klappe (die sogenannte Ileozökalklappe) – in den Dickdarm. Am Ende des Röhrensystems befinden sich der Mastdarm und der Anus, hier werden unter anderem die nicht verdauten Nahrungsreste ausgeschieden. Wenn die Verdauungsvorgänge normal ablaufen, fühlen Sie sich wohl und man sieht Ihnen das auch an. Wenn sie jedoch in irgendeiner Weise gestört sind, kann das genaue Gegenteil zutreffen, und das Beheben der Störung kann Ihr Leben entscheidend verändern.

Gut gekaut ... Sie wissen schon

Alles, was wir essen, kommt zuerst in den Mund und wird dann durch die Speiseröhre in den Magen befördert. Was geschieht mit dem Essen, bevor es den Magen erreicht? Wir kauen es durch, manchmal allerdings schlingen wir es auch hinunter! Es ist wichtig, sich eines klarzumachen: Hinter dem Mund gibt es keine Zähne. Sobald das Essen den Mund verlassen hat, können wir es nicht mehr kauen. Und doch essen viele Menschen so, als sei ihre Speiseröhre mit zahlreichen Beißerchen besetzt. Sie haben es beim Essen so eilig, oder es schmeckt ihnen so gut, dass sie einen Bissen kaum öfter als viermal kauen. Das geht dann so: Kau, kau, kau, kau, hmmmmm, happ, und die nächste Gabel voll, kau, kau, oh, Mann, mein Mund ist so voll, besser mal was davon runterschlucken ... Dies führt dazu, dass wir Nahrung herunterschlucken, die manchmal nur teilweise und manchmal auch gar nicht richtig zerkleinert ist. Und das jeden Tag und oft jahrelang. Wir gehen einfach davon aus, dass unser Magen schon irgendwie damit zurechtkommen wird.

Aber irgendwann hat der Magen keine Lust mehr, nach Ihren Regeln zu spielen und streikt. Also, machen Sie langsam! Kauen Sie Ihr Essen ordentlich! Wenn Sie zu den gewohnheitsmäßigen »Schlingern« gehören, machen Sie einmal Folgendes: Nehmen Sie eine Gabel (oder einen Löffel) voll Essen in den Mund, kauen Sie es richtig gut durch und schlucken Sie es erst dann hinunter. Und erst danach nehmen Sie den nächsten Bissen. Ich weiß, das klingt extrem banal, aber probieren Sie es einfach mal aus. Gewohnheitsmäßigen Schnellessern fällt es extrem schwer, ihre Essgewohnheiten zu ändern. Legen Sie die Gabel jedes Mal, nachdem Sie sie zum Mund geführt haben, auf den Tisch. Das hilft auch. Oder unterhalten Sie sich, falls Sie mit anderen zusammen essen. Oder denken Sie sich etwas anderes aus, um sich zu bremsen, wenn Sie dazu neigen, Essen regelrecht in sich hineinzuschaufeln.

Es kommt nicht nur darauf an, was Sie essen, sondern es ist auch enorm wichtig, darauf zu achten, wie Sie essen.

Auf die Portionsgröße achten

Nun konzentrieren wir uns auf den Magen, die erste Station der Nahrung, nachdem sie hinuntergeschluckt wurde. Machen Sie zunächst eine Faust und sehen Sie sie sich an. Etwa so groß wie Ihre geballte Faust ist auch Ihr Magen, wenn er leer ist. Erstaunlich klein, nicht wahr? So, und nun stellen Sie sich vor, was passiert, wenn Sie sich am Abend Essen auf den Teller häufen und den ganzen Berg hinunterschlingen. Ihr Magen muss sich extrem ausdehnen, um die Menge aufnehmen zu können. Und die Nahrung muss mindestens 30 Minuten im Magen bleiben, ehe die Magensäure und andere Verdauungssäfte richtig mit dem Abbau beginnen können.

Wenn sich Ihr Magen daran gewöhnt hat, gedehnt zu werden, stellt er sich darauf ein. Wenn Sie irgendwann beschließen, weniger zu essen oder eine Diät zu machen, fühlen Sie sich deshalb in den ersten Tagen ständig hungrig. Es dauert einfach ein paar Tage, bis sich die Nervenenden in Ihrer Magenwand zurückgebildet haben. Die Nerven senden bei einem bestimmten Dehnungsgrad des Magens ein Signal ans Gehirn, um ihm mitzuteilen, dass Sie gegessen haben und nun satt sind.

Das ist ein Mechanismus von vielen, der uns sagen kann: Hör auf zu essen, du hast genug gehabt. Nur ist bei manchen Menschen der Magen leider so daran gewöhnt, gedehnt zu werden, dass sie dann, wenn die Nerven ihre Signale aussenden, bereits viel zu viel gegessen haben. Was ich gerade gesagt habe, gilt für Kohlenhydrate. Bei Fetten und Proteinen läuft es etwas anders: Sobald wir solche Nahrungsmittel kauen, werden bereits vom Mund aus Signale ans Sättigungszentrum des Gehirns geschickt, die dort melden, dass wir gerade essen. Diese Signale kommen dort schon nach fünf Minuten Kauen an, während es über die Dehnungsmethode des Magens bis zu zwanzig Minuten dauern kann! Das heißt, es ist wichtig, mit jeder Mahlzeit Fette und Proteine zu sich zu nehmen, da man dann vermutlich weniger isst und sich mit weniger Nahrung gesättigt fühlt, als wenn man ausschließlich Kohlenhydrate verzehrt.

Ein bisschen weniger bewirkt oft schon viel mehr

Als Faustregel – im wahrsten Sinne des Wortes – gilt: Die Portion, die wir während einer Mahlzeit zu uns nehmen, sollte maximal die doppelte Größe einer Faust haben. Diese Regel bezieht sich auf »konzentrierte« Nahrung, wie protein- oder kohlenhydratreiche Lebensmittel. »Grünes«, wie Salat oder Gemüse, das keine Stärke enthält, kann und soll in beliebiger Menge dazu gegessen werden. Diese Nahrungsmittel enthalten zwar viele Nährstoffe, aber ansonsten vor allem Wasser. (Tipp: Viele leckere Rezepte mit ganz viel »Grünzeug« finden Sie in meinem Kochbuch »Stoffwechsel-Kick«!) Bei manchen Menschen funktioniert die Gewichtskontrolle ganz simpel: Sie essen einfach insgesamt weniger, indem sie ihre Portionsgrößen verringern. Probieren Sie es aus. Reduzieren Sie Ihre Portionsgröße um ein Viertel, vor allem am Abend, wenn Sie dazu neigen, zu viel zu essen, und achten Sie mal darauf, wie es Ihnen dann geht.

Es gibt allerdings auch Menschen, die sehr wohl wissen, dass sie weniger essen und nach dem Abendbrot nichts mehr zu sich nehmen sollten – und trotzdem funktioniert es nicht, sosehr sie sich auch bemühen. Sie schaffen es nicht, weniger zu essen oder können sich nicht zurückhalten, sobald sie einmal angefangen haben. Für diese Menschen ist es wichtig herauszufinden, was hinter ihrem Essverhalten steckt. Mehr dazu lesen Sie im Kapitel »Gefühle« (S. 221).

Die Aufgabe der Magensäure

Nachdem Sie die Nahrung gekaut und hinuntergeschluckt haben, gelangt sie in den Magen. Geruch und Geschmack des Essens, aber auch die Kautätigkeit regen die Magensäureproduktion an. Die Magensäure ist eine äußerst wichtige Substanz für diese Phase der Verdauung, denn sie hat die Aufgabe, die Nahrung abzubauen. Stellen Sie sich die

Nahrung als eine lange Kette zusammenhängender Kringel vor. Die Magensäure zerlegt diese lange Kette nun zack, zack, zack in kleinere Einheiten von beispielsweise zwei bis drei Kringeln.

Der pH-Wert im Magen

In unserem Körper spielen verschiedene pH-Bereiche eine Rolle. Der pH-Wert ist ein Maß für Azidität (Säurehaltigkeit) bzw. Alkalinität (Basenhaltigkeit). Die wissenschaftliche Definition beschreibt ihn als Konzentration der vorhandenen Wasserstoffionen. Aber keine Bange, es ist nicht nötig, dass Sie diesen extrem wichtigen Prozess bis ins Letzte durchdringen. Der pH-Wert kann von 1 bis 14 reichen, wobei 1 das saure Ende und 14 das alkalische Ende des Bereichs kennzeichnet. Ein pH von 7 ist neutral. Für jede Flüssigkeit und jede Zelle in unserem Körper existiert ein bestimmter pH, bei dem die Prozesse am besten funktionieren. Der optimale pH der Magensäure liegt bei 1,9; das ist so sauer, dass Sie sich verätzen würden, wenn etwas von der Säure auf Ihre Haut käme. Dass dies im Inneren Ihres Körpers nicht geschieht, liegt daran, dass die Säure in Ihrem Magen eingeschlossen und die Magenwand mit Zellen ausgekleidet ist, die diese Säure nicht nur selbst produzieren, sondern diese extreme Azidität auch aushalten können.

Bei vielen Menschen ist der pH-Wert der Magensäure allerdings viel höher als 1,9 und damit zu hoch für eine reibungslose und gute Verdauung. Um tierisches Protein optimal zu verdauen, sollte der pH bei 1,9 liegen, für die Verdauung von Stärke bei 2,1. Die Differenz scheint auf den ersten Blick nicht besonders groß zu sein, doch für den Körper kann sie den Unterschied zwischen einem entspannten und einem stark geblähten Bauch nach einer Mahlzeit bedeuten. Ein amerikanischer Professor hat bei verschiedenen Patientengruppen, unter anderem bei autistischen Kindern, den pH-Wert der Magensäure untersucht. Er stellte fest, dass viele Kinder mit Autismus einen Magensäure-pH von etwa 4 haben, was für eine effektive Stärke- oder Eiweißverdauung viel zu hoch ist.

Erwachsene mit Reflux (einem krankhaft gesteigerten Rückfluss des Mageninhalts in die Speiseröhre) halten die brennenden Schmerzen (»Sodbrennen«), die sie verspüren, meist für einen Überschuss an Magensäure, doch in Wirklichkeit trifft oft das Gegenteil zu. Häufig produzieren sie zu wenig oder der pH der Magensäure ist zu hoch. Wie ist das zu verstehen? Rufen Sie sich das Bild von der Nahrung als Kette aneinandergereihter Kringel nochmals in Erinnerung. Die Magensäure hat die Aufgabe, diese Kringelkette in kleinere Einheiten zu zerlegen. Mit einem pH von deutlich über 1,9 gelingt ihr das nicht so gut, und es entstehen größere Einheiten mit – sagen wir beispielsweise – einer Länge von sieben Kringeln. Unser Körper weiß sehr genau, dass diese längeren Einheiten in den nachfolgenden Stationen des Verdauungstraktes nicht weiter abgebaut werden können. Deshalb lässt er den Nahrungsbrei nicht aus dem Magen in den Dünndarm übergehen, sondern würgt ihn nach oben, um ihn loszuwerden. Wenn uns der saure Nahrungsbrei dann die Speiseröhre verätzt, glauben wir, wir hätten zu viel Magensäure, obwohl diese in Wahrheit nur nicht sauer genug ist, um die Nahrung richtig zu zerlegen und ihren Weitertransport in den Dünndarm zu ermöglichen. Für die Speiseröhre ist auch die weniger saure Magensäure noch viel zu sauer, deshalb kommt es zu den Verätzungen und den brennenden Schmerzen. Solange die Magensäure im Magen eingeschlossen ist, gibt es keine Probleme, aber die Auskleidung der Speiseröhre und auch der erste Abschnitt des Dünndarms sind nicht für stark saure Inhalte gemacht. Viele Menschen mit Refluxproblemen bekommen die Symptome in den Griff, wenn sie auf die Zufuhr bestimmter, für sie problematischer Lebensmittel verzichten. Auch eine Anregung der Magensäureproduktion kann sehr hilfreich sein.

Die Magensäureproduktion anregen

Die Magensäureproduktion wird, wie bereits erwähnt, von Geruch und Geschmack der Nahrung sowie durch die Kautätigkeit angeregt. Das Gleiche lässt sich aber auch erreichen, wenn man Zitronensaft oder Apfelessig trinkt. Ausgelöst von der Kautätigkeit erhält das Gehirn die Nachricht, dass Essen auf dem Weg ist, und es leitet diese Information an den Magen weiter, damit dieser sich darauf einstellt. Wenn wir das Essen nicht richtig kauen, sondern nur hinunterschlingen, fallen diese Botschaften aus. Früher haben sich die Menschen sehr viel mehr Zeit für die Nahrungszubereitung genommen und während das Gericht vor sich hin köchelte, entstanden Aromen, die das kommende Mahl ankündigten. Diese Düfte signalisierten dem Magen, dass demnächst Essen zu erwarten war.

Zitronensaft und Apfelessig stimulieren die Magensäureproduktion auf physiologischem Weg. Wenn Sie diese Getränke zum ersten Mal zu sich nehmen, verdünnen Sie sie zunächst vielleicht besser. Idealerweise trinkt man sie fünf bis zwanzig Minuten vor dem Frühstück oder auch vor jeder anderen Mahlzeit, wenn Sie möchten. Sie können beispielsweise mit einem halben Teelöffel Apfelessig auf beliebig viel Wasser beginnen. Im Laufe der nächsten Tage und Wochen steigern Sie sich nach und nach auf einen Esslöffel Apfelessig und verringern allmählich die Wassermenge. Wenn Ihnen Zitronensaft lieber ist, beginnen Sie mit dem Saft einer halben Zitrone, nach Belieben verdünnt mit warmem Wasser. Steigern Sie sich mit der Zeit auf den Saft einer ganzen Zitrone in weniger Wasser. Wenn Sie diese Tipps befolgen, sollte Ihre Magensäureproduktion eigentlich in Schwung kommen. Mit dem Zähneputzen nach der Mahlzeit warten Sie allerdings besser eine halbe bis eine Stunde, nachdem Sie säurehaltige Speisen oder Getränke zu sich genommen haben, damit Ihr Zahnschmelz nicht leidet.

Was bewirkt das Trinken von Wasser bei einer Mahlzeit?

Unsere Magensäure funktioniert am besten mit einem pH-Wert um 2 herum. Wasser hat einen neutralen pH von 7, manchmal sogar noch höher, je nachdem wie hoch der Mineraliengehalt ist (je mehr Mineralien im Wasser gelöst sind, desto höher ist der pH). Was passiert wohl, wenn Sie eine Flüssigkeit mit einem pH von 2 mit einer Flüssigkeit mischen, die einen pH von 7 hat? Richtig, es kommt zu einem Verdünnungseffekt. Dabei brauchen wir doch die ganze Verdauungskraft, um aus der Nahrung so viele Nährstoffe wie möglich herauszuholen. Ich empfehle daher, wenn möglich, 30 Minuten vor und nach einer Mahlzeit kein Wasser zu trinken.

Wenn ich Seminare zu diesem Thema halte, fragt garantiert mindestens ein Teilnehmer an der entsprechenden Stelle des Vortrags: »Und was ist mit Wein?« Wein hat mehr Säure als Wasser, das heißt, für die Verdauung ist er weniger problematisch, allerdings belastet er die Leber. Doch diesen Teil des Vortrags lieben normalerweise immer alle Teilnehmer! Über das in Nahrungsmitteln enthaltene Wasser brauchen Sie sich keine Gedanken zu machen. Und es ist auch nicht nötig, bei allen Mahlzeiten auf alle Getränke zu verzichten. Versuchen Sie es nur so einzurichten, dass Sie Wasser immer zwischen und nicht während der Mahlzeiten trinken. Ich weiß, es ist schwierig, solche Gewohnheiten abzulegen. Wenn Sie (aus welchen Gründen auch immer) daran festhalten wollen, zum Essen Wasser zu trinken, dann mischen Sie etwas Zitronensaft unter. Oder nehmen Sie sich doch einfach mal vor, nur eine Woche lang während der Mahlzeiten kein Wasser zu trinken (eine klitzekleine Woche Ihres langen, langen Lebens), und achten Sie darauf, wie es Ihnen geht. Und dann bleiben Sie am besten dabei.

Der pH-Gradient im Verdauungssystem

Nachdem die Nahrung im Magen ein Stück weit abgebaut wurde, schiebt sie sich am Magenpförtner vorbei in den Zwölffingerdarm, den oberen Abschnitt des Dünndarms. Der Magenpförtner ist ein Schließmuskel, der den Magen am unteren Ende gegenüber dem Dünndarm verschließt. Er befindet sich etwa in der Mitte des Brustkorbs (oder leicht nach links versetzt), direkt unterhalb des BH-Abschlussbands bei Frauen und unterhalb der Brustmuskeln bei Männern.

Während die Nahrung im Magen weilt, werden Signale an die Bauchspeicheldrüse (Pankreas) gesendet. Diese schüttet dann (neben Verdauungsenzymen) Natriumhydrogenkarbonat (Bikarbonat) aus, das einen sehr alkalischen pH-Wert aufweist. Das Hydrogenkarbonat hat die Aufgabe, die innerste Schicht des Dünndarms vor der Magensäure zu schützen und für die nächsten Verdauungsschritte die richtige pH-Umgebung zu schaffen. Entlang des gesamten Verdauungstraktes gibt es einen sogenannten pH-Gradienten, das heißt, jeder Abschnitt dieser großen, langen Röhre hat seinen eigenen idealen pH-Wert. Wenn der pH-Gradient schon am Anfang, im Magen, nicht richtig eingestellt ist (wenn er also höher ist als der optimale Wert), dann kann es im gesamten Verdauungstrakt zu Problemen kommen. Die Symptome, zum Beispiel Blähungen und Bauchschmerzen, können im Dünn- oder im Dickdarm auftreten. Auch die Resorption von Nährstoffen kann dadurch beeinträchtigt werden. Wenn die Bauchspeicheldrüse nicht genügend Hydrogenkarbonat bildet, kommt es unter Umständen zu brennenden Schmerzen unterhalb des Magens, im Bereich des Magenpförtners. Schmerzen in diesem Bereich sind manchmal aber auch ein Zeichen dafür, dass die Gallenblase Unterstützung braucht. Sprechen Sie mit Ihrem Arzt oder Heilpraktiker, wenn Sie hier Beschwerden haben.

Ein Magen, der Magensäure im idealen pH-Bereich produziert, ist die beste Voraussetzung dafür, dass die Bauchspeicheldrüse aktiv wird und Hydrogenkarbonat und Verdauungsenzyme ausschüttet. Auf dem Weg über das Gehirn lässt das Verdauungssystem eine ganze Kaskade von Signalen von einem Organ oder einem Bereich zum nächsten fließen. Mithilfe der vorgeschlagenen Maßnahmen, insbesondere mit gutem Kauen, können Sie die Bauchspeicheldrüse ganz einfach aktivieren.

Gelegentlich rate ich Patienten auch dazu, Pankreasenzyme einzunehmen. Das ist dann sinnvoll, wenn tatsächlich ein Mangel an diesen Enzymen vorliegt, nicht jedoch, wenn die Magensäureproduktion nicht ausreicht. Normalerweise schlage ich zunächst die gerade beschriebenen Maßnahmen vor, ehe ich Medikamente einsetze. Doch wenn die Symptome schwerwiegend sind und andere Ursachen ausgeschlossen wurden, kann es sinnvoll sein, wenn ein Gastroenterologe die Menge der Pankreasenzyme bestimmt.

Die Resorption

Während der Nahrungsbrei durch den Dünndarm rutscht, schütten die Bauchspeicheldrüse und die Bürstensaummembran auf den Darmzotten (kleine Ausstülpungen auf der Innenseite des Dünndarms) Verdauungsenzyme aus. Sie haben die Aufgabe, die Arbeit der Magensäure fortzusetzen und die Nahrungsbestandteile weiter aufzuschließen, also in ihre kleinsten Bausteine zu zerlegen. All die guten Substanzen, die wir zum Leben brauchen – wie zum Beispiel Vitamine und Mineralstoffe sowie andere Nährstoffe –, werden im Dünndarm aus der Nahrung herausgeholt. Von dort werden sie in die Blutbahn aufgenommen und im ganzen Körper verteilt, damit sie ihre Aufgaben erfüllen können, wo immer es nötig ist. Die einzigen Substanzen, die nicht aus dem Dünndarm, sondern direkt aus dem Magen ins Blut übergehen, sind Alkohol und Vitamin B_{12}. Alkohol kann bereits nach fünf Minuten im Blut auftauchen, vor allem wenn man ihn auf leeren Magen konsumiert; er steigt dann besonders schnell zu Kopf.

Der Dünndarm ist also der Ort, an dem die Nährstoffe aus der Nahrung in die Blutbahn gelangen, von einem Röhrensystem in ein anderes sozusagen. Beide sind im wahrsten Sinne des Wortes lebensnotwendig.

Doch nur weil Sie Nahrung zu sich nehmen, heißt das noch lange nicht, dass Sie all die guten Dinge bekommen, die darin enthalten sind. Wenn ein Lebensmittel beispielsweise zehn Milligramm Zink enthält, ist nicht automatisch garantiert, dass die zehn Milligramm bei Ihnen im Blut ankommen. Die Resorption, also die Aufnahme von Nährstoffen aus dem Darm ins Blut, ist von einer Vielzahl von Faktoren abhängig. Über einige haben wir bereits gesprochen. Wenn Sie Ihr Essen hinunterschlingen, wenn Sie Wasser zum Essen trinken oder wenn Ihr Magen wenig Magensäure produziert, werden unter Umständen nur sehr wenige Nährstoffe aus der Nahrung resorbiert. Genau genommen heißt das, dass man sich allein durch seine Essgewohnheiten – von der Auswahl der Lebensmittel haben wir noch gar nicht gesprochen! – um einige der wertvollen Inhaltsstoffe bringen kann, die wir so dringend benötigen. Wenn Sie die weiter vorne genannten Tipps befolgen, bekommen Sie so viele Nährstoffe wie möglich aus Ihren Nahrungsmitteln. Das bringt Ihnen nicht nur mehr Energie, sondern am Ende auch insgesamt mehr Gesundheit!

Wenn es im Bauch zwickt …

Viele meiner Patienten berichten von einem Bauchschmerz auf der rechten Seite, der immer wieder kommt und geht. Legen Sie Ihre rechte Hand so auf den Bauch, dass der kleine Finger den Hüftknochen berührt und der Daumen auf den Nabel zeigt. Der Schmerz tritt am häufigsten unterhalb der Mitte dieser Verbindungslinie auf. Dort liegt die Ileozökalklappe, die den Dünndarm vom Dickdarm trennt. Doch der Blinddarm ist auch nicht weit weg. Deshalb denken viele Menschen als Erstes an eine Blinddarmentzündung, wenn es in dieser Region wehtut. Um die genaue Ursache abzuklären, sollten Sie bei Schmerzen in diesem Bereich immer einen Arzt aufsuchen.

Häufig beginnen die Schmerzen nach Magen-Darm-Infekten, wie man sie sich leicht einmal im Urlaub einfängt, und Durchfällen, die auch von einer Lebensmittelvergiftung herrühren können. Doch anscheinend können sich die tückischen kleinen Erreger, die die ursprüngliche Erkrankung hervorgerufen haben, sogar lange nachdem die erkennbaren Symptome abgeklungen sind, noch an der Ileozökolklappe herumtreiben. Vielleicht haben sie aber auch ihre Funktion geschädigt.

Was hilft?

Es gibt verschiedene Möglichkeiten, den Schmerz an dieser Stelle zu lindern. Eine funktioniert über das Auslösen eines Reflexes, der mit dieser Klappe in Verbindung steht: Umkreisen Sie die schmerzende Stelle zwanzig Mal mit den Fingerspitzen, und zwar gegen den Uhrzeigersinn. Wenden Sie dabei leichten Druck an – es soll nicht wehtun, aber auch stärker sein als ein zartes Streicheln.

Pflanzliche Heilmittel, die in der Traditionellen Chinesischen Medizin (TCM) zur Behandlung von Parasiteninfektionen verwendet werden, sind eine andere Möglichkeit. Hier sind zum Beispiel Qing Hao (Artemisia annua, Einjähriger Beifuß) oder Hu Tao (Juglans regia, Echte Walnuss) zu nennen. Suchen Sie einen Therapeuten auf, der auf dem Gebiet der TCM spezialisiert ist bzw. viel Erfahrung hat und die Kräuter gegebenenfalls für Sie besorgt.

Darüber hinaus gibt es noch ein Mittel, das zu meinen persönlichen Lieblingsmitteln gehört: die Lugolsche Lösung. Diese Kaliumiodid-Lösung enthält nicht nur Iod, das für viele Körperfunktionen benötigt wird, sondern sie stellt auch ein sehr wirksames Mittel gegen Parasiten dar, das offenbar auch den letzten Übeltätern an der Ileozökalklappe den Garaus macht. Allerdings besteht die Gefahr, zu viel Iod aufzunehmen, deshalb sollten Sie die Dosierung unbedingt mit Ihrem Therapeuten absprechen. Hinweis: Im Gegensatz zu anderen Ländern (z. B. Australien und Neuseeland) ist in Deutschland die Nutzung von Lugolscher Lösung nicht mehr gebräuchlich und wird nur noch von manchen Alternativheilern praktiziert.

Darmbakterien

Nun widmen wir uns dem letzten Abschnitt des Verdauungstraktes, dem Dickdarm. Was glauben Sie, wer hier lebt? Genau: Bakterien, und zwar sehr, sehr viele. Jeder Erwachsene hat ungefähr drei bis vier Kilogramm Bakterien in seinem Dickdarm. Nur ganz nebenbei: Das heißt, wenn Sie auf die Waage steigen, sehen Sie eine Zahl, die auch drei bis vier Kilo lebenswichtige Bakterien mit anzeigt. Schon das verdeutlicht, wie unsinnig das Wiegen ist. In Wahrheit wiegen Sie dabei nur Ihr Selbstbewusstsein. Aber über diesen Aspekt sprechen wir später noch ausführlich.

In Ihrem Dickdarm sind eine Menge verschiedenster Bakterien zu Hause, und wie fast überall gehören einige davon zu den guten und andere zu den bösen. Wir wollen natürlich lieber mehr gute als böse haben. Die Darmbakterien haben die Aufgabe, alles zu verarbeiten, was Sie ihnen vorsetzen. Ich will jetzt noch einmal auf das Bild der Nahrung als Kringelkette zurückkommen, das wir weiter vorne bereits erklärt haben: Die Darmbakterien mögen am liebsten Teile, die ein bis zwei Einheiten groß sind. Diese können sie am besten verwerten. Doch wenn die Verdauungsschritte zuvor nicht ausreichend waren, werden unsere Darmbakterien auf einmal mit Einheiten konfrontiert, die fünf oder sieben Kringel lang sind. Und was machen sie dann damit? Sie vergären sie.

Der Prozess der Gärung

Woran denken Sie, wenn Sie das Wort »Gä-rung« hören? Diese Frage stelle ich gerne in meinen Seminaren, und die Antworten erheitern mich meist ebenso wie die Teilnehmer. »Bier« wird in der Regel als Erstes genannt, es folgen »Wein« und »Sauerkraut«, aber irgendwann bekomme ich auch die Antwort, auf die ich warte: »Gas«. Die Fermentation oder Gärung ist ein Prozess, bei dem Mikroorganismen (Bakterien und Pilze) einen Stoff – in unserem Fall ein Nahrungsmittel – umsetzen, wobei unter anderem Gas entsteht. Manche Gase sind wichtig für die Zellen, die unseren Darm von innen auskleiden, andere dagegen reizen ihn und blähen im Laufe des Tages unseren Bauch auf – ganz unabhängig davon, ob wir »gesund« gegessen haben oder nicht.

Das Problem »Blähbauch«

Mit dem Blähbauch haben vor allem (aber nicht nur) Frauen ein psychologisches Problem. Sobald sie an sich hinunterschauen und den gewölbten Bauch sehen, schrillen in ihrem Kopf, ob sie wollen oder nicht, sämtliche Alarmglocken mit der Warnung: Du bist zu dick! Viele meiner Patientinnen berichten, dass sie im Laufe des Tages im Taillenbereich um eine Kleidergröße zunehmen, selbst wenn sie sehr maßvoll essen. Für viele bedeutet das zusätzlichen und noch dazu völlig überflüssigen Stress; er wird oft als besonders schlimm empfunden, weil die Betroffenen nicht wissen, was da mit ihnen passiert.

Manchmal sind bestimmte Nahrungsmittel die Ursache. Manchmal sind es die Darmbakterien. Manchmal liegt es daran, dass die vorausgegangenen Verdauungsschritte ungenügend waren, zum Beispiel weil die Magensäure einen zu hohen pH-Wert aufwies. In der Traditionellen Chinesischen Medizin ordnet man diese Beschwerden den Meridiansystemen von Milz und Leber zu und behandelt sie entsprechend mit Akupunktur oder mit Kräutertees, die diese Organe unterstützen.

Der Zusammenhang zwischen Stress und Verdauung

Eine unzureichende Verdauung kann auch auf Stress zurückgehen oder, genauer gesagt, auf Adrenalin, das in Stresssituationen vermehrt gebildet wird. Adrenalin zieht das Blut von den Verdauungsorganen ab und verschiebt es in die Peripherie, das heißt in Arme und Beine. Der Grund dafür ist einfach: Die Chancen stehen dann besser, aus einer potenziellen Gefahrensituation zu entkommen. Wenn das Blut weiter auf das Verdauungssystem konzentriert bliebe, könnten Sie durch Nahrung leicht abgelenkt werden. Bei Gefahr (und das ist das, was Adrenalin Ihrem Körper signalisiert) könnte Ihr Leben ganz schnell vorbei sein, wenn Sie sich von Früchten am Baum anlachen ließen, statt schleunigst das Weite zu suchen. Mit Stress, Stresshormonen und den Vorgängen, die sie in unserem Körper steuern (Körperfett und Gewichtsabnahme eingeschlossen), werden wir uns später, im Kapitel »Stresshormone« (S. 77), noch ausführlicher beschäftigen.

Darmentleerung – ein heikles, aber wichtiges Thema

Bei Einzelgesprächen aus meinen Klienten die Informationen herauszukitzeln, die ich für die Beratung brauche, ist manchmal gar nicht so einfach. Wie stelle ich meine Fragen taktvoll und doch präzise? Eine der Fragen, die ich anfangs am heikelsten fand, war die, wie sich jemand nach dem Stuhlgang fühlt. Ich nahm diverse Anläufe, um diese Frage in Worte zu kleiden, die meinen Klienten nicht unangenehm waren (und so viele sind davon auch gar nicht betroffen!), mir aber trotzdem die Möglichkeit gaben, etwas über das Funktionieren ihrer Verdauung zu erfahren. Wie so oft endete es damit, dass ich von einem Klienten die passende Formulierung bekam. Als ich ihn zu Verdauung und Stuhlgang befragte, sagte er: »Wissen Sie, was mir am unangenehmsten ist? Eine unvollständige Entleerung.« Das war es. Diese Formulierung hatte mir gefehlt.

Und so begann ich, die Menschen, die zur Beratung kamen, danach zu fragen, ob sie das Gefühl hätten, ihr Darm sei nach dem Stuhlgang nicht vollständig entleert. Für manche ist das überhaupt kein Problem, sie verstehen gar nicht, wovon ich rede. Aber andere sind ganz beglückt, dass endlich einmal jemand Worte für ihre frustrierenden Erfahrungen findet. Die Frage, ob sie an Verstopfung leiden, würden alle mit »Nein« beantworten, denn sie können unter Umständen täglich Stuhlgang haben. Aber immer, wenn sie auf die Toilette gehen, haben sie das Gefühl, es müsste noch mehr kommen, aber das passiert nicht – sie fühlen sich unvollständig entleert.

Was sind die Ursachen?

Für dieses Empfinden kann es verschiedene Gründe geben. Vielleicht war der Verdauungsprozess ungenügend, etwa weil zu wenige Verdauungsenzyme gebildet wurden oder weil die Darmzotten geschädigt oder entzündet sind. Vielleicht ist eine Nahrungsmittelallergie oder -intoleranz schuld. Vielleicht liegt es an zu wenigen Ballaststoffen in der Nahrung oder an Wassermangel. Möglicherweise haben Stresshormone zu einer Verspannung der Muskeln geführt, die den Darm umgeben, und so die Ausscheidung verhindert. Auch Magnesiummangel kann verhindern, dass der Darm sich entspannt und der Stuhl entleert wird. Vielleicht arbeitet auch die Schilddrüse nicht richtig. Die Traditionelle Chinesische Medizin vermutet einen Mangel an Energie in Milz und Leber. Aber dies sind nur einige der vielen möglichen Ursachen.

Was kann man tun?

Wenn Sie unter diesem Problem leiden, suchen Sie sich professionelle Hilfe (u. a. einen Ernährungsberater), um der Sache auf den Grund zu gehen und die richtige Behandlung zu finden. Vielleicht hilft es schon, wenn Sie den Verzehr von grünen Gemüsen erhöhen und den von stark verarbeiteten Produkten vermeiden. Probieren Sie es eine Woche lang aus und achten Sie darauf, was sich verändert. Grüne Gemüse enthalten unter anderem viel Magnesium, Wasser und Ballaststoffe. Tipp: Viele »grüne Rezepte«, die die Umstellung ganz leicht machen, finden Sie in meinem Kochbuch »Stoffwechsel-Kick«.

Unter Umständen haben Sie auch bereits ein bestimmtes Lebensmittel (oder eine Gruppe von Nahrungsmitteln) als unverträglich im Verdacht, zögern aber, es wegzulassen, weil Sie es so gerne essen. Ich kann Sie gar nicht genug ermutigen, das verdächtige Nahrungsmittel für zwei (oder besser vier) Wochen von Ihrem Speiseplan zu verbannen. Es geht nur um zwei kurze Wochen in Ihrem langen, langen Leben. Das sage ich meinen Klienten immer, um deutlich zu machen, wie wenig Zeit man aufwenden muss, um zu möglicherweise großen Einsichten über die eigenen gesundheitlichen Probleme zu gelangen. In dieser Zeit erhalten Sie eventuell eine Antwort auf Ihre Frage. Und wenn nicht, können Sie sich entspannt zurücklehnen und das Nahrungsmittel wieder genießen, das Sie so sehr mögen, und müssen sich nicht immer insgeheim fragen, ob es der Grund für Ihre unvollständige Entleerung ist. Ich kann Ihre nächsten Fragen förmlich schon hören: »Was ist, wenn es funktioniert? … Was heißt das? … Darf ich dieses Lebensmittel dann nie wieder essen?« Meine Antwort lautet: Das liegt ganz bei Ihnen.

Ich habe schon Menschen getroffen, die sich erst nach langem Zögern auf eine Ernährungsumstellung eingelassen haben. Doch nach einiger Zeit fühlten sie sich so anders, so viel besser, dass sie gar nicht zu ihren alten Essgewohnheiten zurückkehren wollten. Andere dagegen vermissen das, was sie nicht essen sollen, schmerzlich. Wenn das der Fall ist, rate ich den Betroffenen nach der Testphase Folgendes: Sie wissen jetzt, was es ist. Wenn es Ihnen nicht gut geht, wissen Sie, warum. Damit haben Sie es unter Kontrolle. Ich bin der Meinung, dass Menschen mit einer an sich starken, robusten Verdauung ein Nahrungsmittel besser vertragen, wenn sie sich damit keinen Stress machen (Ausnahme: eine echte Allergie). Egal wie, Sie wissen, dass es in Ihrer Macht liegt, und dann ist es Ihre Entscheidung. Vor einem wichtigen Ereignis können Sie den Übeltäter zum Beispiel eine Zeit lang meiden, damit Sie zum richtigen Zeitpunkt in Bestform sind. Aber wie gesagt: Solange es sich nicht um eine Allergie handelt, kann sich Ihre Unverträglichkeit gegenüber diesem Nahrungsmittel auch verändern, sprich verbessern, insbesondere wenn der Darm Gelegenheit zum Ausheilen bekommt und Sie sich um Stressbewältigung bemühen. Wichtig ist es, von der Einstellung wegzukommen: »Wenn es heute wehtut, tut es immer weh.« Ihr Körper verändert und erneuert sich ständig selbst. Es gibt einen Grund für Ihr Symptom. Es kommt nur darauf an, dass Sie für sich die passende Antwort finden.

Folgen einer unvollständigen Darmentleerung

Ich spreche deshalb so ausführlich über dieses Thema, weil die Überreste der Verdauung zu lange im Darm bleiben, wenn die Darmentleerung unvollständig ist. In dieser Zeit kann es zu Fermentationsprozessen kommen, bei denen Produkte entstehen, die die Leber dann zusätzlich und unnötigerweise abbauen muss. Zudem »ersticken« sie die Zellen, die den Darm von innen auskleiden. Die eigentlich zur Ausscheidung vorgesehenen Abfälle können auch austrocknen und hart werden; sie verkleben den Darm und verengen den Durchfluss für den nachrückenden Körpermüll. Sie wissen sicher, wie der Erdboden nach einer längeren Dürreperiode aussieht: rissig, ausgetrocknet, unfähig, das Wasser eines kleinen Regenschauers aufzunehmen. So verhält es sich auch mit den Exkrementen in Ihrem Dickdarm.

Wenn es so weit gekommen ist, müssen sich die Ausscheidungen durch den mit Stuhl ausgekleideten Kanal schieben, wodurch die Darmentleerung weniger effizient ist. Der alte, harte, verdichtete Kot bleibt zurück, die Zellschicht, die den Darm innen auskleidet, kann nicht mehr »atmen«, und es setzt ein Prozess ein, der in medizinischen

Lehrbüchern als »Autointoxikation« (Selbstvergiftung) bezeichnet wird. Einmal eingetrockneten Kot wieder feucht und geschmeidig zu bekommen, so dass er ausgeschieden werden kann, ist ziemlich schwierig.

Ein gutes Hilfsmittelchen: Die Kamille ist eines der besten Heilmittel, um hier Abhilfe zu schaffen. Trinken Sie entweder sehr viel Kamillentee oder nehmen Sie zu jeder Mahlzeit eine Kapsel mit Kamillenextrakten zu sich. Kamille weicht den Stuhl auf und lässt die Darmwand entspannen.

Colon-Hydrotherapie

Eine mögliche Behandlung besteht in der Colon-Hydrotherapie. Dabei handelt es sich um eine Art intensivierten Einlauf: In das Rektum (den Enddarm) des Patienten wird ein Rohr geschoben, durch das warmes oder kühles Wasser fließt. Das sanft strömende Wasser weicht den verhärteten Kot allmählich auf, so wie ein anhaltender Dauerregen einen ausgetrockneten Boden nach und nach wieder befeuchtet. Danach kann sich der Dickdarm wieder vollständig entleeren und all den Müll loswerden, der sich unter Umständen über längere Zeit dort angesammelt hat. Einige Klienten haben mir erzählt, dass ihre Ausscheidungen während ihrer ersten Colon-Hydrotherapie schwarz waren, was nahelegt, dass sich diese Abfallprodukte womöglich schon eine sehr lange Zeit dort befanden und die natürlichen Darmfunktionen behinderten. Eine Dame berichtete mir einmal, während ihrer Colon-Hydrotherapie sei im »Sichtfenster« des Spülrohrs Popcorn zu sehen gewesen, und sie wusste, wann sie zuletzt Popcorn gegessen hatte: bei einem Kinobesuch mit ihrem damaligen Freund, mehr als sechs Monate zuvor!

An der Colon-Hydrotherapie scheiden sich die Geister. Entweder jemand findet diesen Ansatz gut oder nicht. Unentschlossene gibt es eigentlich nicht. Trotzdem möchte ich eine Lanze für die Methode brechen und darauf verweisen, dass es auch in der Medizin »Trends« gibt. Bis ins frühe 20. Jahrhundert gehörten Einläufe zur Allgemeinmedizin, und den Ärzten war bewusst, wie wichtig eine vollständige Darmentleerung ist. Wenn man sich die Geschichte der Medizin anschaut und die Aufspaltung in das, was wir heute als Schulmedizin und Alternativmedizin bezeichnen, dann wird klar, warum sich die Dinge so entwickelt haben, doch das ist nicht das Thema meines Buches. Ich möchte nur anmerken, dass Einläufe einmal als ganz normale Behandlungsmethode bei einer Vielzahl von Erkrankungen anerkannt waren, nicht nur bei Darmproblemen. Wenn die Ausscheidung gut funktioniert, wird nicht nur das Verdauungssystem entlastet, sondern auch die Leber – das Organ, das in unserem Stoffwechsel schwerpunktmäßig für »Reinigen und Entgiften« zuständig ist. Indem Sie für gute und vollständige Darmentleerung sorgen (mit Methoden, die Ihnen persönlich zusagen), betreiben Sie auch Darmkrebsvorsorge! Und falls Sie sich für die Colon-Hydrotherapie interessieren, lassen Sie sich von einem erfahrenen Arzt oder Heilpraktiker dahingehend beraten.

Opioide und durchlässige Darmwände

Eine weitere faszinierende Theorie, die sich auf das Verdauungssystem bezieht, ist die sogenannte Opioid-Überschuss-Theorie (englisch: opioid excess theory). Mit den ihr zugrunde liegenden Vorstellungen lassen sich weitreichende Effekte auf unser Fühlen und Funktionieren erklären, zum Beispiel die Transitzeit (wie schnell sich der Nahrungsbrei durch das Verdauungssystem bewegt), die Stimmung, die Konzentration und möglicherweise auch die Sucht nach bestimmten Nahrungsmitteln.

Löcher im Darm?

Der gesunde Dünndarm ist von einer Zellschicht ausgekleidet, die von Nahem betrachtet wie eine Reihe fein säuberlich gestapelter Backsteine mit fingerförmigen Ausstülpungen aussieht. Das sind die sogenannten Darmzotten.

In einem gesunden Darm diffundieren nur sehr kleine Nährstoffe (Vitamine und Mineralstoffe) durch die Darmwand in die Blutbahn, die dicht am Dünndarm entlang verläuft. Es kann jedoch vorkommen, dass die Zellschicht löchrig wird. Man kann sich das bildhaft so vorstellen, als hätte jemand einzelne Backsteine aus der Mauer herausgezogen. Wenn wir auf die Welt kommen, sieht die Zellschicht tatsächlich zunächst so aus. Sie ist noch nicht ganz geschlossen, Mediziner sprechen von einem »unreifen« Darm.

Aus diesem Grund kann man einem Neugeborenen noch nicht alles füttern, sondern sollte die Lebensmittel nach und nach einführen, um Allergien zu vermeiden. Der Darm reift nach der Geburt langsam heran. Die volle Reife hat er irgendwann zwischen dem zweiten und dem fünften Lebensjahr erreicht. Das ist individuell sehr verschieden und hängt auch von der Gesundheit des Kindes und seinen Lebensumständen in den ersten Jahren ab.

Im Erwachsenenalter kann der Darm aufgrund von Magen-Darm-Infekten oder durch Stress »löchrig« werden. Eine undichte Darmauskleidung wird im Englischen als »leaky gut« bezeichnet. Die ständige Produktion von Stresshormonen kann die Darmzellen schädigen und sie dazu bringen auseinanderzurücken, um mehr Nährstoffe ins Blut übertreten zu lassen, denn in Stresszeiten braucht der Körper mehr davon. Alle unsere Körpersysteme sind auf Überleben programmiert.

In einem gesunden Darm mit einer intakten Auskleidung rutscht der Nahrungsbrei einfach nur »geradeaus« durch. Ist die innere Zellschicht jedoch zerstört und somit durchlässig, können Nahrungsbestandteile entweder »geradeaus« transportiert werden oder »abbiegen« und ins Blut übertreten. Im Gegensatz zu kleinsten Nährstoffen aus der Nahrung (wie Vitaminen und Mineralien) sollten ganze Nahrungsbruchstücke aber nicht ins Blut gelangen. Das Immunsystem, das unseren Körper vor Eindringlingen von außen schützt, kann solche Nahrungsbruchstücke für Keime (Bakterien oder Pilze) halten und eine Immunantwort in Gang setzen, um sie abzuwehren.

Dies ist eine Möglichkeit, wie es bei Erwachsenen plötzlich zu einer Nahrungsmittel-Unverträglichkeit kommt. Doch diese Situation kann ausheilen, wenn man die Darmschleimhaut eine Zeit lang möglichst wenig reizt, indem man beispielsweise bestimmte Lebensmittel oder

Zutaten weglässt. Nachdem wir im Rahmen der Beratung herausgearbeitet haben, was die »Leaky-Gut«-Symptome hervorgerufen hat, können meine Patienten die Nahrungsmittel, die ihnen Beschwerden verursacht haben, oft wieder vertragen. Stand am Anfang eine Stresssituation oder eine Infektion? Der Weg zur Heilung der Symptome liegt immer im »Warum« verborgen.

Über den Blutkreislauf können die Nahrungsbruchstücke aus dem Darm bis zum Gehirn transportiert werden. Wir Menschen haben eine sogenannte Blut-Hirn-Schranke, das ist eine teilweise durchlässige Schicht, die die Blutversorgung des Gehirns von der des restlichen Körpers trennt. Die Blut-Hirn-Schranke funktioniert sehr selektiv, und früher dachte man, dass sie nur solche Substanzen ins Gehirn durchlässt, die uns guttun. Wie Forschungsergebnisse zeigen, trifft das aber nicht zu. Immer dann, wenn die Durchlässigkeit der Darmschleimhaut erhöht ist, scheint sie auch an der Blut-Hirn-Schranke erhöht zu sein. (Tipp: Wenn Sie mehr darüber wissen möchten, finden Sie Hinweise auf entsprechende englischsprachige Literatur am Ende des Buches.)

Was sind Opioide?

Es gibt Nahrungsbruchstücke, die in ihrer Struktur große Ähnlichkeit mit Opioiden aufweisen. Opioide sind Substanzen, die beim Menschen ein Wohlgefühl auslösen. Sie können auch Schmerzen lindern. Menschen besitzen natürliche, körpereigene Wohlfühl-Hormone, die sogenannten Endorphine. Diese haben ebenfalls eine von Opioiden abgeleitete Struktur. Im Gehirn sowie im Darm befinden sich Opioid-Rezeptoren. Dass der Körper eine bestimmte Substanz (einen chemischen Botenstoff oder ein Hormon) herstellt, heißt noch lange nicht, dass diese Substanz dort auch eine Wirkung entfaltet. Das geschieht erst, wenn die Substanz an einen passenden Rezeptor bindet, so wie ein Schlüssel nur dann eine Tür öffnen kann, wenn es dafür ein passendes Schloss gibt. Ein Hormon wirkt erst mit dem richtigen Rezeptor als Hormon, und Endorphine lösen in uns erst dann Glücksgefühle aus, wenn sie an den richtigen Opioid-Rezeptor gebunden haben. Zwei bekannte »mächtige« Opioide sind Heroin und Morphin, die beide an die Opioid-Rezeptoren in unserem Gehirn binden.

Alles, was dem Menschen ein Wohlgefühl bereitet, kann süchtig machen. Das gilt für die oben erwähnten Drogen ebenso wie für Sport. Immer wenn wir uns körperlich betätigen, entstehen Endorphine. Alles, was uns glücklich macht – sei es ein Sonnenuntergang, ein Workout im Fitnessstudio, ein Samstagnachmittag im Fußball-Stadion oder das Lachen eines Kindes –, führt dazu, dass Endorphine ausgeschüttet werden. Sobald die an die Opioid-Rezeptoren gebunden haben, fühlen wir uns gut.

Was haben Opioide mit dem Essen zu tun?

Auch einige der Nahrungsbruchstücke, die aus einem undichten, löchrigen Darm in den Blutkreislauf übergehen, können eine Opioid-Struktur haben. Dazu zählen insbesondere Beta-Casomorphin und Gluteomorphin (anderer Name: Gliadorphin). Es handelt sich dabei um Bruchstücke von Casein, dem wichtigsten Protein in Kuhmilchprodukten, beziehungsweise Gluten, dem Klebereiweiß in den Getreidesorten Weizen, Dinkel, Grünkern, Kamut, Roggen, Gerste, Hafer und Triticale (eine Kreuzung aus Weizen und Roggen). Diese Substanzen aus der Nahrung können genau wie Endorphine an die Opioid-Rezeptoren im Gehirn binden und uns ein angenehmes Gefühl vermitteln. Der eintretende Effekt wird nicht als Kick oder Hochgefühl empfunden, aber Menschen, die die entsprechenden Nahrungsmittel zu sich nehmen, glauben oft, nicht darauf verzichten zu können. Sie wollen sie unbedingt jeden Tag oder vielleicht sogar zu jeder Mahlzeit verzehren.

Mir sind schon viele solche Fälle begegnet. Manchmal weisen Patienten einen Symptomenkomplex auf, der es ratsam erscheinen lässt, ein bestimmtes Nahrungsmittel probeweise für eine gewisse Zeit vom Speiseplan zu streichen. Manche Menschen haben damit überhaupt kein Problem. »Gut, dann lassen wir es halt weg«, ist ihre Reaktion. Andere wiederum flehen mich förmlich an, ihnen dieses Nahrungsmittel nicht zu verbieten. Und das, obwohl sie doch zu mir gekommen sind, weil sie etwas erreichen wollen, und ich eigentlich nicht mehr von ihnen verlange, als lächerliche vier Wochen lang auf ein einziges

Lebensmittel zu verzichten, um so vielleicht eine Lösung für ihr Gesundheitsproblem zu finden! Nicht dass Sie mich falsch verstehen: Ich verurteile diese Menschen nicht. Ich möchte damit nur zeigen, welche Macht ein Nahrungsmittel über Menschen haben kann; es ist fast wie eine Sucht. Aufgrund des Opioid-Mechanismus ist die Beziehung zu diesem Nahrungsmittel, die Gier danach, oft hoch emotional und kann unter Umständen auch körperliche Reaktionen (wie zum Beispiel Entzugserscheinungen) einschließen.

Nahrungsmittel waren eigentlich nie für eine solche Rolle (als Drogenersatz) beim Menschen vorgesehen. Doch es ist gut möglich, dass manche Lebensmittel opioide Wirkungen entfalten können, wenn der Darm eine erhöhte Durchlässigkeit aufweist. Dies könnte der Grund für bestimmte Esssüchte sein oder auch für Essstörungen, bei denen die betroffene Person nicht aufhören kann zu essen. In dieses Gebiet müsste noch viel mehr Zeit, Geld und Forschungsarbeit investiert werden, denn die Opioid-Überschuss-Theorie lässt sich auch auf Fettleibigkeit und noch viele weitere Gesundheitsprobleme anwenden. Einige Untersuchungen gibt es bereits zu kindlichem Autismus und Schizophrenie bei Erwachsenen. Diese sogenannten Exorphine (als Gegensatz zu den körpereigenen Endorphinen) scheinen eine Rolle bei der Ausprägung der Symptome dieser Erkrankungen zu spielen.

Welche Erkenntnisse ziehen wir daraus? Nahrung kann nicht nur Figur und Körpergewicht beeinflussen, sondern auch Ihre Stimmung. Und wenn bestimmte Nahrungsmittel nicht richtig bzw. vollständig verdaut werden, können Bruchstücke entstehen, die eine opioide Wirkung erzielen und möglicherweise zu einer Sucht führen. Wenn Sie den Verdacht hegen, dass sich etwas in dieser Art in Ihrem Körper abspielt, streichen Sie Lebensmittel mit diesen Bestandteilen (Casein und/oder Gluten) versuchsweise für vier Wochen von Ihrem Speiseplan. Erfahrungsgemäß sind die ersten vier bis sieben Tage am schwierigsten – halten Sie durch! Die Ergebnisse können es wert sein. Wenn Sie wesentliche Bestandteile Ihrer Ernährung für längere Zeit meiden wollen, sollten Sie sich unbedingt vorher entsprechend beraten lassen, damit Ihnen nicht auf einmal wichtige Nährstoffe fehlen.

Verdauung aus der Sicht der TCM

Nach den Vorstellungen der Traditionellen Chinesischen Medizin (TCM) wird die Verdauung von der Milz gesteuert. Der Begriff der Energie spielt in der TCM eine große Rolle: Nicht nur, dass der Körper als Ganzes von einer Energie durchströmt wird, auch jedes Organ hat seine eigene Energie. Wenn die Milzenergie niedrig ist, haben Sie zwar Hunger, aber sobald Sie auch nur ein kleines bisschen gegessen haben, fühlen Sie sich satt oder sogar übervoll. Möglicherweise essen Sie wie ein Spatz, und trotzdem steigt Ihr Gewicht unaufhörlich an. Sie können sich so figurbewusst ernähren und Sport treiben, wie Sie wollen – wenn die Milzenergie aus TCM-Sicht niedrig ist, kriegen Sie kein Kilo runter.

Die Milzenergie beispielsweise mit Akupunktur oder bittern Kräutern zu stimulieren, kann enorm viel bewirken. Die Hauptursache für niedrige Milzenergie ist übermäßiges Grübeln, wenn der Geist nicht zur Ruhe kommt, weil Sie unablässig darüber nachdenken, was Sie als Nächstes tun müssen. Nach den Vorstellungen der TCM zieht das Grübeln Energie von den Verdauungsprozessen ab. Die Milz kann aber auch geschwächt werden, wenn die Energie in anderen Organen, zum Beispiel Leber oder Niere und Nebennieren, zu hoch oder zu niedrig ist. Ein guter TCM-Therapeut kann Ihnen ebenfalls helfen, Ihr Verdauungssystem wieder in Ordnung zu bringen.

Zusammenfassung und Tipps für die Verdauung

Die Verdauung ist ein Prozess, der für alle anderen Vorgänge in unserem Körper zentrale Bedeutung besitzt. Ich habe dieses Kapitel an den Anfang gestellt und bewusst nicht als zehnten Baustein im Übergewichtspuzzle beschrieben, weil die Verdauung die Basis darstellt, auf der alles andere aufbaut. Das sollten Sie als Erstes lesen. Ganz gleich, ob Sie vor allem am Abnehmen interessiert sind, generell etwas für Ihre Gesundheit und Ihr Wohlbefinden tun wollen oder Ihre Magen-Darm-Beschwerden loswerden möchten: Das Verdauungssystem ist der erste und wichtigste Schritt auf diesem Weg, auf dem Sie noch sehr viel mehr über die verschiedensten Gesundheitsaspekte erfahren werden und lernen, Ihr Stoffwechsel-Geheimnis zu lösen. Denken Sie daran:

- Nehmen Sie das Tempo raus. Kauen Sie Ihr Essen gründlich.
- Essen Sie in Ruhe.
- Essen Sie weniger. Verkleinern Sie Ihre übliche Portion um ein Viertel, vor allem am Abend, wenn Sie dazu neigen, immer zu viel zu essen. Die Portion sollte maximal so groß sein wie Ihre zwei geballten Fäuste.
- Nehmen Sie mit jeder Mahlzeit Fett und/oder Eiweiß zu sich. Sie essen dann weniger und fühlen sich mit einer kleineren Portion gesättigter, als wenn Sie ausschließlich Kohlenhydrate verzehren.
- Stoßen Sie die Magensäureproduktion an, indem Sie vor jedem Essen, besonders jedoch vor dem Frühstück, etwas verdünnten Zitronensaft oder Apfelessig trinken.
- Trinken Sie Wasser nur zwischen, aber nicht zu den Mahlzeiten.
- Wenden Sie die beschriebenen Strategien zur vollständigen Darmentleerung an. Probieren Sie beispielsweise einmal die Colon-Hydrotherapie aus.
- Falls es ein Nahrungsmittel gibt, von dem Sie glauben, Sie könnten nicht »ohne« leben, lassen Sie es versuchsweise für nur vier Wochen weg, auch wenn die ersten Tage vielleicht sehr hart für Sie sind. Es könnte sein, dass es Ihnen danach sehr viel besser geht.
- Ein Therapeut mit Erfahrung in Traditioneller Chinesischer Medizin kann Ihnen helfen, Ihr Verdauungssystem wieder in Ordnung zu bringen.
- Wenn Sie große Probleme mit einem gereizten Darm haben, beginnen Sie den Tag mit Aloe-vera-Saft.
- Schauen Sie auf Ihren Teller, während Sie essen. Konzentrieren Sie sich ganz bewusst darauf; Lesen, Fernsehen oder Telefonieren lenken nur ab.
- Essen Sie mehr Grüngemüse. Leckere Rezepte und tolle Anregungen finden Sie beispielsweise in meinem Kochbuch »Stoffwechsel-Kick«.

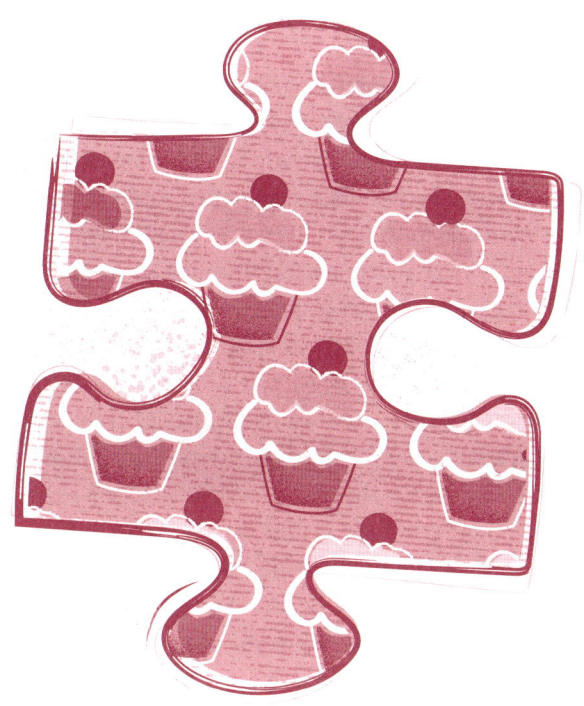

Baustein Nr. 1: Kalorien

Für viele Menschen ist es unglaublich schwer, die Kalorienaufnahme längerfristig einzuschränken. Doch es ist möglich, den anhaltenden Drang nach Essen zu überwinden.

Wenn weniger essen so einfach wäre

Den meisten von uns wurde eingeimpft, Figur und Gewicht seien allein eine Frage der Energiebilanz – also des Verhältnisses von Kalorienaufnahme zu Kalorienverbrauch. Bei vielen Menschen scheint dies in jungen Jahren auch absolut zuzutreffen. Doch bei einigen bringt weniger essen und mehr Sport irgendwann nicht mehr so viel wie früher. Und auf wieder andere hat es gar keinen Effekt: Egal wie sehr sie sich bemühen, egal wie wenig sie essen oder wie viel sie trainieren – an ihrem Übergewicht ändert sich nichts oder es steigt sogar noch weiter. »Das liegt am Alter«, ist eine sehr beliebte Erklärung, doch wenn das richtig wäre, müssten alle Achtzigjährigen übergewichtig sein. Was ich seit vielen Jahren tagtäglich bei meiner Arbeit feststelle, ist etwas ganz anderes: Unser Stoffwechsel wird von einer Reihe von Körpersystemen beeinflusst – entweder als Folge von Entscheidungen für einen Lebensstil, als Folge von Lebenserfahrungen oder als Folge von echtem oder gefühltem Druck. Meistens spielen alle diese Faktoren irgendeine Rolle. Nur wenn wir keine Gefühle hätten, besäße die Kaloriengleichung für unsere Figur und unser Gewicht Gültigkeit.

Sie wissen, dass Sie weniger essen sollten ...

Man kann nicht futtern ohne Ende und glauben, das habe keine Konsequenzen. Das sagt uns der gesunde Menschenverstand. Wenn Sie in den letzten 30 Jahren nicht gerade mit verschlossenen Augen und Ohren durch die Welt gegangen sind, haben Sie sicher gehört, dass man mehr Obst und Gemüse und weniger verarbeitete Lebensmittel zu sich nehmen sollte. Und Sie haben auch mitbekommen, dass es nicht besonders gesund ist, tagein, tagaus nur auf dem Sofa zu sitzen. Schön und gut, aber ich kenne Tausende von Menschen, die sehr oft und häufig auch sehr intensiv Sport treiben, einige davon sogar jeden Tag, und trotzdem schmelzen ihre Fettpolster nicht oder – Gott bewahre – sie wachsen sogar noch.

Es macht mich immer ganz traurig, wenn ich solche Geschichten von Menschen höre, die sich alle nur erdenkliche Mühe geben, gesund zu essen und regelmäßig zu trainieren, und trotzdem keine Erfolge sehen. Das kann wirklich entmutigend sein! Wenn sie ihr Ziel, zum Beispiel eine Kleidergröße weniger, nicht erreichen, werfen die Betroffenen dann oft alle guten Vorsätze über den Haufen. Sie vergessen völlig, welche anderen positiven Wirkungen der Sport auf sie haben kann: erhöhte Knochendichte, Anregung des Lymphflusses, verbesserte Konzentrationsfähigkeit, Stressabbau, verbesserte Blutzirkulation und vielleicht auch eine engere Verbundenheit mit der Natur, um nur einige zu nennen. Viele sagen sich dann: »Wozu die Plackerei?« und geben auf, nur weil sie keinen sichtbaren Erfolg erzielt haben.

Das »Aus-Schwarz-Weiß-mach-Grau-Prinzip«

Was Sport und Essen angeht, beobachtet man bei vielen Menschen ein ausgeprägtes Schwarz-Weiß-Denken. Entweder sie trainieren regelmäßig und ernähren sich vernünftig oder sie sitzen nur auf dem Sofa und stopfen achtlos alles Mögliche in sich hinein. Vielleicht denken sie noch (während sie nach dem vierten oder fünften Schokokeks greifen): »Was soll's? Jetzt ist es eh zu spät.« Das wahre Leben liegt für die meisten von uns in der Grauzone zwischen diesen beiden Extremen. Das Problem ist, dass wir unsere guten Vorsätze in puncto Essen und Sport häufig nicht mit einem zeitlichen Endpunkt oder einer Erfolgskontrolle versehen.

Allzu oft passiert dann Folgendes: Drei Wochen, nachdem wir angefangen haben, gesund zu essen und regelmäßig zu trainieren, kommen wir nach einem langen, harten Arbeitstag nach Hause, bestellen den Pizza-Service, machen eine Flasche Wein auf, schlafen vor dem Fernseher auf der Couch ein und – als i-Tüpfelchen – lassen den Frühsport am nächsten Morgen ausfallen. Aber weil wir uns so fest vorgenommen hatten, gesund zu essen und regelmäßig Sport zu treiben, sind wir sauer auf uns selbst, fühlen uns wie Versager und sind ziemlich frustriert.

Und jetzt stellen Sie sich vor, Sie treffen Ihre beste Freundin am nächsten Tag auf einen Kaffee. Sie erzählt Ihnen, welchen absoluten Horrortag sie am Tag zuvor gehabt hat. Dass sie sich, als sie spät abends endlich nach Hause gekommen ist, Pizza bestellt und eine Flasche Wein aufgemacht hat. Dass sie danach auf der Couch eingeschlafen ist und am nächsten Morgen keinen Frühsport gemacht hat, obwohl sie sich doch so fest vorgenommen hatte, gesund zu essen und regelmäßig zu trainieren. Nun, was würden Sie Ihrer Freundin sagen? Vermutlich etwas in der Art: »Komm, mach dir nichts draus. Das wird schon noch. Morgen ist auch noch ein Tag.« Oder vielleicht: »Meine Güte, das war ein einziges Mal! Das spielt doch keine Rolle.«

Sich kleine Ausrutscher verzeihen

Wenn nicht andere, sondern wir selbst derartige Situationen erleben, scheint die Welt unterzugehen. Und was glauben Sie: Werden Sie, wenn Sie so frustriert sind, am nächsten Abend eher eine bessere oder eine schlechtere Essensauswahl treffen? Genau. Die Wahrscheinlichkeit ist hoch, dass es wieder genauso läuft, weil Sie denken, dass Sie es eh schon vermasselt haben. Aber Sie haben gar nichts vermasselt. Wenn Sie die Geschehnisse des Vorabends jedoch als Unwägbarkeit des Lebens, als längst vergangenes Ereignis oder als Streicheleinheit für Ihre Seele betrachten, wird es Ihnen sehr viel leichter fallen, über sich selbst zu lachen, am nächsten Abend besser auf sich zu achten und den darauf folgenden Tag wieder sportlich zu beginnen. Wenn Sie sich in Schuldgefühlen und Selbstvorwürfen suhlen und Ihren Frust pflegen, kann es Tage, Wochen, Monate oder sogar Jahre dauern, bis Sie sich wieder aufraffen und einen neuen Anlauf starten, um etwas für Ihre Gesundheit zu tun.

Nehmen Sie diesen Abend als das, was er war … ein Abend. Ein »grauer« Abend. So wie ihn die meisten Leute manchmal verbringen. Und ich sage Ihnen jetzt, dass die Schuldgefühle und die Selbstvorwürfe für Sie, für Ihren Körper und Ihre Gesundheit, viel schlimmer sind, als es eine Pizza und eine Flasche Wein je sein könnten. Ihre Gesundheit hängt von den Dingen ab, die Sie jeden Tag tun, und nicht von denen, die Sie hin und wieder tun. Mit einer Freundin wären Sie nie so streng wie mit sich selbst.

Gesundheit – unser höchstes Gut

Verinnerlichen Sie diesen Satz: »Gesundheit ist nicht alles, aber ohne Gesundheit ist alles nichts.« Viele Menschen brauchen erst eine Krise, um innezuhalten und zu merken, dass sie eigentlich schon lange etwas in ihrem Leben hätten ändern sollen. Vielleicht sind Ihnen bereits beim Lesen ein paar Dinge eingefallen, von denen Sie glauben, dass Sie sie ändern sollten – weniger Süßkram essen, weniger Kaffee oder Alkohol trinken. Niemand weiß besser als Sie, was nötig ist. Nehmen Sie diese Veränderungen jetzt in Angriff. Nicht morgen, nicht nächsten Montag, sondern jetzt sofort! Sie wissen besser als jeder Therapeut, welche Art der Veränderung Sie brauchen. Und während Sie dieses Buch weiterlesen, werden Ihnen immer wieder Dinge auf- und einfallen, die für Sie von Bedeutung sind. Eventuell ist Ihnen tatsächlich klar, dass Sie weniger Süßes essen sollten, oder Sie wissen, dass Kaffee Ihnen nicht guttut, weil Ihr Herz anfängt zu rasen und Sie ganz nervös werden, wenn Sie welchen trinken. Oder denken Sie, dass Ihnen Ihr Körper mit solchen Reaktionen sagen will: »Ah, danke, dass du das getrunken hast«?

Hören Sie auf Ihren Körper!

Ihr Körper hat keine Stimme, er kann Ihnen nur über Symptome mitteilen, wie es ihm geht. Achten Sie also auf die Signale, die Ihr Körper aussendet. Nehmen wir den Reflux als Beispiel. Wenn Sie auf ein bestimmtes Lebensmittel mit Reflux reagieren, bedeutet das, Ihr Körper würgt es wieder hinaus. Es bedeutet bestimmt nicht: »Ich freue mich, dass du das gerade gegessen hast. Bitte gib mir noch mehr davon.« Ganz im Gegenteil. Unser Gehirn versucht oft, unseren Körper mit Worten wie »Oh, aber ich liebe es. Ich muss es einfach essen!« zu überreden. Es will uns weismachen, dass der Genuss, den uns ein bestimmtes Nahrungsmittel verschafft, wichtiger sei als die Beschwerden, die wir nach seinem Verzehr bekommen.

Dabei geht es überhaupt nicht um »schwarz oder weiß«, um »ganz oder gar nicht«. Ihr Körper sagt nicht, dass Sie das Nahrungsmittel nie wieder essen dürfen. Er sagt nur: »Bitte nicht jetzt, bitte nicht heute, vielleicht auch nicht nächste Woche – aber möglicherweise irgendwann später wieder.« Legen Sie eine Pause ein und verringern Sie den Konsum der Nahrungsmittel und Getränke, die Ihnen nicht bekommen, so weit wie möglich. Oder nehmen Sie sie nur dann zu sich, wenn Sie Ruhe haben und langsam essen können oder dann, wenn Sie in netter Gesellschaft sind.

Denken Sie immer daran: Ihre Gesundheit hängt von dem ab, was Sie jeden Tag tun, nicht von dem, was Sie hin und wieder tun. Probieren Sie es aus, unterstützen Sie Ihre Verdauung mit den Maßnahmen, über die wir im vorangegangenen Kapitel gesprochen haben, und achten Sie darauf, ob und was sich verändert. Aber hören Sie auf, ständig Nahrungsmittel und Getränke zu konsumieren, die Ihren Körper dazu bringen, durch unangenehme Symptome zu Ihnen zu sprechen. Ganz gleich, worum es geht: Sie sollten versuchen, wieder mehr auf Ihren Körper zu hören.

Essen Sie das, was Ihnen guttut

Nahrung soll uns mit Energie versorgen. Das scheinen viele Menschen vergessen zu haben. Wenn Ihnen nach einer Mahlzeit fast die Augen zufallen, dann hat sie ihre Aufgabe nicht erfüllt (es sei denn, es war eine, die viel Tryptophan enthielt – einen Eiweißbestandteil, der tatsächlich müde macht). Achten Sie darauf, wie Sie sich nach dem Essen fühlen. Welche Mahlzeiten geben Ihnen Energie? Welche machen Sie müde? Die, die viel Eiweiß enthalten, oder die, die voller Kohlenhydrate stecken? Am einfachsten lässt sich das mit der ersten Mahlzeit des Tages ausprobieren. Bringt Sie ein Frühstücksei in Schwung oder graust es Ihnen schon beim Gedanken daran? Hält ein Frühstück auf Körnerbasis bei Ihnen bis zum Mittagessen an, oder lechzen Sie bereits eine Stunde später nach irgendetwas? Liegt Ihnen ein Müsli wie Blei im Magen, oder fühlen Sie sich danach, als könnten Sie sofort zu einem Marathon starten? Achten Sie auf solche Dinge. Essen soll Ihnen Energie liefern, nicht wegnehmen. Stellen Sie sich vor dem Essen die Frage: »Wird mir das guttun?« Diese Frage kann aus der ernährungswissenschaftlichen Perspektive beantwortet werden, also mit Blick auf den Kalorien- oder Nährstoffgehalt, oder aus der psychologischen, also mit Blick auf das, was der Seele gerade guttut. Manchmal gibt es eben nichts Besseres, als mit seiner besten Freundin eine Tüte Chips zu knabbern und dazu ein Glas Wein zu trinken. Es sollte eben nur nicht jeden Tag sein.

Wenn man nicht aufhören kann ...

Sie wissen, dass Sie weniger essen sollten ... doch manchmal können Sie einfach nicht aufhören!?

Ergänzen Sie diesen Satz: »Essen ist ...«

Viele Menschen würden den Satz mit einem Wort beenden, das etwas Angenehmes bezeichnet, zum Beispiel »... köstlich«, »... herrlich«, »... hmmm«. Stelle ich dieselbe Frage einem Sportler, sagt er in der Regel: »Essen ist Energie« oder »Essen ist Brennstoff«. Für mich persönlich ist Essen Nahrung – Nahrung für den Körper, den Geist, die Seele. Ein Küchenchef, den ich kenne, sagte: »Essen ist Liebe«. Ein Kind aus meinem Bekanntenkreis sagte: »Essen macht mich groß und stark«. Warum habe ich diese Frage gestellt?

Wenn Sie ein Wort ausgewählt haben, das mit Freude, Lust oder Genuss zu tun hat, ist die Gefahr groß, dass Sie zu viel essen. In einem solchen Fall würde ich als Nächstes versuchen herauszufinden, was Ihnen in Ihrem Leben sonst noch Freude macht. Dahinter steckt der Gedanke, dass wir Aktivitäten oder Situationen finden müssen, die Ihnen Freude bereiten und durch die Sie übermäßiges Essen ersetzen können. Wenn ich Ihnen nämlich rate, Ihr Essverhalten zu ändern, und dabei nicht merke, dass die Nahrungsmittel, die Sie meiden sollten, für Sie mit Freude und Genuss verbunden sind, dann werden Sie sich nicht an die Pläne halten, die wir zusammen schmieden. Das ist einer der wesentlichen Gründe dafür, dass Diäten nicht funktionieren.

Das Essen an sich ist nie das Problem. Es ist immer der Grund hinter der schlechten Essenswahl oder dem Wunsch nach großen Portionen, der gefunden und korrigiert werden muss. Viele Menschen, die schon lange mit ihrem Gewicht kämpfen, können sich gar nicht vorstellen, dass es für sie andere Aktivitäten oder Situationen gibt, die ihnen Freude bereiten. Essen ist am einfachsten. Das Schlimme ist nur, dass Essen ein sehr kurzes Vergnügen ist, denn eigentlich wissen sie sehr genau, dass das, was sie essen, oder die Art und Weise, wie sie essen, nicht gut für sie ist. Sie wissen nur nicht, wie sie es ändern sollen.

Ein Sportler, für den Essen nur Brennstoff darstellt, wird kaum jemals so viel essen, dass es seiner Leistung oder seiner Gesundheit schadet. Ihm entgeht vielleicht die Freude, die jemand empfindet, der die Kombination aus Farben, Aromen und Textur eines Essens zu schätzen weiß, aber er isst eben nicht zu viel, wenn er seine Mahlzeit vor allem vom energetischen Standpunkt aus betrachtet.

Wenn Sie essen, dann bitte mit Genuss und Dankbarkeit

Bevor ich etwas esse, stelle ich mir unbewusst die Frage: »Ist diese Nahrung gut für mich?« Dass ich das tue, ist mir erst aufgefallen, als ich anfing, mit Menschen zu arbeiten, die Gewichtsprobleme haben. Und dann greife ich fast immer, ohne groß nachzudenken, nach nährstoffreichen, »echten« Nahrungsmitteln und genieße jeden Bissen. Mit anderen Worten: Der Genuss hochwertiger, natürlicher Lebensmittel bereitet mir enorme Freude. Dahinter steckt keine bewusste Überlegung, in meinem Unterbewusstsein konzentriere ich mich auf das, was mir guttut. Natürlich gibt es auch Tage, an denen ich mit einer Schüssel Maischips (bio, versteht sich) auf dem Schoß aufs Meer hinausschaue. Das sind Momente, in denen ich spüre, dass alles, was zu dieser Situation beiträgt, meiner Seele guttut. Ich habe keine Schuldgefühle, ich denke nicht darüber nach, ob es eine gute oder eine schlechte Entscheidung war, Maischips zu essen, und meine Figur leidet nicht darunter, wenn ich hin und wieder eine Schüssel voller Knabberkram esse. So denke ich nicht. Ich esse achtsam. Ich genieße das Krachen und Knuspern eines jeden Bissens und empfinde tiefe Dankbarkeit für den wunderbaren Anblick, der sich mir bietet.

Diese Kombination von Genuss und Dankbarkeit ist sehr wichtig. Wenn Sie ein Mensch sind, für den Essen mit Genuss verknüpft ist bzw. Essen ein Stück Lebensfreude darstellt, und ich Ihnen einfach nur raten würde, weniger zu essen, dann hätten Sie vermutlich auf lange Sicht Probleme, das durchzuhalten. Sobald Sie anfangen, Ihre Ernährung umzustellen und natürliche Lebensmittel statt stark verarbeiteter, zuckerreicher und mit Transfetten beladener Produkte zu sich zu nehmen, suchen Sie sich Dinge, für die Sie dankbar sind. Das kann das Blitzen in den Augen Ihres Kindes sein, das verspielte Wesen Ihres Hundes, Ohren, die hören, Augen, die sehen, Finger, die berühren, eine Nase, die Gerüche wahrnimmt, ein Dach über dem Kopf oder der herrliche sonnige Tag, der gerade vor Ihnen liegt … Konzentrieren Sie sich auf solche Dinge, während Sie essen, und Ihr Gehirn wird eine Verbindung zwischen Ihrer neuen Art der Ernährung und den schönen Dingen des Lebens herstellen.

Der Drang nach Essen

Manche Menschen wissen, dass sie zu viel essen. Sie wissen, dass sie bei der Kalorienmenge, die sie zu sich nehmen, kein Gewicht verlieren können. Doch egal, wie oft sie sich vornehmen, ihre Ernährungsgewohnheiten zu ändern – es gelingt ihnen einfach nicht, dauerhaft dabei zu bleiben. Sie schaffen es nicht, das unter Kontrolle zu bringen, was sie für ihren Appetit halten. Ohne dass es ihnen bewusst ist, handelt es sich bei diesem Appetit auf Essen fast immer um einen Appetit auf ein anderes Gefühl; ein Gefühl, das sich von dem unterscheidet, welches sich gerade meldet. Doch in dem Moment wissen sie nur, dass es sich nach ganz viel Eiscreme anfühlt.

Stellen wir uns eine Person vor, die zu viel isst – sei es, dass sie vor dem Essen zu viele Käsekräcker knabbert, bei der Mahlzeit selbst über die Stränge schlägt oder kurz nach dem Essen einen halben Liter Schokoladeneis nascht. Würde ich dieser Person in einem Beratungsgespräch gegenübersitzen und vorschlagen, das weniger häufig oder gar nicht mehr zu tun, würde sie sich vielleicht eine Zeit lang daran halten. Schließlich hatte sie ja extra einen Termin mit mir ausgemacht, eventuell hatte sie warten müssen, die Beratung hat Geld gekostet und so weiter. Das heißt, die Person fühlt sich irgendwie verpflichtet, die Vereinbarungen, die wir gemeinsam treffen, auch einzuhalten. Nachdem ich dieses Verhaltensmuster etliche Male erlebt habe, beginne ich in der Beratung sofort damit nachzuforschen, ob der Drang nach zusätzlichem Essen eine körperliche oder eine seelische Ursache hat. Meist spielt beides eine Rolle.

Die körperliche Ebene

Auf der rein körperlichen Ebene können Berge von Käsekräckern (als Beispiel) vielleicht Heißhunger lindern. Doch wenn jemand am Nachmittag Kaffee und Kuchen hatte, sollte er es eigentlich ohne eine solche Vor-Vorspeise bis zum Abendessen aushalten können. War das Mittagessen allerdings nicht ausreichend oder ist der Nachmittagskaffee ausgefallen, dann kann es schon vorkommen, dass der Blutzuckerspiegel eines Menschen am Boden ist. In der Situation können die meisten von uns nicht an sich halten, und dann müssen die Käsekräckerberge einfach vertilgt werden. Wenn hinter Ihrem Drang zu essen ein niedriger Blutzucker steckt, handelt es sich um ein physiologisches Problem, das es zu behandeln gilt.

Die seelische Ebene

Wie sieht dagegen ein seelisch motivierter erhöhter Drang zu essen aus? Wenn eine Person isst, obwohl sie ganz bestimmt nicht hungrig sein kann? Jeder von uns weiß, dass es nicht besonders gesund ist, nach dem Abendessen noch ein Schüsselchen Eiscreme zu naschen, aber es macht uns einfach glücklich. Es kann vorkommen, dass man zu Abend gegessen hat und physiologisch gesehen nicht hungrig sein kann, und doch kommt es einem so vor. Vielleicht haben Sie sich angewöhnt, jeden Tag nach dem Abendbrot noch einmal etwas zu essen, und dann gehen Sie zu Bett, fühlen sich grässlich und hadern mit sich selbst. Und während Sie sich unzufrieden herumwälzen, schwören Sie sich, dass Sie am nächsten Abend nicht noch einmal zu viel essen werden. Am Morgen stehen Sie noch zu Ihrem Schwur. Sie essen den ganzen Tag über vernünftig, Sie naschen auch nichts vor dem Abendessen (obwohl Sie Lust darauf hätten), Sie essen zu Abend und schon bald danach fangen Sie an, an Eiscreme zu denken. In Ihrem Kopf beginnen die Gedanken zu kreisen … »Ich nehme nur einen Löffel voll. Nur einen einzigen. Nicht die ganze Packung. Ich weiß, dass ich gesagt habe, ich tue es nicht wieder. Aber mir ist einfach so danach. Was ist schon ein Löffel voll?«

Irgendetwas in Ihrem Inneren sagt Ihnen, dass Sie nicht aufhören werden, wenn Sie einmal angefangen haben. Trotzdem fangen Sie an. Sie essen einen Löffel, dann zwei, drei und ehe Sie sich versehen, hören Sie auf zu denken. Dann ist die Packung leer. Sie haben es wieder getan. Dann kommen wieder die Selbstvorwürfe hoch. Ihre Bauchdecke spannt und Sie fühlen sich unwohl, hassen sich vielleicht sogar dafür. Die Lage scheint hoffnungslos.

Nachdem Nächte, Wochen, Monate, vielleicht sogar Jahre auf diese Weise ins Land gegangen sind, kommt es Ihnen vor, als würden Sie nie aufhören können, übermäßig zu essen, und Sie glauben, es werde Ihnen nie gelingen, ein paar Ihrer überflüssigen Pfunde loszuwerden. Sie werfen sich mangelnde Selbstdisziplin vor. Aber Sie sollten sich einmal vor Augen halten, dass das, was Sie tun, ein seelisches Bedürfnis befriedigt. Leider sind sich viele Menschen über ihre wahren Gefühle nicht im Klaren, oder sie ziehen es vor, die Wut oder die Traurigkeit (zum Beispiel) zu leugnen, die unter der Oberfläche verborgen liegt. Sie glauben, es sei besser, sich nicht damit zu beschäftigen. Aber wir werden von unseren Gefühlen getrieben, und jeder unserer Triebe dient dem Überleben.

Im späteren Kapitel über »Gefühle« (S. 221) werden wir der Bedeutung der Emotionen noch tiefer auf den Grund gehen. An dieser Stelle wollte ich Ihnen nur ein paar Szenarien vorstellen, wie eine erhöhte Kalorienaufnahme, ganz gleich aus welchem Grund, zu einem Baustein in Ihrem Übergewichtspuzzle geworden sein könnte, dem Sie besondere Aufmerksamkeit schenken sollten. Ich wollte Ihnen auch die Idee näherbringen, dass Ihre Gefühlswelt möglicherweise der Hauptgrund dafür ist, dass Sie zu viel essen. Das bedeutet, der Baustein »Gefühle« verdient besondere Beachtung.

Sind nur die Kalorien schuld?

Die Aufnahme zu vieler Kalorien ist nicht der einzige Grund, warum manche Menschen nicht abnehmen. Viele Menschen machen vom Kalorienstandpunkt her gesehen alles richtig und sie treiben auch regelmäßig Sport, aber trotzdem scheint sich ihr Körper nicht zu verändern. Dafür gibt es eine Reihe möglicher physiologischer Ursachen, zum Beispiel die Menge und das Verhältnis der Geschlechtshormone, die Leberfunktion, die Zusammensetzung der Darmflora, die Schilddrüsenfunktion, die Mengen an Insulin und Leptin, die Trainingsmethoden und das Nervensystem. Wenn sich trotz aller Mühen kein oder nur wenig Erfolg zeigt, kann es an einem oder mehreren dieser Systeme liegen.

Natürlich spielt auch die Willensstärke eine Rolle, das will ich gar nicht leugnen. Aber Menschen, die abnehmen wollen, scheinen sich manchmal darauf zu fixieren. Für sie ist allein der Mangel an Willensstärke schuld, wenn es ihnen nicht gelingt, Gewicht zu verlieren. Umso wichtiger ist es, daran zu erinnern, dass unser Körper fürs Überleben optimiert wurde, und die erwähnten Hormonsysteme wissen das besser als jedes noch so große Paket Willenskraft, das Sie aufbringen können. Wenn Ihr Körper der Auffassung ist, Ihr Leben sei in Gefahr, dann handelt er entsprechend; das kann unter Umständen auch bedeuten, Fett zu speichern – ungeachtet Ihrer Versuche, dieses loszuwerden. Das alles wird sich klären, wenn Sie wissen, wie die Teile Ihres Übergewichtspuzzles zusammenpassen.

Manche Menschen beschließen einfach, weniger zu essen, und das war's dann. Sie essen nicht mehr zu viel. Sie haben den Entschluss gefasst, ihr Essverhalten geändert und müssen seitdem nicht mehr gegen ihre Pfunde kämpfen. Bei ihnen reichte es aus, die Einstellung zu verändern und besser auf sich und ihre Gesundheit zu achten, inklusive vernünftiger Ernährung und regelmäßiger Bewegung. Bei anderen funktioniert es nicht, »einfach etwas zu beschließen«. Diese Menschen wissen, dass sie etwas verändern sollten, aber es erweist sich als unglaublich schwer oder sie glauben, sie hätten schon alles versucht. Einige von ihnen haben das Gefühl, dass sie sich jeden Tag bemühen und dennoch nie belohnt werden.

Sind die Kalorien ein Teil in Ihrem Übergewichtspuzzle, an dem Sie besonders arbeiten sollten? Dann können Ihnen die nachfolgenden Ratschläge sicher helfen – unabhängig davon, ob Sie physiologische oder psychologische Ursachen (oder eine Kombination aus beidem) vermuten.

Tipps für den Baustein Kalorien

- Verwenden Sie kleinere Teller.
- Die Portionsgröße für energiereiche Lebensmittel (wie Stärkeprodukte oder Proteinhaltiges) sollte bei Hauptmahlzeiten nicht größer sein als zwei geballte Fäuste. Essen Sie dazu reichlich grünes Gemüse oder Salat. Die Portionsgröße für eine Zwischenmahlzeit sollte die Größe einer Faust nicht überschreiten.
- Wiegen Sie Ihr Essen nicht.
- Stellen Sie sich nicht auf die Waage. Alles, was Sie wiegen, ist Ihre Selbstachtung. Sie setzen sich nur selbst unter Druck, wenn Sie den Tag so beginnen. Sie werden es an Ihren Kleidern merken, wenn sich Ihre Figur verändert. Achten Sie mehr darauf, wie es Ihnen geht, und arbeiten Sie lieber daran, sich besser und gesünder zu fühlen, als weniger zu wiegen.
- Kontrollieren Sie Ihre Gedanken. Die Wahrscheinlichkeit, schlechte Essensentscheidungen zu treffen, ist größer, wenn Sie in Gedanken immer an sich herumnörgeln.

- Essen Sie langsam und bewusst. Kauen Sie jeden Bissen mindestens 20-mal. Führen Sie den nächsten Bissen erst dann zum Mund, wenn Sie den vorigen gut durchgekaut und hinuntergeschluckt haben.
- Essen Sie regelmäßig. Lassen Sie keinen Heißhunger aufkommen.
- Setzen Sie sich kurzfristige Ziele für die Veränderungen, die Sie vornehmen wollen. Wenn Sie sich fast jeden Tag Essen vom Chinesen, Italiener, Türken usw. mit nach Hause nehmen, könnten Sie beispielsweise beschließen:»Ich werde mir bis Freitag nichts von unterwegs mitnehmen; wenn ich Lust darauf habe, mache ich das am Wochenende.« Oder: Wenn Sie normalerweise nur wenig Gemüse essen, könnten Sie sich verpflichten, an sechs von sieben Tagen abends Gemüse zu essen. Vielleicht nehmen Sie zu viele süße oder gesüßte Getränke zu sich, Säfte, Cocktails, Soft- und Energydrinks zum Beispiel? Nehmen Sie sich vor, solche Getränke nur freitags oder samstags bzw. in netter Gesellschaft zu konsumieren. Achten Sie auch immer darauf, wie Sie sich fühlen, wenn Sie Ihre guten Vorsätze umsetzen. Belohnen Sie sich mit etwas Schönem – es sollte jedoch nichts zum Essen oder Trinken sein. Schauen Sie sich selbst im Spiegel tief in die Augen und sagen Sie: »Ich bin stolz auf dich!« Am Anfang wird Ihnen das vielleicht blöd vorkommen, aber machen Sie weiter damit, bis Sie Ihrem eigenen Blick standhalten können, wenn Sie sich selbst loben.
- Verlängern Sie einige der kurzfristigen Ziele auf zwei Wochen.

Erinnern Sie sich stets daran, dass Sie, wenn Sie anderen Menschen ein Versprechen geben, Ihr Wort ja auch halten. Zeigen Sie sich, dass Sie es sich wert sind, und halten Sie Ihr Wort für diese kurze Zeitspanne.

Während Sie dieses Buch lesen, werden Sie immer mehr Faktoren kennenlernen, die in Bezug auf das Körperfett und -gewicht eine Rolle spielen, und es wird Ihnen immer klarer werden, wie viel Sie tun können, um Ihre Esslust und somit Ihre erhöhte Kalorienaufnahme in den Griff zu bekommen.

Als kleinen Anreger oder Ansporn für gesundes, kalorienarmes Kochen finden Sie auf der nächsten Seite beispielhaft ein leckeres Rezept aus meinem Kochbuch.

Supergrüne Frittata

» Diese Frittata kann zu jeder Mahlzeit serviert werden, ob Frühstück, Mittagessen oder Zwischenmahlzeit, sie schmeckt heiß und kalt. Mit ihr steigern Sie Ihren Gemüseverzehr und werden gleichzeitig durch die Eier gut mit Protein versorgt, wie auch mit vielen Vitaminen und Mineralstoffen aus dem Gemüse. Als schneller Snack auch prima im Kühlschrank aufzubewahren! «

Für 6–8 Personen; gelingt leicht
40 Min.

1 kleiner Brokkoli • 1 große Frühlingszwiebel • ½ Mangoldstaude • 1 Bund Petersilie • ½ Tasse gehacktes Basilikum • 8 Eier (Größe L) • 1 Tasse Mandelmilch • 3 kleine Zucchini • etwas Olivenöl • Salz • schwarzer Pfeffer (frisch gemahlen)

- Den Backofen auf 160 °C vorheizen.
- Brokkoli von den Strünken am unteren Ende entfernen und fein hacken. Mangold von Stielen entfernen und in feine Streifen schneiden. Frühlingszwiebel in feine Ringe und Zucchini in dünne Scheiben schneiden. Petersilie fein hacken.
- Gemüse und Kräuter – bis auf die Zucchini – in einer großen Schüssel vermischen und auf einem tiefen Backblech verteilen.
- Eier mit der Mandelmilch verquirlen und über die Zutaten in dem Backblech verteilen.
- Gegebenenfalls das Gemüse mit den Händen etwas andrücken, damit es komplett von der Eier-Mandelmilch-Masse bedeckt wird.
- Die Zucchinischeiben über der Frittata verteilen und mit Olivenöl beträufeln, salzen und pfeffern.
- Im Ofen 20–25 Min. backen, bis die Frittata gestockt ist.

Tipp
Mit Macadamiapesto und etwas Ahornsirup-Balsamico-Dressing servieren.

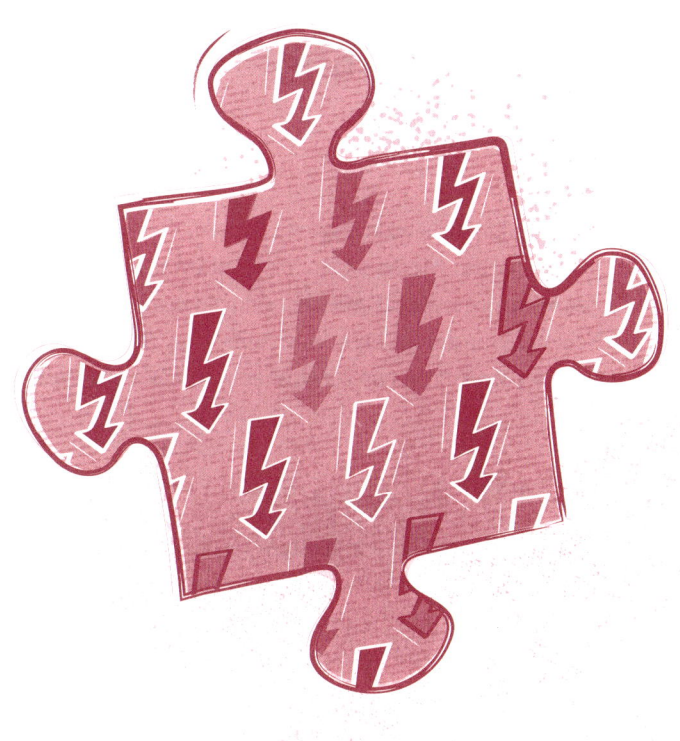

Baustein Nr. 2: Stresshormone

Was haben die Anhäufung von Körperfett und Gewichtsprobleme mit Stress und den Nebennieren zu tun? Und welche Rolle spielt dabei Kaffee? Das erfahren Sie hier.

Von Adrenalin, Cortisol und Nebennieren

Die Nebennieren sind zwei walnussgroße Drüsen, die wie zwei Käppchen oben auf unseren Nieren sitzen. Sie sind zwar klein, haben es aber in sich! Wenn sie optimal arbeiten, sind sie wahre Energiespender. Die Nebennieren produzieren eine Reihe von Hormonen, zwei davon werden als Stresshormone bezeichnet: Adrenalin und Cortisol.

Adrenalin und der große Zuckerrausch

Adrenalin ist das Hormon für den »akuten« Stress, also den Stress, der plötzlich einsetzt und nicht lange andauert, zum Beispiel wenn jemand unerwartet ins Zimmer stürmt und die Tür zuschlägt, so dass man erschrickt und vom Stuhl aufspringt. Das Gefühl, das man dann verspürt, kennt eigentlich jeder, es wird durch Adrenalin verursacht.

Adrenalin hat die Aufgabe, Sie aus der Gefahrenzone zu bringen – und zwar schnell. Geschichtlich gesehen wurde das Hormon immer dann gebildet, wenn unser Leben in Gefahr war, und die von Adrenalin in Gang gesetzte Reaktion war rein körperlich. Vielleicht sprang ein Tiger brüllend aus dem Gebüsch oder ein speerschwingender Krieger eines feindlichen Stammes – in diesem Augenblick lief die Adrenalinproduktion an, um der Gefahr entkommen zu können.

Kampf oder Flucht – das ist hier die Frage

Adrenalin leitet die sogenannte Kampf-oder-Flucht-Reaktion (englisch: »fight or flight«) ein. Dabei wird das Blut von dem normalerweise gut versorgten Verdauungssystem in die Körperperipherie, also Arme und Beine, umgelenkt. Die Extremitäten brauchen in solchen Situationen eine ordentliche Blutversorgung, um die Gefahrensituation bewältigen zu können. Dasselbe gilt für die Energie: Der am leichtesten verfügbare Brennstoff ist Glukose (Traubenzucker), als Zucker gehört er demnach zur Gruppe der Kohlenhydrate. Leber und Muskeln speichern Glukose in Form von Glykogen. Durch Adrenalin erhalten Leber und Muskeln das Signal, dass dringend Energie gebraucht wird. Sie verwandeln also das gespeicherte Glykogen in Glukose und schütten diese in die Blutbahn aus. Dadurch schießt der Blutzuckerspiegel (auch Blutglukosespiegel genannt) in die Höhe, Flucht oder Selbstverteidigung steht nichts mehr im Weg.

Diese Kaskade von Ereignissen – und die biochemischen Veränderungen, die sie bewirken – erlaubt es uns, gefährlichen Situationen durch erhöhte Aktivität zu entkommen. Unabhängig davon, ob Sie diese Herausforderung bewältigen oder nicht (Sie können ihr entfliehen, durch sie umkommen oder den Kampf gewinnen), der damit einhergehende Stress, die lebensbedrohliche Situation und der Adrenalinbedarf dauern nur kurze Zeit an. Das Problem in der Welt von heute: Es ist oft psychischer Stress, der unseren Körper zur Adrenalinausschüttung veranlasst. Und obwohl unser Leben nicht im wörtlichen Sinn bedroht ist, signalisiert das Hormon genau das jeder einzelnen Körperzelle.

Das Problem von heute: psychischer Stress

Psychischer Stress kann ganz unterschiedlich aussehen. Etwa 800 neue Mails im Postfach, wenn Sie nach zwei Wochen Urlaub ins Büro zurückkommen und sich fragen, wie um alles in der Welt Sie jemals diese Menge abarbeiten sollen. Oder wenn Sie einen Anruf auf dem Festnetztelefon erhalten und noch während dieses Gesprächs das Handy zu klingeln beginnt und Sie das Gefühl haben, das erste Gespräch zu Ende bringen zu müssen, damit Sie sich dem nächsten Anrufer widmen können. Oder wenn morgens der Wecker klingelt und Sie die Schlummertaste drücken, einmal, zweimal … und plötzlich sitzen Sie senkrecht im Bett, weil Sie merken, dass Sie viel zu spät dran sind. Vielleicht müssen Sie noch Ihre Bluse bügeln, Pausenbrote schmieren, Kinder zur Schule bringen – und dann stehen Sie im Stau, weil Sie später losgefahren sind als gewöhnlich. Nun klingelt das Handy, es sind Ihre Kollegen, die nachfragen, wo Sie bleiben, denn eigentlich hätten Sie schon in einem Meeting sein sollen. Stattdessen stecken Sie im Berufsverkehr fest, und Ihr Hirn läuft beinahe Amok nach der ganzen morgendlichen Hektik. Und das alles in der ersten Stunde nach dem Aufstehen!

Nachdem Sie endlich durch die Bürotür gestürmt sind, wünschen Sie sich nichts sehnlicher als einen Kaffee. Das heißt, Sie haben den ganzen Morgen am laufenden Band Adrenalin produziert, und jetzt geht es damit gleich weiter, denn Koffein sorgt für dessen Ausschüttung. Dabei wollen Sie mit der Tasse Kaffee eigentlich nur eine kleine Verschnaufpause, erstmal »runterkommen«. Für die Lust auf ein Heißgetränk gibt es unterschiedliche Gründe, doch oft steckt der Wunsch nach einer kleinen Auszeit dahinter. In diesen Kaffeepausen sitzen wir gleichsam wie unter einer Glasglocke und geben den anderen zu verstehen: »Wage es nicht, mich in den nächsten drei Minuten anzusprechen!«

In der Vergangenheit dienten die biochemischen Veränderungen, die das Adrenalin hervorruft – zum Beispiel die Ausschüttung von Glukose in die Blutbahn –, einem sinnvollen Zweck: durch Kampf oder Flucht einer lebensbedrohlichen Situation zu entkommen. Und heute? Heute sitzen wir auf unseren vier Buchstaben am Schreibtisch vor dem Computer. Wenn dann Glukose in die Blutbahn ausgeschüttet wird, fängt die Bauchspeicheldrüse an, Insulin zu produzieren, um den Blutzuckerspiegel zu senken. Wie wir in späteren Kapiteln noch sehen werden, ist Insulin eines der wichtigsten Fettspeicherhormone.

Wie Kaffee dick machen kann

Kaffee, genauer gesagt das darin enthaltene Koffein, regt die Nebennieren an, Adrenalin zu produzieren. Und dann passiert in unserem Körper eine ganze Menge …

Das ausgeschüttete Adrenalin treibt den Blutzuckerspiegel in die Höhe, um dem Körper Energie zur Verfügung zu stellen. Auch der Blutdruck und der Puls steigen, damit die Muskeln mit mehr Sauerstoff versorgt werden, und die Muskulatur gerät in Anspannung, weil sie sich auf verstärkte Aktivität vorbereitet. Die Pupillen weiten sich, damit man auch bei schlechtem Licht besser sieht, und das Immunsystem fährt herunter, weil die Infektionsbekämpfung in einer brenzligen Situation nicht die oberste Priorität hat. Das Blut wird aus dem Verdauungstrakt abgezogen, und auch die Funktionen des Fortpflanzungssystems werden heruntergeregelt, da sie eine Menge Energie verbrauchen und für das akute Überleben nicht notwendig sind. Das kann so weit gehen, dass der Körper es für sinnvoller hält, kein Kind in eine Welt zu setzen, die ihm höchst unsicher vorkommt: weil die Stresshormone ihm vermitteln, dass das Leben in Gefahr ist, oder weil Cortisol ihm mitteilt, dass es nichts mehr zu essen gibt.

Dabei ist es gleichgültig, ob Ihre Adrenalinproduktion auf Stress (echten oder nur als solchen wahrgenommenen) zurückgeht oder ob sie schlicht die Folge von zu viel Koffein ist. Über die Stresshormone und gekoppelt an eine Reaktion des Nervensystems (dazu später mehr) kann Koffein dick machen, weil Insulin – das Fettspeicherhormon – zuerst die nicht benötigte Glukose aus dem Blut in Leber und Muskeln lässt, wo sie in Glykogen umgewandelt und gespeichert wird, und dann das, was noch übrig bleibt, in Fett umbaut und an Bauch, Hüften und Co. deponiert. Ich möchte das am Beispiel einer Klientin erläutern. Nennen wir sie Anne.

Die Geschichte einer »Kaffeetante«

Anne, eine sehr schlanke und gut aussehende Frau, kam zu mir in die Beratung. Wie jeden anderen Klienten auch fragte ich sie, was ich für sie tun könne und was sie sich von der Beratung erhoffe. Anne entschuldigte sich, weil das, was sie beschäftigte, vielleicht banal sei. Sie hatte in kurzer Zeit sieben Pfund zugenommen, ohne dass sie an ihrer Ernährung oder ihren körperlichen Aktivitäten etwas geändert hätte, das sie damit in Verbindung bringen könnte. Sie befürchtete, in die Wechseljahre zu kommen, allerdings war ihre Periode noch normal. Sie erzählte, dass eine ihrer Freundinnen in den Wechseljahren stark zugenommen habe, und sie hatte nun Angst, dass aus den sieben Pfund ruckzuck 20 werden könnten, wenn sie der Sache nicht auf den

Grund ginge. Ich bewunderte Annes Einstellung und ihren Wunsch, ihren Körper besser zu verstehen.

Wir besprachen alle Facetten ihres Lebens, die körperlichen wie die seelischen, und kamen schließlich zu ihrer Ernährung. Gemessen an allen meinen Richtwerten für eine auf frischen Produkten beruhende Ernährung war ihre geradezu vorbildlich. Es gibt eine ganze Reihe von Strategien (wir kommen noch darauf zu sprechen), mit denen Ernährungsberater wie ich Klienten dabei unterstützen können, Gewicht abzubauen. Doch was das Essen angeht, hatte Anne bereits alle bekannten Tricks und Kniffe verinnerlicht.

Als Nächstes sprachen wir über ihre Flüssigkeitszufuhr. Anne erklärte mir, dass sie an vier Abenden pro Woche ein Glas Rotwein trinke und dass sie das zusammen mit ihrem Mann schon seit vielen Jahren so halte. Dann fragte ich sie nach Kaffee. Ihre Augen begannen zu leuchten, ja, sie liebe Kaffee. Nach kurzem Nachdenken räumte sie ein, dass sich in ihrem Kaffeekonsum in der Tat etwas verändert habe. Ihr ganzes Erwachsenenleben lang hatte sie nur morgens zum Frühstück eine Tasse Kaffee getrunken und sonst nicht. Ohne dass es einen bestimmten Grund dafür gab, hatte sie vor drei oder vier Monaten angefangen, jeden Tag bis zu vier Tassen Kaffee zu trinken. Als ich sie ansah, beteuerte sie rasch: »Ich trinke meinen Kaffee schwarz, ohne Milch und Zucker, es sind also keine Kalorien drin.« Sie trank den Kaffee immer bei ihrer Schreibtischarbeit. Sport trieb sie keinen, das konnte ich auch an ihrer geringen Muskelmasse sehen. Das Fett hatte sich bei ihr am Bauch angesammelt.

Anhand meines Blickes konnte Anne erraten, was ich vorhatte, und noch bevor ich den Mund aufmachen konnte, sagte sie: »Bitte, verbieten Sie es mir nicht!« Ich wollte, dass sie sieht, wie emotional ihre Beziehung zu diesem Getränk ist, und unterbrach sie nicht. Als ich ihr schließlich erklärte, dass ich der Meinung sei, sie habe ihre sieben Pfund dem Kaffee zu verdanken, brach sie in Tränen aus. Sie jammerte, das sei unmöglich, und fing wieder an, mit den Kalorien zu argumentieren. Sie rastete in meinem Büro regelrecht aus. Ich versuchte ihr sanft klarzumachen, dass es nur um ein Getränk geht, während sie sich so verhielt, als hinge ihr Leben von diesen vier Tassen Kaffee ab.

Dann erläuterte ich ihr, welche Mechanismen für die Gewichtszunahme eine Rolle spielen: das Koffein, das Adrenalin, der Blutzuckerspiegel und die Insulinproduktion. Ich habe ihr erklärt, dass ich nicht von ihr verlange, ganz auf Kaffee zu verzichten. Wenn Sie meine Klienten fragen, werden Sie oft zu hören bekommen, dass ich von ihnen verlangt habe, vier Wochen lang komplett auf Kaffee zu verzichten, wenn es sinnvoll war. Nach dieser Zeit sind sie oft regelrecht geschockt, wie viel mehr Energie sie haben – ohne das Koffein. Ich wollte eigentlich nur, dass Anne zu ihrer früheren Gewohnheit zurückkehrte: eine einzige Tasse Kaffee zum Frühstück, von ihrem Mann mit Liebe zubereitet und mit Genuss getrunken.

Anne willigte ein, dies vier Wochen lang zu probieren, obwohl ihrer Meinung nach nur Kalorien in der Lage waren, Körperfett zu produzieren, und sie sich nicht vorstellen konnte, dass mein Vorschlag etwas bringen würde. Ich habe sonst nichts für diese Frau getan, es gab keine weiteren Vereinbarungen über Veränderungen in ihrer Lebensweise oder ihrer Ernährung.

Vier Wochen später stürmte sie in mein Büro und verkündete glücklich und stolz, sie habe in dieser Zeit neun Pfund abgenommen. Dabei hatte sie vorher doch nur sieben zugenommen. Ich habe noch nie einen Klienten gewogen und werde das auch zukünftig nie tun. Ich vermute, dass Annes Gewichtszunahme eher ein »Kopf-« als ein »Kalorienproblem« war. Die spätere Gewichtsabnahme ging extrem schnell vonstatten. Doch was ich Ihnen damit zeigen will, ist, dass zu viel Koffein bei manchen Menschen ein Signal zur Fetteinlagerung sein kann. Zugegeben: Das gilt nicht für jeden, sondern hängt sehr stark davon ab, wie das Nervensystem ausbalanciert ist. In späteren Kapiteln werden wir noch ausführlich darüber sprechen.

Wie wirkt Koffein bei Ihnen?

Denken Sie einmal über Ihre Kaffeegewohnheiten nach und auch darüber, welche Wirkungen Koffein bei Ihnen hervorruft. Dämpft es Ihren Appetit, so dass Sie lieber zu einem Becher Kaffee als nach etwas Essbarem greifen? Das trifft beispielsweise auf viele Frauen in der Mittagspause zu. Beschleunigt Koffein Ihren Herzschlag, macht es Sie nervös oder unruhig, vielleicht sogar zittrig, oder löst es bei Ihnen Stuhldrang aus? Erhöht Koffein Ihren Blutdruck? Oder empfinden Sie Ihren Kaffee einfach nur als wohltuend, ohne irgendeine störende Nebenwirkung? Niemand kann das besser beurteilen als Sie. Handeln Sie entsprechend, je nachdem, was auf Sie zutrifft.

Brauchen Sie den Kick oder wünschen Sie sich Ruhe?

Führen Sie sich noch einmal die Mechanismen vor Augen. So viele von uns stehen unter Adrenalin, ständig, Tag für Tag. Man kann es mit einer eingeschalteten Beleuchtung vergleichen, die schon lange niemand mehr ausgemacht oder heruntergedimmt hat. Und es müssen keineswegs traumatischer Stress oder schockierende Erlebnisse sein, die diese Vorgänge in uns antreiben. Manchmal ist es einfach nur die Hektik des Alltags, das ständige Bemühen, mehrere Dinge unter einen Hut zu kriegen, das die Menschen dazu bringt, sich mehr »Balance«, mehr Ausgleich in ihrem Leben zu wünschen. Aber es gibt auch Zeitgenossen, die das Adrenalingefühl suchen, die sich erst dann richtig lebendig fühlen, wenn adrenalinbeladenes Blut durch ihre Adern strömt.

Der menschliche Körper ist unglaublich widerstandsfähig, und obwohl er nicht für Dauerstress ausgelegt ist (so, wie wir gebaut sind, leben wir gesünder, wenn der Stress nicht zu lange dauert), scheint es doch eine Menge Exemplare zu geben, die zumindest jahrelang hohe Adrenalinpegel aushalten können. Die Probleme beginnen erst dann, wenn der Körper den Zustand als Dauerstress wahrnimmt und es zu einer Änderung beim überwiegenden Stresshormon kommt.

Cortisol – Freund oder Feind?

Cortisol ist das Hormon für Dauerstress. In der frühen Menschheitsgeschichte war Nahrungsknappheit die einzige Form von Dauerstress, dafür verantwortlich waren Überschwemmungen, Dürren, Kriege und die auf sie folgenden Hungersnöte. In solchen Zeiten wusste niemand, wann es das nächste Mal etwas zu essen gab. In unserer heutigen westlichen Welt kann von Nahrungsknappheit wirklich nicht die Rede sein, stattdessen hat der Dauerstress eher etwas mit der finanziellen Situation zu tun, mit Schwierigkeiten in der Beziehung, mit Gesundheits- oder auch Gewichtsproblemen. Viele Menschen wachen morgens auf und denken als Erstes: »Was werde ich heute essen und was nicht?« oder »Wie lange kann ich heute trainieren?«

Oder es entwickelt sich ein Gedankenstrom etwa dieser Art: »Ach du liebe Zeit, es ist schon Mittwoch und ich war noch nicht einmal im Fitnessstudio« oder »Mist, es ist schon 19 Uhr und ich habe nichts zu essen daheim, das heißt, ich muss noch zum Supermarkt fahren, aber wenn ich das tue, bin ich nicht vor 20:30 Uhr zurück und dann muss ich noch kochen und die Küche aufräumen und dann wird es Mitternacht, bis ich ins Bett komme, und morgen muss ich zu einer vernünftigen Zeit raus, damit ich früh im Büro bin, aber in drei Wochen will ich auf die Party gehen und wollte eigentlich bis dahin wieder in mein rotes Lieblingskleid passen, das wird aber nicht klappen, weil ich die ganze Woche noch nicht im Fitnessstudio war, und heute wird das auch nichts, sonst kriege ich gar keinen Schlaf und komme nicht rechtzeitig ins Büro, um all das zu erledigen, was anliegt …« und so weiter und so weiter.

Diese und ähnliche Gedanken schwirren nicht wenigen Menschen Tag für Tag im Kopf herum. Wenn das zum Dauerzustand wird, kann daraus eine chronische Stressantwort entstehen, die mit einer verstärkten Cortisolausschüttung einhergeht, die wiederum zu Stoffwechselveränderungen in Ihrem Körper führt.

Es ist wichtig zu verstehen, wie Cortisol wirkt, denn es kann sowohl Ihr Freund als auch Ihr Feind sein!

Cortisol tut der Gesundheit Gutes!

Wenn es in den richtigen Mengen produziert wird, tut das Hormon Ihrer Gesundheit viel Gutes. Cortisol ist beispielsweise einer der wichtigsten Mediatoren bei Entzündungsreaktionen: Sobald irgendwo im Körper eine Entzündung auftritt, wird Cortisol in Kortison umgewandelt, dieses mildert die Entzündungserscheinungen, wie etwa Schmerzen und Steifheit. Viele Menschen sagen von sich, sie fühlten sich um Jahre älter, nachdem sie eine schwere Zeit überwunden haben. In der richtigen Menge wirkt Cortisol nicht nur entzündungshemmend, sondern es puffert auch die Insulinwirkung ab, das heißt, es hilft einerseits, Körperfett zur Energiegewinnung abzubauen, und hält andererseits gleichzeitig den Blutzuckerspiegel stabil, der sonst stark schwanken würde.

Der Cortisolspiegel unterliegt einem circadianen Rhythmus, das heißt, er verändert sich im Laufe des Tages. Er unterstützt viele verschiedene Körperfunktionen, vorausgesetzt, er hat immer die richtige Höhe. Am Morgen sollte der Cortisolspiegel hoch sein, sagen wir, (fiktive) 25 Einheiten um 6 Uhr morgens wären ideal. Cortisol ist eine der Substanzen, die Sie morgens aufwachen und voller Energie und Lebensfreude aus dem Bett springen lassen. Um die Mittagszeit herum liegt der Idealwert bei 15 Einheiten, um 18 Uhr abends bei 4 Einheiten. Bis 22 Uhr ist der Cortisolspiegel idealerweise auf 2 Einheiten abgesunken. Auf diesem Niveau bleibt er bis etwa 2 Uhr morgens, dann beginnt er wieder, langsam und gleichmäßig zu steigen.

Die Volksweisheit, der Schlaf vor Mitternacht sei der beste, enthält viel Wahres, denn um 2 Uhr nachts beginnt der Cortisolspiegel wieder zu steigen und damit setzt auch langsam der Aufwachvorgang ein. Sind Sie schon einmal um 2 Uhr nachts aufgewacht? Dann lesen Sie weiter! Es könnte an Ihren Nebennieren, an Ihrer Leber oder an beidem liegen.

Wenn Cortisol zum Problem wird

Hält eine Stressreaktion längere Zeit an, verändert sich ihre Wirkung auf den Körper. Eines der ersten Probleme, das zu Beginn der Stressphase auftritt, ist ein Cortisolanstieg am Abend, wenn sein Spiegel eigentlich weiter sinken sollte. In diesem Stadium werden morgens noch die idealen Cortisolmengen gebildet, so dass Sie aus dem Bett springen und gut in den Tag starten können, doch abends steigt der Spiegel langsam an. Dies ist einer der Gründe dafür, dass Menschen in Stresszeiten häufig schlechter schlafen.

Sobald der Cortisolspiegel zu hoch wird, machen sich noch andere Veränderungen in der Körperchemie bemerkbar. Man vermutet, dass der erhöhte Cortisolspiegel ein wesentlicher Faktor für das sogenannte metabolische Syndrom ist. Als »metabolisches Syndrom« (oder auch »tödliches Quartett«) bezeichnet man das gemeinsame Auftreten von Übergewicht bzw. Adipositas, Bluthochdruck (Hypertonie), erhöhtem Cholesterinspiegel und Insulinresistenz. Letztere ist ein Warnsignal, denn es handelt sich um die Vorstufe von Diabetes mellitus (auch als »Zuckerkrankheit« bekannt).

Wie Cortisol auf den Stoffwechsel wirkt

Nachdem unser Körper, wie bereits gesagt, fürs Überleben optimiert ist und Cortisol den Körperzellen normalerweise mitteilt, dass Nahrung knapp ist, spielt es auch eine Rolle bei der Regulation der Geschwindigkeit, mit der Stoffwechselvorgänge ablaufen: Es verlangsamt den Stoffwechsel, das heißt auch, dass Körperfett langsamer in Energie umgewandelt wird als vorher. Damit soll sichergestellt werden, dass man die Hungersnot übersteht, von der der Körper aufgrund des Cortisolsignals ausgeht.

Cortisol ist ein sogenanntes kataboles Hormon. Das bedeutet, es leitet abbauende Körpervorgänge ein, zum Beispiel den Abbau von Proteinen; diese werden in ihre Bausteine, die Aminosäuren, zerlegt. Unsere Muskeln bestehen zum großen Teil aus Proteinen, und das Cortisolsignal führt dazu, dass Muskelmasse abgebaut wird, weil der Körper glaubt, Brennstoff zu benötigen. Außerdem werden in Stress- bzw. Gefahrensituationen in der Regel auch zusätzliche Aminosäuren im Blut benötigt, um gegebenenfalls verletztes Gewebe reparieren zu können. Nur dass Sie nicht in der Wildnis ums nackte Überleben kämpfen, sondern auf der Couch vor dem Fernseher sitzen und über Ihre Geldprobleme oder Ihre kriselnde Beziehung nachgrübeln.

Die Aminosäuren, die aufgrund des Cortisolsignals freigesetzt werden, können durch einen Prozess namens Glukoneogenese (sprich »Neubildung von Glukose«) in Traubenzucker verwandelt werden, da Ihr Körper davon ausgeht, dass Ihnen das hilft, die stressige Zeit zu überstehen. Doch wenn Sie nicht körperlich aktiv sind, wird diese zusätzliche Glukose nicht verbraucht. In der Folge muss Insulin aus der Bauchspeicheldrüse ausgeschüttet werden, um den Blutzuckerspiegel zu senken. Die Glukose wird dann gespeichert – in Form von Glykogen in der Leber und in den Muskeln.

Nach einiger Zeit hat sich die Muskelmasse aufgrund des anhaltenden Cortisolsignals möglicherweise deutlich verringert und kann damit weniger Glukose speichern. Der Rest, also ein großer Teil der Blutglukose, wird nun in Körperfett umgewandelt. Ihrem Körper ist es wesentlich wichtiger, den Blutzuckerspiegel im Normalbereich konstant zu halten, als Ihnen die Rettungsringe um die Taille zu ersparen! Cortisol macht keineswegs nur über die Veränderungen im Fettstoffwechsel dick, sondern vor allem über die fehlgeleitete Regulation des Blutzuckerspiegels. Darüber kann durch lang anhaltenden Stress auch Diabetes Typ 2 entstehen, der früher als »Altersdiabetes« bekannt war, jedoch heutzutage in jedem Alter auftreten kann.

Weil Cortisol bei längeren Stressphasen gebildet wird, glaubt Ihr Körper (der es ja nicht besser weiß), dass es in der Welt, in der Sie leben, nichts mehr zu essen gibt. Automatisch legt er, um die Überlebenschancen zu verbessern, ein paar Fettvorräte zusätzlich an. Heute wollen die meisten Menschen – sei es aus Eitelkeit, aus gesellschaftlichen oder aus gesundheitlichen Gründen – möglichst wenig Körperfett mit sich herumtragen. Doch für diejenigen, die glauben, weniger essen sei die einzige Möglichkeit, Körperfett abzubauen und Gewicht zu verlieren, kann Cortisol zum Problem werden.

Das Cortisolproblem verstehen

Einmal angenommen, Cortisol gibt allen Ihren Körperzellen das Signal, dass Nahrung knapp ist, und Ihr Stoffwechsel wird deshalb langsamer. Wenn Sie dann weiterhin so leben, das heißt essen und trainieren wie zuvor, dann werden Ihre Kleider mit der Zeit allmählich enger werden. Es spielt keine Rolle, wie ausgewogen und vernünftig Sie essen. Wenn Cortisol die Weichen auf »Fettspeicherung« gestellt hat, ist es extrem schwierig, wenn nicht sogar unmöglich, Fett abzubauen. Das Cortisolproblem muss gelöst werden. Wir müssen den Stress an der Wurzel packen und entweder die Situation ändern, die ihn verursacht, oder unseren Umgang damit.

Cortisolbedingte Fettdepots liegen typischerweise am Bauch, in der Körpermitte. Grund dafür ist wieder einmal der Kampf ums Überleben. Sollte Nahrung plötzlich knapp werden, haben die wichtigsten Organe sehr leicht und schnell Zugang zum lebensrettenden Fett. Aber auch auf der Rückseite der Oberarme sowie am Po wird Fett eingelagert.

Um diesen wichtigen Punkt nochmals hervorzuheben: Was tun Menschen, wenn sie merken, dass Hosen oder Röcke spannen? Sie beginnen eine Diät. Und was bedeutet das? Essen sie mehr oder weniger? Normalerweise essen sie weniger (bei meinen Seminaren gibt es aber immer auch ein paar Teilnehmer, die »mehr« antworten!) und damit geben sie ihrem Körper zu verstehen, dass er mit der Annahme »Hungersnot« recht hatte. Dabei ist die Nahrung aber gar nicht knapp, sondern wir sind ständig, rund um die Uhr, tagein, tagaus, von ihr umgeben. Wenn Sie nachts um 3 Uhr einen Schokoriegel haben wollen, können Sie ohne Probleme einen bekommen. Eine verringerte Kalorienzufuhr während einer Diät bestätigt den Körper in seiner Wahrnehmung, dass Essen knapp ist, und deshalb regelt er den Stoffwechsel noch weiter herunter.

Bei einem erhöhten Cortisolspiegel tritt noch ein weiteres Problem auf: Da der Körper davon ausgeht, dass Nahrung knapp ist, reagiert er besonders stark, wenn es dann etwas zu essen gibt. Das heißt, es besteht dann die Gefahr, zu viel zu essen, ganz gleich wie sehr Sie sich vorgenommen hatten, nur drei Kekse zu knabbern, wenn Sie von der Arbeit nach Hause kommen. Sobald die Packung geöffnet vor Ihnen steht, jubelt das Cortisol allen Körperzellen zu: »Freut euch, Leute! Es gibt was zu essen. Haut rein!«, und ehe Sie sich versehen, ist die Packung auf einmal leer.

Bitte verstehen Sie mich nicht falsch, ich sage nicht, dass Willenskraft und Selbstdisziplin nichts bringen. Aber ich möchte an dieser Stelle nochmal nachdrücklich darauf hinweisen, dass in unseren Körpern sehr alte hormonelle Steuerungsmechanismen am Werk sind, die der festen Überzeugung sind, sie wüssten am besten, wie Sie am Leben bleiben. Sie können von Ihrem Körper sehr, sehr viel lernen, wenn es Ihnen gelingt, seine Botschaften zu entschlüsseln. Zusätzliche Fettpölsterchen gehören zu dieser Art von Mitteilungen.

Stummer Stress

Was bedeutet »stummer Stress«? Nun, nicht jeder neigt zur Theatralik und verkündet mit dramatischen Gesten jedem, der es hören will (oder auch nicht): »Weißt du, ich bin gerade wieder soooooo im Stress!« Sie sind vielleicht eher ein stiller Mensch und behalten Ihre Gedanken und Gefühle lieber für sich. Möglicherweise sind Sie sogar so zurückhaltend, was Ihre Ängste und Sorgen angeht, dass Sie nach außen hin immer ein fröhliches Gesicht aufsetzen und selbst gar nicht merken, dass Sie sich zu viele Sorgen machen oder schon lange unter Stress leiden.

Wer mit seinem Leben eigentlich ganz zufrieden ist, entwickelt leicht Schuldgefühle, wenn er sich über etwas beklagt. Solche Personen sagen oft zu sich selbst: »Es gibt so viele Menschen, denen es schlechter geht als mir.« Aber diese Gedanken lösen sofort Schuldgefühle aus und verhindern, dass Sie über Ihre Stressursachen nachdenken. Natürlich gibt es Menschen irgendwo auf der Welt, denen es schlechter geht als Ihnen. Aber das Problem ist, dass Sie Ihre Aufmerksamkeit in dem Moment, in dem Sie sich schuldig fühlen, auf etwas anderes richten. Dadurch haben Sie keine Chance herauszufinden, was Sie belastet – und vor allem, warum. Über das Warum sprechen wir ausführlich im Kapitel »Gefühle« (S. 221). Hier gebe ich nur ein bekanntes Beispiel, in dem das Vermeiden von Konflikten eine Rolle spielt, damit Sie für sich herausfinden können, ob emotionaler Stress vielleicht ein Baustein in Ihrem Übergewichtspuzzle ist.

Psychologen zufolge tun die Menschen mehr dafür, Schmerz zu vermeiden, als dafür, Wohlbefinden zu erlangen. Ich bin schon vielen Leuten begegnet, die alles tun würden, um beispielsweise nur ja in Harmonie zu leben und Konflikte zu vermeiden. Dabei wächst ihre innere Anspannung, weil sie um andere – meist ihren Partner – einen ständigen Eiertanz aufführen. Ja, da läuft die stumme Stresshormonproduktion auf Hochtouren! Manche übergehen den seelischen Schmerz, indem sie zu viel essen, andere pflegen schlechte Gewohnheiten, etwa den Konsum von zu viel Alkohol oder Zigaretten. Andere dagegen schreiben vielleicht Tagebuch, gehen spazieren, joggen, schwimmen oder telefonieren mit einem Freund, um mit dem seelischen Schmerz umzugehen. Aber alle diese Aktivitäten finden in der Regel statt, ohne dass den Betroffenen klar wird, warum.

Sorgen machen dick

Sie wünschen sich nichts sehnlicher, als abzunehmen? Sie würden alles tun, um dünner zu sein? Sie wissen vermutlich schon alles, was man dafür tun muss. Also, was hindert Sie? Oder was stoppt Sie wieder, nachdem Sie damit angefangen haben?

In meiner Beratung treffe ich jeden Tag Menschen, die zu viel essen. Sie wissen, dass sie zu viel essen, aber sie können offenbar nicht damit aufhören. Das, was sie essen, kann nährstoffreich sein oder auch nicht, es spielt keine Rolle. Sie wissen, dass es ihnen besser ginge, wenn sie weniger äßen.

Diese Menschen kommen oft zu mir, weil sie abnehmen wollen. Es sind meistens ausgesprochen nette, intelligente Leute, die nicht verstehen, warum sie das tun, was sie tun. Sie wissen genau, was man essen sollte und was nicht, wenn man abnehmen möchte, und doch tun sie es nicht, obwohl sie felsenfest davon überzeugt sind, dass sie ernsthaft daran arbeiten.

Es macht schon einen Unterschied, ob ich zwei Stückchen Schokolade esse oder die ganze Tafel, ob ich einen Keks zu einer Tasse Tee am Abend knabbere oder ein ganzes Dutzend. Wir wissen alle, wie unangenehm es sich anfühlt, wenn wir zu viel gegessen haben. Was aber noch schlimmer ist: Oft machen wir uns danach Vorwürfe und schimpfen mit uns selbst mit Sätzen wie »Ich bin zu nichts zu gebrauchen, ich habe keine Disziplin«. Dann gehen wir mit unseren Schuldgefühlen ins Bett und glauben, wir seien nicht in der Lage, etwas zu ändern. Dieser Glaube, dass man nichts ändern kann, ist äußerst destruktiv.

Was geschieht bei jemandem, der allen guten Vorsätzen zum Trotz nicht aufhören kann zu essen? Neben dem erhöhten Cortisolspiegel infolge von lang anhaltendem Stress können noch andere biochemische Faktoren eine Rolle spielen, etwa niedrige Progesteronspiegel, Schilddrüsenunterfunktion oder ein stark schwankender Blutzuckerspiegel. Sehr wahrscheinlich sind auch noch emotionale Faktoren und Glaubenssätze von Bedeutung, deren sich die Betroffenen gar nicht bewusst sind.

Einer der besten und hilfreichsten Ratschläge meiner Mutter lautet: »Grüble erst dann über etwas nach, wenn es zum Problem geworden ist.« Ein Problem kann man anpacken, aber wer über etwas nachdenkt, das vielleicht nie eintritt, schadet sich damit nur. Stress fördert die Cortisolproduktion, unabhängig davon, ob er »real« existiert oder wir ihn nur als solchen empfinden. Die negative Wirkung ständigen Grübelns kann den Stoffwechsel sehr träge werden lassen und fast unmerklich in Richtung Fettspeicherung verändern und den Kopf mit Traurigkeit und Rückzugsgedanken füllen. Angetrieben wird das Ganze von chemischen Signalen aus unserem Körper.

Es gibt ein wunderbares Gebet voller Weisheit, das Sie sich immer wieder in Erinnerung rufen sollten, insbesondere wenn Sie zu den Dauergrüblern gehören:

»Gott, gib mir die Gelassenheit, Dinge hinzunehmen,
die ich nicht ändern kann,
den Mut, Dinge zu ändern, die ich ändern kann,
und die Weisheit, das eine vom anderen zu unterscheiden.«

Nebennieren-Erschöpfung

Weiter vorn haben wir bereits die erste Stressphase beschrieben, in der der Cortisolspiegel am Abend steigt, wenn er eigentlich sinken sollte. In der nächsten biochemischen Stressphase kann der Cortisolspiegel unter Umständen sinken; das ist vor allem dann der Fall, wenn der Stress sehr lange anhält. Wenn die Cortisolproduktion viele Jahre auf Hochtouren gelaufen ist, sind die Nebennieren irgendwann erschöpft. Sie sind für solch eine hohe Leistung nicht gebaut und brechen zusammen – man könnte auch sagen: Sie sind ausgebrannt. Im Englischen bezeichnet man diesen Zustand als »adrenal fatigue«, Nebennieren-Erschöpfung. Das Hauptsymptom ist eine tiefe und schier unüberwindliche Müdigkeit.

Der Cortisolspiegel sollte morgens hoch sein, so dass Sie frisch und munter aus dem Bett springen. In der richtigen Konzentration sorgt das Hormon dafür, dass Sie Energie haben; außerdem hilft es dem Körper, aufkommende Entzündungen zu bekämpfen. Steifheit in den Gelenken ist ebenfalls ein typisches Symptom für die Nebennieren-Erschöpfung. Bei Menschen, die unter chronischem Stress leiden, ist der Cortisolspiegel am Morgen niedrig; wenn (fiktive) 25 Einheiten beispielsweise normal sind, haben sie eventuell nur 10 Einheiten. In diesem Fall kann es unter Umständen sehr schwer sein, überhaupt aus dem Bett zu kommen. Am Nachmittag hat der Cortisolspiegel dann seinen tiefsten Punkt erreicht. Die Betroffenen bekommen Lust auf etwas Süßes, eine Tasse Tee oder Kaffee oder ein Mittagsschläfchen. (Ähnliche Symptome treten bei niedrigem Blutzuckerspiegel oder

Schilddrüsenunterfunktion auf; auf beides gehen wir in späteren Kapiteln ausführlich ein.) Am Abend ist der Cortisolspiegel auch bei Menschen mit Nebennieren-Erschöpfung so hoch (bzw. niedrig), wie er sein sollte. Doch wenn Sie nicht vor 22 Uhr ins Bett gehen, bekommen Sie typischerweise noch einmal ein Aktivitätshoch, und wenn Sie um Mitternacht noch wach sind, haben Sie anschließend Probleme einzuschlafen.

Wenn der Cortisolspiegel stark abfällt, war er zuvor meistens (aber nicht immer) hoch, und in dieser Zeit hat der Körper vermutlich verstärkt Fett eingelagert. Doch dass der Spiegel jetzt niedrig ist, heißt noch lange nicht, dass es nun einfacher ist, das Fett abzubauen; schuld daran ist die Beziehung zwischen Cortisol und dem Fettspeicherhormon Insulin, über die wir weiter vorn (S. 87) bereits gesprochen haben.

Außerdem nimmt die Müdigkeit in dieser Situation solche Ausmaße an, dass Sport wahrscheinlich das Letzte wäre, das Sie jetzt gerne machen würden. Tatsächlich fühlen sich viele Menschen nach einer Trainingseinheit schlechter als vorher, normalerweise geht es einem danach aber besser. Und so wächst die Frustration, weil mehr Bewegung und weniger Essen für Sie die einzigen Faktoren sind, die zur Gewichtsabnahme führen, Sie beides aber – trotz bester Absichten – nicht umzusetzen schaffen. Immer wenn Sie etwas Süßes essen, essen Sie zu viel davon, und plötzlich ist schon wieder ein Monat vergangen, ohne das Bewegungspensum zu erhöhen. Sobald Sie darüber nachdenken, bekommen Sie ein schlechtes Gewissen oder Sie schimpfen sich selbst aus – und mit der Zeit geben Sie sich auf. Sie denken jetzt: »Ach, was soll's?«, wenn Sie etwas essen, das Ihnen nicht guttut, und das »suboptimale« Essen wird zur Gewohnheit, insbesondere der Verzehr von Kohlenhydraten, da Sie verzweifelt nach neuer Energie suchen. Ihre Kleider und Hosen werden immer enger, und das macht Ihnen noch mehr Stress. Ein Teufelskreis.

Die Folgen von Dauerstress

Der menschliche Organismus ist nicht für Dauerstress gebaut, und jeder Körper hat seine eigene Art, damit umzugehen. Für manche Menschen bleibt das Adrenalin lebenslang das Hauptstresshormon, während die Stressantwort bei anderen in die Cortisolvariante umschlägt. Falls die Stressreaktion nicht irgendwann beendet wird, droht die Gefahr, dass die Nebennieren ihren Dienst versagen, und dann gibt es weder eine ideale noch eine erhöhte Cortisolproduktion, dann nämlich ist die ausgeschüttete Menge vernachlässigbar gering. Im Extremfall kommt es zur Nebennieren-Insuffizienz, in der medizinischen Terminologie »Morbus Addison«.

Manchmal jedoch ist der Cortisolspiegel zwar sehr niedrig, aber immer noch innerhalb dessen, was als Normalbereich gilt. Dann hören die Betroffenen, es sei alles in Ordnung. Sie fühlen sich miserabel, aber die Tests sagen: »Alles im grünen Bereich«. Normalität ist für sie ein Fremdwort und auch ihre Angehörigen und ihre Freunde sagen, sie seien nur noch ein Schatten ihrer selbst.

Cortisol kann ein paar unangenehme Seiten haben. So kann es beispielsweise den Stoffwechsel der Geschlechtshormone (wir kommen im nächsten Kapitel »Geschlechtshormone« (S. 107) darauf zu sprechen), das Schlafverhalten (durch Melatonin) oder die Stimmung (durch Serotonin) beeinflussen. Mit den beiden letztgenannten beschäftigen wir uns jetzt.

Die Serotonin-Melatonin-Schaukel

Sieht ein typischer Tagesablauf bei Ihnen in etwa so aus? Gesundes Frühstück, Kaffee am späten Vormittag, Salat oder ein leichtes Sandwich zu Mittag … und anschließend etwas Süßes zum Dessert, aber davon abgesehen sind Sie ganz stolz auf Ihr Essverhalten an diesem Tag?

Ich wage nun eine Vorhersage: Mit hoher Wahrscheinlichkeit gehören Sie zu einer der drei folgenden Gruppen:

1. Gegen 15 Uhr bekommen Sie Heißhunger und essen, was immer Ihnen in die Finger kommt. Den Rest des Tages machen Sie sich Vorwürfe, weil er Ihnen – trotz des guten Starts – so aus dem Ruder gelaufen ist.
2. Sie sind am Nachmittag so beschäftigt, dass Sie überhaupt nicht an Essen denken, bis Sie zu Hause ankommen und den Tag bei einem Glas Wein und ein paar Käsekräckern ausklingen lassen.
3. Der Kampf fängt gleich nach dem Mittagessen an: Sie finden sich vor dem Kühl- oder dem Vorratsschrank wieder und denken: »Ich brauche noch was. Ich weiß nicht, was, aber ich brauche noch was. Vielleicht finde ich es hier drin.«

Unter Umständen treffen auch alle drei Beschreibungen auf Sie zu! Aber keine Angst, hier kommen gleich die Erklärungen.

Auf die Punkte 1 und 2 gehen wir in späteren Kapiteln ein (vor allem im Zusammenhang mit dem Baustein Insulin (S. 185), sie haben mit dem Blutzuckerspiegel zu tun. Punkt 3 beschreibt eine typische Serotoninsituation. Dieses Hormon macht uns glücklich, ruhig und zufrieden, im Deutschen wird es oft als »Wohlfühlhormon« oder »Glückshormon« bezeichnet. Melatonin dagegen ist unser Schlafhormon, es lässt uns ein- und durchschlafen. Die beiden Hormone Serotonin und Melatonin arbeiten antagonistisch, das heißt, wenn das eine aktiver wird, wird es das andere weniger.

In unserem Körper existieren verschiedene circadiane Rhythmen, die eine Vielzahl hormoneller Prozesse steuern. Diese Rhythmen sind ans Sonnenlicht gekoppelt, sie sind dafür verantwortlich, dass die Melatoninmenge zu- und die Serotoninmenge gleichzeitig abnimmt.

Die Wirkungen des »Glückshormons«

Wenn die Menge des Wohlfühlhormons Serotonin weniger wird, nimmt unter Umständen auch das Wohlgefühl ab, die Laune kann sich spürbar verschlechtern, obwohl sich in der Welt um uns herum nichts verändert hat. Fünf Minuten zuvor ging es Ihnen noch gut, und plötzlich haben Sie das nicht zu ignorierende Gefühl, dass Sie etwas brauchen. Möglicherweise sind die niedrigeren Serotoninspiegel am Abend der Grund dafür, dass Paare häufig zu dieser Zeit über größere Anschaffungen diskutieren. Unsere Biochemie gibt uns zu verstehen, dass wir etwas brauchen, und unser Gehirn versucht herauszufinden, was das sein könnte. Normalerweise fällt uns nicht ganz spontan ein, dass das Bad jetzt umgehend renoviert werden muss. Solche Ansagen heben wir uns für den Abend auf. Serotonin hat vieles zu verantworten.

Menschen wissen instinktiv, dass kohlenhydratreiche Nahrungsmittel die Serotoninproduktion ankurbeln. Aus diesem Grund steuern wir den Kühl- oder Vorratsschrank an, sobald sich das »Ich-brauche-was«-Syndrom meldet. Wir hoffen, dass das, was wir brauchen, in einem dieser Schränke ist. Aber meistens finden wir nur ein schlechtes Gewissen darin.

Der Zusammenhang zwischen Serotonin und Melatonin

Manche Menschen erleben morgens eine ganz ähnliche Situation. Melatonin wird unter Einfluss von Licht abgebaut, aus diesem Grund geht es ihnen in der Regel den ganzen Tag gut, wenn sie morgens draußen waren und eine Trainingseinheit absolviert haben. Der Melatoninspiegel fällt, wenn unsere Netzhaut von Sonnenstrahlen getroffen wird, und im Gegenzug steigt das Serotonin. An einem solchen Tag klappt einfach alles. Weniger schön ist es, wenn es einmal nicht so läuft. Sie sind vielleicht erst nach Mitternacht zu Bett gegangen oder haben nicht gut geschlafen oder beides, dann wollen Sie morgens nicht aufstehen, weil Sie sich nicht ausgeschlafen fühlen. Wenn man aber erst im Laufe des Vormittags aufsteht, wird das Melatonin nur langsam abgebaut und der Serotoninspiegel steigt ebenfalls nur langsam. An einem solchen Tag scheinen uns nur ein paar Tassen Kaffee in die Gänge zu bringen.

Wenn Ihnen das bekannt vorkommt und Sie das Gefühl haben, dass Ihnen Ihre abendlichen Kohlenhydratorgien aus dem Ruder laufen, dann hat die Lösung nicht unbedingt – oder zumindest nicht in erster Linie – etwas mit Essen zu tun.

Die Glücksgefühle wecken: Der erste Schritt ist, jeden Morgen zur selben Zeit aufzustehen, ins Freie zu gehen und sich dort zu bewegen. Oder ziehen Sie wenigstens den Rollladen hoch und registrieren Sie, dass es Tag ist. Begrüßen Sie den neuen Tag mit Tai-Chi, einem Spaziergang, einer Runde Joggen oder was immer Sie in Schwung bringt. Machen Sie das vier Wochen regelmäßig und achten Sie darauf, ob Ihr Kohlenhydrathunger am Abend nachlässt. Ihr Serotoninspiegel wird vor Begeisterung in die Höhe springen.

Wie Sie Ihre Nebennieren unterstützen können

Wie Sie bereits festgestellt haben, spielt das in den Nebennieren gebildete Cortisol in vielerlei Hinsicht eine wichtige Rolle in unserem Körper. Die richtige Menge davon ist wichtig, damit wir Fett abbauen können, damit wir zufrieden sind, damit wir genügend Energie haben, damit Entzündungen und Schmerzen in Schach gehalten werden. Gehört das Stresshormon zu den Faktoren, den Sie bei Ihrem Übergewichtspuzzle berücksichtigen müssen?

Die Maßnahmen, die ich am Ende dieses Kapitels unter »Tipps für den Baustein Stress« (S. 103) empfehle, hängen davon ab, wie hoch Ihr Stresspegel ist und wie Ihr Körper damit umgeht. Meine ersten Lösungsvorschläge sind sehr allgemein gehalten und eigentlich profitiert jeder davon.

Die pflanzlichen Heilmittel, mit denen man die Nebennieren unterstützen kann, sind wunderbar. Trotzdem ist es ratsam, sich von einem erfahrenen Therapeuten beraten zu lassen, der die Mittel für Sie auswählt, die für Ihre Bedürfnisse am besten geeignet sind. Bei den meisten pflanzlichen Heilmitteln habe ich entsprechende Empfehlungen angegeben.

Falls Sie zu der Überzeugung gekommen sind, dass Sie eine Nebennieren-Erschöpfung haben und nicht nur kurzfristig ausgepowert sind, finden Sie weiter hinten eine Zusammenstellung von Maßnahmen zur Stärkung der Nebennieren.

Wie Sie erkennen können, spielt unsere persönliche Wahrnehmung eine große Rolle dabei, ob wir uns gestresst fühlen oder nicht. Manchmal fordern aber auch traumatische Ereignisse in der Vergangenheit ihren Tribut. Selbst wenn Sie meinen, Sie hätten sie überwunden oder erfolgreich verdrängt, kann Ihr Unterbewusstsein immer noch damit ringen. Gelegentlich bereiten aber auch »Kleinigkeiten« Stress. Man kann es mit einem Kratzer vergleichen, der einem vom Partner, von den Kindern oder vom Chef verpasst wird. Unser Körper macht alles mit uns zusammen durch, und selbst wenn der Geist über etwas hinweg ist, kann der Körper noch in der Vergangenheit feststecken.

Falls Sie das Gefühl haben, das könnte auf Sie zutreffen, rate ich Ihnen, unbedingt zuerst das ganze Buch zu lesen, ehe Sie irgendwelche Maßnahmen ergreifen. Nachdem Sie das Buch komplett gelesen haben, kehren Sie nochmals zu den einzelnen Kapiteln zurück und stellen Sie sich dann Ihren Plan zusammen. Ich hoffe sehr, dass die Informationen in diesem Buch Ihnen neue Perspektiven eröffnen, auf Gesundheit, Nahrung, Bewegung, Leben, Gefühle, Einstellungen und – sehr wichtig – darauf, wie sicher Sie sich in dieser Welt fühlen.

Es gibt ein paar wunderbare Methoden, Veränderungen in Körper und Seele anzustoßen. Sie helfen Ihnen, etwas in Bewegung zu bringen, wenn Sie zwar vom Kopf her Licht in das stressige Dunkel Ihres Lebens gebracht haben, die Dinge aber weiterhin schwierig bleiben oder sich nichts an Ihrem Gewicht ändert. Diese Methoden sind weiter unten bei den »Tipps für den Baustein Stress« (S. 103) aufgelistet.

Wie das Nervensystem die Gesundheit beeinflusst

Im Zentrum all meiner Strategien zur Stärkung der Nebennieren steht der Wunsch, dass Sie ausreichend Ruhe finden, damit Sie sich richtig erholen können und wieder neue Kraft schöpfen. Auf Anstrengung muss Erholung folgen, damit wir gesund bleiben und damit unser Stoffwechsel und unsere Fettverbrennung optimal arbeiten. Leider kommen die wenigsten von uns heutzutage richtig zur Ruhe, obwohl wir eigentlich vom Gegenteil überzeugt sind. Wenn wir wirklich zur

Ruhe gekommen sind, ist der Teil unseres Nervensystems aktiv, der als Parasympathikus bezeichnet wird. Das ist quasi die Abteilung »Ruhe und Reparatur«. Der Gegenspieler ist der Sympathikus, der allerdings oft die Oberhand hat. Auf ihn kommen wir später im Kapitel »Nervensystem« (S. 207) noch ausführlich zu sprechen. Für den Augenblick genügt es zu wissen, dass Sie selbst mit intensivem Training kein Gewicht verlieren, wenn das sympathische Nervensystem dominiert. Bei einem ausbalancierten Nervensystem gelingt das aber sehr wohl. Sympathikus und Parasympathikus sind beide Teil des vegetativen (oder autonomen) Nervensystems.

Warum die Atmung so wichtig ist

Den vorangegangenen kurzen Abschnitt über das Nervensystem habe ich noch aus einem anderen Grund eingefügt: Er soll Sie zu dem zentralen Element meiner vorgeschlagenen Maßnahmen zur Stärkung der Nebennieren hinführen und – nicht weniger wichtig – erklären, warum ich darauf bestehe, dass Sie zumindest diese Maßnahme umsetzen, und wenn es die einzige sein sollte. Sie hat rein gar nichts mit Essen zu tun und steht jedem kostenlos zur Verfügung. Ich spreche von der Atmung. Sie ist der Schlüssel, der unsere Körperchemie dazu bringen kann, von Fettspeicherung auf Fettverbrennung umzuschalten. Wie funktioniert das?

Das vegetative Nervensystem hat die Aufgabe, die Vorgänge in unserem Inneren wahrzunehmen und – nachdem es auch die Information aus dem zentralen Nervensystem ausgewertet hat – die Funktionen unseres inneren »Milieus« herauf- oder herunterzuregulieren. Die Bezeichnungen »autonom« und »vegetativ« drücken aus, dass dies geschieht, ohne dass unser Bewusstsein daran beteiligt ist. Denken Sie an eine Entenfamilie mit frisch geschlüpften Küken. Genau wie die Entlein immer der vorausmarschierenden Mama hinterherwatscheln, folgt das vegetative Nervensystem immer der Atmung. Die Atmung ist der einzige Teil des vegetativen Nervensystems, auf den man bewusst Einfluss nehmen kann. Die Atmung geht immer voran, und der Körper folgt. Die Atmung steuert das autonome Nervensystem, und da wir im

Laufe eines Tages 5000- bis 30000-mal atmen, haben wir hiermit enorme Möglichkeiten, den Körper positiv (oder auch negativ) zu beeinflussen.

Sämtliche Körperzellen werden über die Atmung informiert, wie es Ihnen geht. Eine flache Atmung mit kurzen, schnappenden Atemzügen beispielsweise signalisiert Ihrem Körper, dass Ihr Leben in Gefahr ist. Über die Abfolge der hormonellen Ereignisse in einer solchen Alarmsituation und über die Rolle, die diese Hormone für das Ab- oder Anschalten der Fettverbrennung spielen, haben wir bereits gesprochen. Ihr Atemrhythmus stellt also auch eine unmittelbare Verbindung zu Symptomen wie Angst oder gar Panik her, unabhängig davon, was Sie zur flachen Atmung veranlasst hat. Sei es ein bestimmtes Ereignis oder ein bevorstehender Termin und das Gefühl, deswegen unter Druck zu sein und sich »hetzen« zu müssen, oder eine lebenslange Gewohnheit Ihres Nervensystems. Lange, langsame Atemzüge, die das Zwerchfell bewegen (die sogenannte Bauchatmung), teilen Ihrem Körper hingegen mit: Hier ist alles ruhig, entspannt und sicher, es droht keine Gefahr. Das ist die wirksamste Methode, die Produktion von fettspeichernden Stresshormonen herunterzuregulieren.

Bewusst, langsam und tief atmen

Die erste und wichtigste Maßnahme heißt also »Bauchatmung«. Achten Sie darauf, dass sich Ihr Bauch, im Vergleich zur Brust, nach vorn und wieder zurück bewegt. Üben Sie diese Art zu atmen zunächst gezielt, bis sie Ihnen zur Gewohnheit geworden ist, und nicht erst, wenn »Gefahr droht« (so, wie Sie auch ohne zu überlegen auf die Bremse steigen, wenn vor Ihnen ein Auto aus einer Einfahrt herausfährt). Verabreden Sie sich mit sich selbst zum Atmen. Ein guter Zeitpunkt ist beispielsweise morgens, wenn Sie in der Küche darauf warten, dass das Teewasser kocht. Statt herumzurennen und noch tausend andere Dinge zu erledigen, stellen Sie sich aufrecht hin und atmen.

Binden Sie diese Art zu atmen zunächst in eine tägliche Routine ein, wie das Kochen des Teewassers oder die Zeit unter der Dusche – dann wird es schnell zur Gewohnheit. Nehmen Sie sich während des Tages immer wieder die Zeit für kleine »Atempausen«. Tragen Sie sich beispielsweise einen »Termin« für 15 Uhr in den Kalender ein. Wenn Sie am Computer arbeiten, lassen Sie sich mit einem Pop-up-Fenster auf dem Bildschirm daran erinnern, dass Sie jetzt ein Meeting mit sich selbst haben. Und dann nehmen Sie 20 lange, tiefe Atemzüge. Wenn wir Verabredungen mit anderen getroffen haben, halten wir uns normalerweise daran. Das sollten wir auch tun, wenn wir uns mit uns selbst verabreden. Suchen Sie sich eine körperliche Aktivität, die den Atem entsprechend berücksichtigt, etwa Tai-Chi, Qigong, Yoga oder ein ruhiger Gang durch die Natur. Auch Pilates kann hilfreich sein, aber ich habe die Erfahrung gemacht, dass es dabei sehr davon abhängt, mit welcher Einstellung jemand seine Übungen macht oder welche Einstellung der Trainer hat. Mit diesem Vorgehen wollen wir vor allem die in unserem Kopf kreisenden Gedanken beruhigen.

Lachen Sie!

Eine weitere kostenlose und sehr wirksame Methode gegen Stress ist das Lachen. Sie sollten es unbedingt mal ausprobieren, auch in Situationen, in denen Ihnen gar nicht danach ist, in den Spiegel zu schauen und sich anzulächeln. Wenn wir der Überzeugung sind, das Leben sei hart und unfair, voller Mühsal, Schmerz und Plackerei, dann wird es genau so sein. Menschen haben die Fähigkeit, die Welt nur aus einer einzigen Perspektive zu betrachten, ihrer eigenen, statt sie zu sehen, wie sie wirklich ist. Wir betrachten die Welt oft durch Filter, ohne diese wahrzunehmen. Ich will gar nicht abstreiten, dass das Leben manchmal auch hart sein kann oder dass man auch ehrlich zu sich selbst sein muss, wenn es einem einmal nicht gut geht. Zu einem Problem wird das erst, wenn wir glauben, dass die Welt immer so ist und sich auch nicht ändern wird. Dann gäbe es sie aber nicht.

Denken Sie mal darüber nach. Für alle Hormonsignale in Ihrem Körper stellt der Glaube an einen anhaltenden Katastrophenzustand eine Gefahr dar. Arbeiten Sie daran, Ihr Denken zu verändern: Versuchen Sie, es als Abenteuer zu sehen, als Reise, Geschenk, Jahrmarkt der

Gelegenheiten oder einen Prozess, zu dem wir etwas beitragen können. Einige der bewegendsten und schönsten Geschichten, die ich kenne, handeln davon, wie jemand aus einer furchtbaren und scheinbar aussichtslosen Ausgangssituation eine großartige Gelegenheit für sich gemacht hat.

Tipps für den Baustein Stress

Wenn Sie die folgenden Ratschläge befolgen (einzelne oder alle), stärken Sie Ihre Nebennieren, bauen dauerhaft Stress ab und können sich endlich wieder erholt und energiegeladen fühlen.

- Machen Sie zu festen Zeiten Atemübungen. Das kann Ihr Leben verändern, und glauben Sie mir, ich sage das nicht leichtfertig.
- Praktizieren Sie Yoga, Tai-Chi, Qigong oder Pilates vier Wochen lang mindestens zweimal pro Woche. Mit täglichen Übungen erzielen Sie noch wesentlich bessere Ergebnisse.
- Legen Sie jeden Tag fünf »Gedenkminuten« ein, in denen Sie vor Ihrem inneren Auge alle Aspekte Ihres Lebens vorbeiziehen lassen, für die Sie dankbar sind. Wer dankbar ist, kann sich einfach nicht gestresst fühlen.
- Suchen Sie den Rat eines erfahrenen Phytotherapeuten und nehmen Sie nach seiner Empfehlung pflanzliche Heilmittel zur Stärkung der Nebennieren ein. Ich stehe bei keinem Supplementehersteller unter Vertrag, aber wenn ich ein Mittel gut finde, dann sage ich das. In puncto Pflanzenheilmittel kann meiner Meinung nach niemand Mediherb das Wasser reichen, einer australischen Firma, die höchste Qualitätsstandards anlegt und deren Produkte auch international erhältlich sind. Ich verwende meist die flüssigen Extrakte und manchmal Tablettenkombinationen. Die meisten Pflanzen, die die Nebennieren stärken, sind sogenannte Adaptogene, das heißt, sie helfen dem Körper, sich an Stress anzupassen, indem sie die Stressantwort modulieren. Sie werden manchmal auch als Umstimmungs- oder Stärkungsmittel bezeichnet. Zu diesen Pflanzen zählen:

- Withania somnifera (Schlafbeere, »indischer Ginseng«):
  für die Grübler
- Rhodiola rosea (Rosenwurz): für leicht reizbare Menschen, gelegentlich auch für Grübler
- Eleutherococcus senticosus (Sibirischer Ginseng):
  für erschöpfte Frauen
- Panax ginseng (Ginseng): für zutiefst erschöpfte Menschen (Hinweis: nur für die kurzfristige Anwendung!)
- Glycyrrhiza glabra (Süßholz, Lakritz): vor allem, wenn der Blutdruck eher niedrig ist
- Taraxacum officinale (Löwenzahn): wirkt entwässernd

- Außerdem lieben die Nebennieren die Vitamine B und C. Um sie zu stärken, gebe ich normalerweise beides: Vitamin B als Multivitaminpräparat oder als Vitamin-B-Komplex und zusätzlich 4–5 Gramm Vitamin C, vorzugsweise als Pulver kombiniert mit Calcium und Magnesium. Wenn Sie die Antibabypille nehmen, belassen Sie es bei 2 Gramm Vitamin C pro Tag. (Hinweis: Da es sich hierbei um sehr hohe Dosierungen handelt, sollten Sie unbedingt Rücksprache mit Ihrem Arzt oder Heilpraktiker halten und die Präparate nicht auf eigene Faust einnehmen!)
- Einer der wichtigsten Faktoren für die Stärkung der Nebennieren und eine angemessene, ausgewogene Stressantwort ist die Anwendung von Strategien zur Verbesserung der seelischen Gesundheit (damit beschäftigen wir uns im Kapitel »Gefühle« (S. 221) sowie die Atmung. Ich weiß, Atmen scheint zu einfach, um etwas zu bewirken, aber die Bauchatmung kann tatsächlich Ihr Leben verändern. Das sage ich nicht nur so dahin.
- Menschen mit extrem schwerer Nebennieren-Erschöpfung gebe ich meistens ein Tonikum (Stärkungsmittel), das folgende Heilpflanzen enthält:
  - Panax ginseng (Ginseng)
  - Glycyrrhiza glabra (Süßholz, Lakritz)
  - Taraxacum officinale (Löwenzahn)
  - Astragalus membranaceus (Chinesischer Tragant)

– eine weitere Pflanze, je nachdem was für die betreffende Person angezeigt ist (typischerweise zum Beispiel für die Leber oder für die Geschlechtshormone)

Gelegentlich greife ich auch auf eine Palette von Nahrungsergänzungsmitteln zurück, die Dr. James Wilson, ein amerikanischer Arzt für Naturheilkunde (der auch den Begriff »adrenal fatigue« prägte) speziell zur Stärkung der Nebennieren entwickelt hat. Ich habe schon unzählige Klienten mit diesen Produkten behandelt. Nach drei Monaten waren Energie und Lebensfreude bei den meisten zurückgekehrt.

Obwohl ich häufig Heilpflanzen oder Nahrungsergänzungsmittel empfehle, sollte bitte niemand die heilende und wiederaufbauende Kraft einer vollwertigen Ernährung mit frischen, natürlichen Lebensmitteln unterschätzen. Die Einnahme von Supplementen darf kein Grund für eine minderwertige, nährstoffarme Ernährung sein! Zu Nahrungsergänzungsmitteln rate ich nur in besonderen Einzelfällen und nur dann, wenn es angebracht ist, insbesondere in der Wiederherstellungsphase.

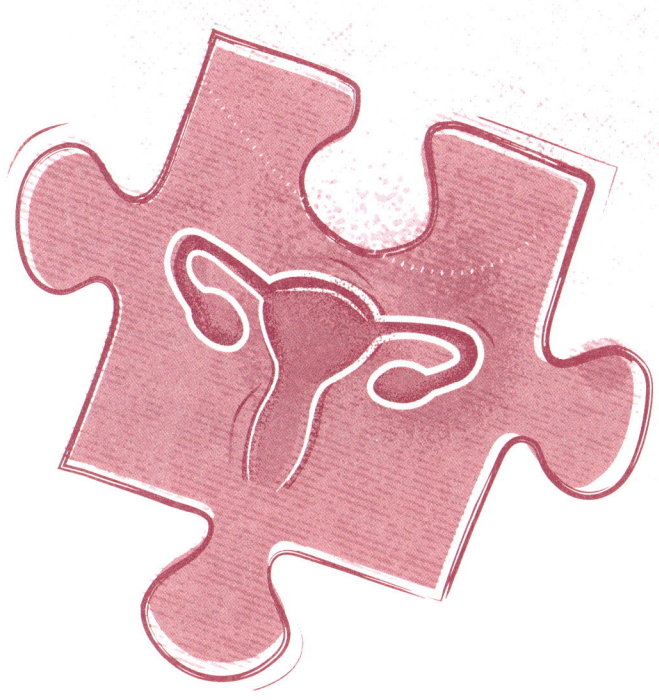

Baustein Nr. 3: Geschlechtshormone

In diesem Kapitel geht es um die weiblichen Geschlechtshormone Östrogen und Progesteron, um typische »Frauenprobleme« und den Einfluss der Hormone auf Stoffwechsel und Körpergewicht.

Typisch Frau?

Geschlechts- oder Sexualhormone haben zwei Gesichter: Sie können uns Energie und Lebensfreude verleihen oder unser Leben in ein Chaos verwandeln. Was Fettverbrennung, Hautbeschaffenheit, Konzentrationsfähigkeit, innere Ruhe, Geduld und die Fähigkeit angeht, nicht aus jeder Mücke einen Elefanten zu machen – ganz zu schweigen von Fruchtbarkeit bzw. Zeugungsfähigkeit –, gibt es in unserem Körper kaum etwas, das ihn mehr beeinflusst als diese Hormongruppe.

Wir werden in diesem Kapitel über Östrogen und Progesteron sprechen, zwei der wichtigsten Sexualhormone, und dabei besonders ihren Einfluss auf Figur, Gewicht und Fettverbrennung im Blick behalten.

Macht Östrogen dick?

Östrogen ist ein weibliches Sexualhormon (obwohl auch Männer es in kleinen Mengen herstellen). Im menschlichen Körper spielt es in vielerlei Hinsicht eine wichtige Rolle, zum Beispiel bei der Fortpflanzung, für die Knochenbildung und als Herzschutz. Problematisch wird es, wenn im Vergleich zu anderen Hormonen, insbesondere Progesteron, zu viel Östrogen vorhanden ist, aber auch wenn von einem Östrogentyp mehr vorhanden ist als von einem anderen.

Alle Frauen im »gebärfähigen Alter« (zwischen der ersten und der letzten Regelblutung) bilden in ihren Eierstöcken Östrogen; kleine Mengen werden auch im Fettgewebe und in den Nebennieren hergestellt. Mit der Menopause hört die Östrogenproduktion in den Eierstöcken auf.

Für die Fortpflanzung hat Östrogen die Aufgabe, im weiblichen Körper für den (erneuten) Aufbau der Gebärmutterschleimhaut zu sorgen. Dies geschieht in einem typischen 28-Tage-Zyklus zwischen Tag 1 und Tag 14, wobei der erste Tag der Menstruation als Tag 1 zählt. In diesen

14 Tagen wird die Gebärmutterschleimhaut so aufgebaut, dass sie die Eizelle aufnehmen kann, falls es zu einer Befruchtung kommt. Östrogen bereitet den Körper einer Frau also Monat für Monat auf eine mögliche Schwangerschaft vor, unabhängig davon, ob diese schwanger werden möchte oder nicht. Wie schon gesagt, ist unser Körper auf »Überleben« programmiert und die Fortpflanzung ist ein wesentlicher Teil der Überlebensstrategie unserer Art.

Zu dieser Strategie gehört auch die allmonatliche Empfängnisfähigkeit. Das Östrogen sorgt dafür, dass für den Fall der Fälle genügend Fettreserven im Körper vorhanden sind, denn normalerweise wissen Frauen nicht sofort, dass sie schwanger sind. Bei Frauen mit einer sehr zierlichen Figur, also sehr kleinen Fettdepots, besteht die Gefahr, dass der Embryo oder Fötus nicht überlebt. Um diese Gefahr abzuwenden, veranlasst das Östrogen die Einlagerung von Fett in die typisch weiblichen Zonen: Bauch, Beine, Po. Dies verleiht Frauen die »Birnenfigur«, bei der die untere Körperhälfte breiter ist als die obere.

Östrogen lässt bei Mädchen auch zu Beginn der Pubertät die Brüste sprießen. Kurz: Es ist für die »Kurven« im weiblichen Körperbau verantwortlich. Doch leider sorgt es auch für Wassereinlagerungen, wenn es im Übermaß vorhanden ist.

Alles bloß Wasser?!

Viele Frauen fühlen sich »zu fett«, obwohl es sich in Wirklichkeit um einen geblähten Bauch oder um Wassereinlagerungen handelt. Ich wiege meine Klienten nicht und rate ihnen auch davon ab, das zuhause zu tun. Dafür gibt es eine Reihe von Gründen: Zum Beispiel weil die Hormonspiegel im Laufe des Menstruationszyklus schwanken und damit auch die Menge des eingelagerten Wassers. Außerdem wiegen Sie sowieso nur Ihr Selbstbewusstsein, wenn Sie sich ständig auf die Waage stellen. Ich kenne sehr viele Frauen, die im Verlauf eines einzigen Tages drei Kilogramm zunehmen können; es wäre eine Untertreibung zu sagen, dass sie deswegen frustriert sind. Wenn Ihre Waage morgens 75 Kilo anzeigt und abends 78, ist es kein Wunder, dass Sie unglücklich sind und sich fragen, wie um Himmels Willen das geschehen konnte, vor allem wenn Sie an diesem Tag vernünftig gegessen haben und auch sportlich aktiv waren.

Bitte merken Sie sich: Es ist physiologisch unmöglich, an einem einzigen Tag drei Kilogramm an Fettmasse zuzunehmen. Es kann sich nur um Wassereinlagerungen handeln. Selbst wenn ihnen das »vom Kopf her« klar ist, führt die Anzeige von drei Kilo mehr auf der Waage innerhalb eines Tages oder auch einer Woche bei vielen Frauen dazu, sich furchtbar, dick, hässlich und frustriert zu fühlen. Und mal ganz nebenbei: Glauben Sie, dass Sie gute Essensentscheidungen treffen, wenn Sie sich furchtbar fühlen? Werden Sie versuchen, Ihren Partner zu verführen, wenn Sie sich als wabbelig und schwabbelig empfinden? Vermutlich nicht. Und das führt dazu, dass Sie sich noch schlechter fühlen.

Für Wassereinlagerungen kann es viele verschiedene Gründe geben, zu viele, um sie alle hier abzuhandeln. Ungenügender Lymphfluss, Mineralstoffmangel oder -ungleichgewicht und unzureichende Progesteronproduktion sind nur einige der möglichen Ursachen. Aus Sicht der energetischen Medizin sollten Sie darüber nachdenken, ob Sie vielleicht an etwas oder jemandem festhalten, das bzw. der Ihnen nicht mehr guttut. Möglicherweise halten Sie an Grundsätzen fest, die für Sie nicht mehr sinnvoll sind, und Ihr Körper versucht nur, Sie wachzurütteln und dazu zu bringen, etwas zu verändern. Viele Menschen haben Angst vor Veränderung, auch wenn ihnen das vielleicht nicht bewusst ist.

Östrogen kann für die Wassereinlagerungen verantwortlich sein. Es kann aber auch zu Kopfschmerzen (Migräne eingeschlossen) führen, die Gefahr der Bildung von Blutgerinnseln erhöhen, die Libido senken und die Produktion der Schilddrüsenhormone beeinflussen ... große gesundheitliche Konsequenzen, weil von einem kleinen Hormon zu viel vorhanden ist.

Welche Rolle spielt Progesteron?

Progesteron hat ebenfalls mehr als eine Funktion im menschlichen Körper. Im Rahmen der Fortpflanzung ist es dafür zuständig, die Gebärmutterschleimhaut zu erhalten, für deren Aufbau das Östrogen zwischen Tag 1 und Tag 14 des Zyklus gesorgt hat. Wenn der Körper feststellt, dass eine Befruchtung stattgefunden hat, muss die Gebärmutterschleimhaut erhalten bleiben, daher beginnt der Progesteronspiegel dann zu steigen. Hat keine Befruchtung stattgefunden, wird die Gebärmutterschleimhaut nicht benötigt und der Progesteronspiegel fällt; dadurch wird die Menstruation ausgelöst. Im Normalfall überwiegt von der Zyklusmitte bis zum Einsetzen der Menstruation die Progesteronwirkung.

Die anderen biologischen Funktionen des Progesterons haben alle mit der zentralen Botschaft von »Stoffwechsel-Geheimnis« zu tun. Progesteron ist hochwirksam gegen Angst und Depressionen, es wirkt entwässernd und es ist unentbehrlich, wenn Sie Ihre Fettreserven zur Energiegewinnung angreifen wollen. Wenn nicht genug Progesteron vorhanden ist, verbrennt Ihr Körper statt Fett immer Zucker (aus Glykogen), und baut dabei unter Umständen Ihre Muskelmasse ab.

Zwischen den Geschlechts- und den Stresshormonen gibt es enge, faszinierende Zusammenhänge. Der biochemische Ansatz von »Stoffwechsel-Geheimnis« beruht zu großen Teilen darauf, und der Erfolg gibt mir recht: Neun von zehn Frauen, die zur Beratung zu mir kommen, erleben ausgesprochen positive Veränderungen ihres Körpers und ihrer Gesundheit insgesamt, wenn wir an diesem Punkt arbeiten.

Die Beziehung zwischen Sexual- und Stresshormonen

Von Tag 1 bis Tag 14 des Menstruationszyklus überwiegt Östrogen. Wie schon gesagt, ist es dafür zuständig, die Gebärmutterschleimhaut aufzubauen und für den Fall einer Schwangerschaft vorsorglich Fettdepots anzulegen. In dieser ersten Hälfte des Zyklus produzieren die Nebennieren eine relativ geringe Menge Progesteron; um es anschaulicher zu machen, sagen wir, zwei (fiktive) Einheiten. Nur zur Erinnerung: Progesteron sorgt für den Erhalt der Gebärmutterschleimhaut und wirkt außerdem als Angstlöser, als Antidepressivum, als Antidiuretikum sowie als Fettverbrenner.

Aus dem Kapitel »Stresshormone« (S. 77) wissen Sie, dass die Nebennieren auch die Produktionsstätten von Adrenalin und Cortisol sind. Adrenalin teilt sämtlichen Körperzellen mit, Ihr Leben sei in Gefahr, selbst wenn nichts weiter geschehen ist, als dass man Ihnen im Büro aus heiterem Himmel eine Zusatzaufgabe aufgebrummt hat, die bis zum Folgetag erledigt sein muss. Vielleicht hatten Sie auch nur eine Auseinandersetzung mit Ihrem Liebsten, während der er ausfällig geworden ist, weil er sich als Versager fühlte. Männer reagieren in der Regel grantig, wenn in ihnen das Gefühl aufkommt, versagt zu haben, während Frauen zu schmollen oder zu meckern beginnen, wenn sie sich zurückgewiesen fühlen. Das soll jetzt keine Rechtfertigung oder Entschuldigung für schlechtes Benehmen sein, sondern nur eine logische Erklärung, die dabei helfen kann, das gegenseitige Verständnis zu fördern.

Wenn Sie dagegen dauerhaft innerlich aufgewühlt sind, kommt das Cortisol ins Spiel. Es signalisiert allen Körperzellen, dass es nichts mehr zu essen gibt und daher Muskelmasse abgebaut und Fett gespeichert werden muss. Selbst wenn es in Wirklichkeit jede Menge Nahrungsmittel in Ihrer Nähe gibt und die verstärkte Cortisolproduktion auf Unsicherheiten in Ihrem Leben zurückzuführen ist – die Beziehung, die finanzielle Situation, Probleme im Job oder sogar die Unsicherheit, was andere von Ihnen denken –, so glaubt Ihr Körper, es handle sich um eine Hungersnot oder eine Naturkatastrophe. Denn dies waren, historisch gesehen, die einzigen Ursachen für lang anhaltenden Stress.

Dauerstress bringt den Hormonhaushalt durcheinander

Da das Geschlechtshormon Progesteron aus Sicht Ihres Körpers hauptsächlich für die Fortpflanzung benötigt wird, in einer lebensbedrohlichen Situation und unter Hungerbedingungen (also unter Einfluss von Cortisol) eine Schwangerschaft aber das Letzte ist, was eine Frau gebrauchen kann, wird die Progesteronproduktion in der Folge heruntergefahren. Das heißt, uns bleiben Östrogen und Cortisol erhalten, die beide für Fettspeicherung sorgen, während das Gegengewicht Progesteron ausfällt, das Fett verbrennt und überschüssiges Wasser ausscheidet.

Diese Situation, die heutzutage nur allzu oft eintritt, stellt eine gewaltige Verschiebung in der weiblichen Biochemie dar, und sie kann das körperliche und seelische Befinden einer Frau stark beeinträchtigen. Statt glücklich, gesund, ausgeglichen, unternehmungslustig, hellwach und gut gelaunt fühlt sie sich plötzlich total erschöpft und so, als hätte jemand ihr Gehirn in Watte gepackt. Der Körper fühlt sich schwer, aufgebläht, wabbelig und voller Flüssigkeit an. Die Kleider scheinen mit einem Mal enger geworden zu sein. Und hier geht es erst um die erste Zyklushälfte!

Die Aufs und Abs des Progesterons

Um den 14. Zyklustag herum findet der Eisprung statt – ein Vorgang, bei dem wieder diverse Hormone und hormonelle Veränderungen eine wesentliche Rolle spielen. Das Ei befindet sich, umgeben von einer Hülle, dem sogenannten Follikel, im Eierstock. Unter dem Einfluss verschiedener Hormone reifen Ei und Follikel heran; am Ende wird das Ei ausgestoßen und gelangt über den Eileiter in die Gebärmutter. Im Eierstock bleibt der aufgerissene Follikel zurück, der jetzt als Gelbkörper (Corpus luteum) bezeichnet wird und der ab diesem Zeitpunkt den größten Teil des im weiblichen Körper kreisenden Progesterons herstellt. Normalerweise erreicht das Progesteron um den 21. Tag herum (innerhalb des 28-Tage-Zyklus) seinen höchsten Wert: 25 unserer fiktiven Einheiten. Wenn das Ei befruchtet wird, muss der

Progesteronspiegel noch weiter ansteigen, um die aufgebaute Gebärmutterschleimhaut zu erhalten. Bis sich aus ihr die Plazenta gebildet hat, etwa in der 12. Schwangerschaftswoche, liegt der Progesteronspiegel bei 300–400 Einheiten. Während der Progesteronspiegel einer Frau in der Schwangerschaft Höchststände erreicht, fällt er nach der Geburt, sobald die Plazenta abgestoßen ist, auf null ab! Glücklicherweise werden in der Geburtsphase und in der Zeit danach andere Hormone gebildet, die angenehme Gefühle vermitteln – allerdings meist nur für eine kurze Zeit.

Stress nach der Geburt hemmt Progesteronproduktion

Früher wurden Babys in Großfamilien und Gemeinschaften hineingeboren und dort von vielen Menschen freudig aufgenommen und umsorgt. Heute ist es meistens (wenn auch nicht immer) eine Geburt im Krankenhaus, gefolgt von einer Zeit, in der die Mutter mit dem Neugeborenen allein zu Hause ist, während der Partner arbeiten muss, um die laufenden Rechnungen bezahlen zu können. Wenn es in dieser Partnerschaft vorher schon Probleme gegeben hat oder wenn zusätzlich ältere Geschwister versorgt werden müssen, wenn das Geld nicht reicht, wenn das Neugeborene krank ist, nicht schläft oder dauernd schreit, dann kann es für die junge Mutter zu Hause mit dem Baby extrem stressig werden.

Und noch ein Beispiel für eine schwierige Situation, die mir schon tausendmal geschildert wurde: Die Frau hatte sich wirklich darauf gefreut, ihren Bürojob (vorübergehend oder dauerhaft) aufzugeben, um sich ganz ihrem Kind widmen zu können – und fragt sich nun, ob diese Entscheidung richtig war. Die Verwirrung der Gefühle – zwischen Schuld, Glück und schlechtem Gewissen – kann überwältigend sein.

In solchen Situationen kommt es nicht zur Wiederherstellung natürlicher Progesteronspiegel durch die Nebennieren, weil der Körper vollauf mit der Produktion von Stresshormonen beschäftigt ist und es angesichts der offenbar drohenden Gefahr auch nicht für sinnvoll erachtet, die junge Mutter mit fruchtbarkeitsförderndem Progesteron zu versorgen.

Rufen wir uns in Erinnerung, dass Progesteron zu den wirksamsten Substanzen gehört, die unser Körper gegen Angst und Depression zur Verfügung stellen kann. Ganz anders als gerade geschildert ist die Situation, wenn Mutter und Kind Unterstützung erfahren, wenn sich die frischgebackene Mama nicht mit ihrem kleinen Schatz alleingelassen fühlt. Dabei spielt es keine Rolle, ob sie tatsächlich praktische Hilfe von außen bekommt oder ob sie lediglich den Eindruck hat, sicher und gut versorgt zu sein. In dieser Lage setzt die Progesteronproduktion in den Nebennieren meistens ganz problemlos wieder ein, und in der mütterlichen Biochemie ist die Welt in Ordnung.

Was geschieht, wenn Östrogen überwiegt?

Gesetzt den Fall, es hat in einem Zyklus keine Befruchtung stattgefunden, dann wird die aufgebaute Gebärmutterschleimhaut nicht länger benötigt, der Progesteronspiegel fällt und die Menstruation setzt ein. Aber leider beobachtet man heute sehr häufig eine sogenannte Gelbkörperschwäche (Corpus-luteum-Insuffizienz). Das bedeutet, der Gelbkörper im Eierstock bildet zu wenig Progesteron, so dass der Spitzenwert von 25 (fiktiven) Einheiten in der zweiten Zyklushälfte nicht erreicht wird. Progesteron ist vielleicht von Tag 16 bis Tag 18 noch das dominierende Hormon, fällt dann aber zu früh ab (eigentlich sollte es von Tag 14 bis Tag 27 überwiegen), und dann übernimmt Östrogen die Vorherrschaft, wodurch die Menstruationsblutung eingeleitet wird.

Das Überwiegen von Östrogen (»Östrogendominanz«) ist auch der biochemische Grund für das prämenstruelle Syndrom (PMS), das nicht nur den betroffenen Frauen selbst, sondern auch den Menschen in ihrem Umfeld zu schaffen macht. Das prämenstruelle Syndrom tritt häufig dann auf, wenn die Östrogenwirkung an allen Zyklustagen überwiegt und nicht nur an zwei oder drei von 28. Das bedeutet, dass Progesteron es nicht schafft, zeitweise das Ruder zu übernehmen, und dass Frauen demzufolge nicht in den Genuss seiner wunderbaren Qualitäten als Stressbremser und Fettverbrenner kommen.

Progesteron zu schwach, Östrogen zu stark?

Typische Anzeichen für niedrige Progesteronwerte sind:
- prämenstruelle Migräne
- PMS-ähnliche Symptome
- unregelmäßige oder starke Regelblutungen
- Unruhe und Ängstlichkeit
- Atembeschwerden (»wie ein Stein auf der Brust«)

Typische Anzeichen für Östrogendominanz (Progesteron kann, muss aber nicht gleichzeitig erniedrigt sein) sind:
- unregelmäßige oder starke Regelblutungen
- Wassereinlagerungen, Blähungen und Völlegefühl
- Brustspannen, Berührungsempfindlichkeit
- verminderte Libido
- Stimmungsschwankungen, häufige Gereiztheit, Depression
- Gewichtszunahme, vor allem an Bauch und Hüften
- kalte Hände und Füße
- Kopfschmerzen, meistens prämenstruell
- leichte Gelbfärbung der Haut

Ein Problem namens Östrogen

Die Östrogendominanz ist die häufigste hormonelle Störung, die ich bei Frauen im reproduktionsfähigen Alter beobachte. Die Verschiebung des Menstruationszyklus in Richtung Östrogendominanz geht ebenso scheinbar von allein vor sich wie das frühere Einsetzen der Menstruation bei jungen Mädchen (Menarche) in der westlichen Welt. In den USA haben immer mehr Mädchen bereits mit acht Jahren ihre erste Periode, was ich für besorgniserregend halte. Aber auf diese Problematik können wir hier nicht eingehen, geschweige denn Lösungen dafür suchen. Ich erwähne das nur, um zu unterstreichen, dass wir gegenwärtig eine »Östrogen-Krise« erleben. Die enormen Östrogenmengen, die im Körper einer Frau in immer jüngerem Alter hergestellt werden, dazu die Östrogene und östrogenähnlichen Substanzen in unserer Umwelt – all das scheint unser Hormonsystem und unser Leben nachdrücklich zu beeinflussen.

Für das weitere Vorgehen ist es wichtig herauszufinden, ob die Symptome der Östrogendominanz durch einen Überschuss an Östrogen hervorgerufen werden oder durch einen Mangel an Progesteron. Bei Progesteronmangel produzieren die Nebennieren und/oder die Eierstöcke zu wenig Progesteron. Eine Frau kann optimale Östrogenwerte haben, aber wenn ihr Progesteronspiegel zu niedrig ist, hat sie vielleicht trotzdem Probleme mit ihrer Periode oder mit Übergewicht.

Ursachen für Östrogenüberschuss

Für das extrem häufige Phänomen des Östrogenüberschusses gibt es eine Reihe möglicher Ursachen, insbesondere Östrogen und östrogenähnliche Substanzen in der Umwelt, wie Antibabypille, Hormonersatztherapie, Weichmacher in Kunststoffen und Pestizide. Eine andere wesentliche Ursache ist das Östrogenrecycling in der Leber, weil die Entgiftung dort nicht gut genug funktioniert. Wir kommen später im Kapitel »Leber« (S. 137) im Detail darauf zu sprechen, hier nur so viel: Die Leber entscheidet, ob Östrogen ausgeschieden oder recycelt wird. Sie stellt quasi ihre eigene Prioritätenliste auf, welche Stoffe entgiftet werden, und weil Östrogen eine Substanz ist, die der Körper selbst herstellt, steht es auf dieser Prioritätenliste nicht ganz oben. Das heißt, im Körper einer Frau kann das Östrogen dieses Monats kreisen, aber auch noch das vom letzten Monat oder sogar das der letzten paar Monate. Selbst der beste Progesteronproduzent ist nicht in der Lage, solche Mengen Östrogen auszugleichen.

Eine Östrogendominanz kann nicht zuletzt auch noch aus der Kombination von Progesteronmangel und recyceltem Östrogen entstehen. Wenn wir in den Industrieländern besser auf unsere Leber achteten, wäre diese Form lange nicht so weit verbreitet. Ich sage immer, diese Dinge sind zwar weit häufig, aber dennoch sind sie nicht normal. Frauen müssen kein prämenstruelles Syndrom bekommen.

Gynäkologische Krankheitsbilder

Viele gynäkologische Erkrankungen gehen mit einer verminderten Progesteronproduktion oder einer Östrogendominanz einher. Die Endometriose und das Polyzystische Ovar-Syndrom (PCOS) zählen zu den am häufigsten diagnostizierten Krankheiten dieser Art, sind aber grundverschieden.

Endometriose

Endometriose ist eine Erkrankung, bei der sich Gebärmutterschleimhautgewebe außerhalb der Gebärmutter befindet. Solche Gewebeinseln können beispielsweise im Eileiter liegen oder sogar im Darm. Sie empfangen ebenso wie das Gewebe in der Gebärmutter selbst jeden Monat Hormonsignale, die zur Ablösung führen, und fangen an zu bluten. An den »falschen« Stellen kann dies unangenehm bis schmerzhaft sein. Außerdem produziert auch jede der Gewebeinseln Östrogen und trägt so zur Verstärkung einer ohnehin schon bestehenden Östrogendominanz bei.

Polyzystisches Ovar-Syndrom

Bei dieser Erkrankung reifen die Eizellen in den Follikeln an der Oberfläche der Eierstöcke zwar heran, sie werden jedoch nicht freigesetzt. Stattdessen verhärten die Follikel und bilden Zysten – daher der Name der Erkrankung. Wie wir mittlerweile wissen, brauchen wir den Eisprung, um einen optimalen Progesteronspiegel aufrechtzuerhalten, da der größte Teil des jeden Monat im weiblichen Körper gebildeten Progesterons aus dem Gelbkörper stammt, der nach dem Eisprung aus der Follikelhülle entsteht.

Aber auch andere Hormone spielen für das Polyzystische Ovar-Syndrom eine Rolle: Die Hirnanhangsdrüse (Hypophyse) produziert Luteinisierendes Hormon (LH) und Follikelstimuliertendes Hormon (FSH). Normalerweise steigt deren Menge zur selben Zeit, direkt vor dem 14. Tag des Menstruationszyklus steil an, was den Eisprung auslöst. Bei Frauen mit PCOS jedoch schwanken diese Hormonspiegel nicht, sondern bleiben im ganzen Zyklusverlauf hindurch mehr oder weniger gleich. Außerdem ist bei Frauen mit PCOS häufig auch der Testosteronspiegel leicht erhöht; Testosteron ist das wichtigste männliche Geschlechtshormon.

Gynäkologische Krankheitsbilder und Weiblichkeit

Bei gynäkologischen und/oder hormonellen Problemen finde ich es immer ganz hilfreich, zusammen mit der Patientin nach unbewussten Einstellungen zu forschen und Verhaltensweisen zu analysieren. Das Polyzystische Ovar-Syndrom ist dafür ein ausgezeichnetes Beispiel. Ich erkläre meinen Klientinnen oft, dass es nichts Weiblicheres gibt als die Eierstöcke; Männer haben keine. Beim PCOS jedoch sind die Eierstöcke »taub« geworden. Die Hypophyse hört auf, die Eierstöcke zum Freisetzen von Eizellen zu veranlassen, damit kommt ein urweiblicher Prozess zum Erliegen; die Eierstöcke (er)hören den Ruf der Hypophyse nicht mehr.

Könnte es sein, dass irgendwo im Unterbewusstsein der betroffenen Frau die Idee herumspukt, sie müsse sich wie ein Mann verhalten, um Respekt, Anerkennung, Wertschätzung, Zuwendung oder Zuneigung zu bekommen? In der Vergangenheit wurde sie vielleicht auf irgendeine Art und Weise für ein männlicheres Verhalten belohnt. Frauen besitzen so unglaubliche Fähigkeiten, sie können es auf (fast) allen Gebieten mit Männern aufnehmen. Trotzdem gibt es einige Tätigkeitsfelder, die immer noch von Männern dominiert werden. Ich habe schon viele Frauen getroffen, die in solchen von Männern beherrschten Berufen arbeiten und deren Hormone ein ausgeprägt männliches Profil aufweisen. Diese Frauen sind außerordentlich tüchtig. Ich glaube, das Problem sind ihre (meist unbewussten) Vorstellungen, wie sie sich verhalten sollen, um etwas zu erreichen oder durchzusetzen. In der Regel ist ihnen gar nicht klar, dass sie denken oder handeln »wie ein Mann«, bis wir uns im Rahmen der Beratung darüber unterhalten.

Die biochemischen Prozesse in unserem Organismus sind uralt. Doch was wir heute von unserem Körper verlangen, unterscheidet sich gewaltig von den Anforderungen, die man noch vor nur 50 Jahren an ihn gestellt hätte. Einerseits ist es wirklich bemerkenswert, was unser Körper zu leisten vermag: Er kann 16 Stunden am Tag am Schreibtisch sitzen, sich ohne Unterlass Lösungen für Probleme überlegen, die sich im Laufe des Tages stellen, er kann Termine einhalten, Anrufe, Krisen und Beschwerden jonglieren und sich hoffentlich auch noch über ein paar Dinge freuen. Und das ist nur die Spitze des Eisbergs. Andererseits hat sich unsere Lebensweise so weit von der unserer Urahnen vor 149 950 Jahren entfernt, dass ich glaube, dass unser Körper dagegen rebelliert. Einer der Bereiche, in denen das meiner Meinung nach geschieht, ist das weibliche Fortpflanzungssystem.

Leben Sie Ihre Weiblichkeit!

Falls Sie das Gefühl haben, Obengenanntes treffe auf Sie zu, sollten Sie versuchen, Wege zu finden, (mehr) weibliche Rituale in Ihr Leben zu bringen. Was verbinden Sie mit dem Wort »Weiblichkeit«? Wenn Sie an Ihrem Arbeitsplatz »männlich« auftreten und handeln müssen, dann tun Sie es. Aber versuchen Sie, Ihren Geist »weich« zu machen. Niemand wird es merken. Statt den Aktenstapel auf dem Schreibtisch zu sehen und direkt Anspannung zu verspüren, nehmen Sie ihn zur Kenntnis und atmen erst einmal tief ein und aus, so dass sich der Bauch mitbewegt. Entspannen Sie sich in Ihren Bauch hinein. Nur Sie allein wissen, dass Sie das tun. Ihre Produktivität und Ihr Beitrag zum Arbeitsprozess werden dadurch nicht geringer, sondern vielleicht sogar größer, als wenn Sie unter Anspannung arbeiten. Denken Sie: »kreieren« statt »produzieren«. Auf dem Gebiet der emotionalen Medizin betrachtet man die Eierstöcke als den Sitz der Kreativität. Schon diese veränderte Bezeichnung strahlt mehr Weiblichkeit aus.

Und wenn Sie von der Arbeit nach Hause kommen, seien Sie ganz Frau! Zünden Sie eine Kerze an, atmen Sie ihren Duft ein. Tanzen Sie zu Ihrer Lieblingsmusik durchs Haus. Genießen Sie ein Schaumbad. Albern Sie mit Ihren Kindern herum oder kichern Sie bei Ihrer Lieblings-TV-Serie. Lesen Sie einen Frauenroman, wenn Ihnen danach ist. Kochen Sie sich nach dem Essen eine Kanne Kräutertee, nehmen Sie dafür Ihre schönste Kanne und zelebrieren Sie den Tee für sich. Nehmen Sie das Design der Kanne bewusst wahr, ebenso den Duft des Tees und wie es Ihnen geht, wenn Sie sich etwas Gutes tun. Männlichkeit (nicht Männer, sondern männliche Energie) würde so etwas nie tun, ein Mann, der seine weibliche Seite annimmt, aber sehr wohl. Das ist ein Unterschied.

Ich möchte nicht missverstanden werden: Das ist kein antifeministisches Konzept. Aber ich halte es für extrem wichtig, sich mit der Biochemie des Polyzystischen Ovar-Syndroms auseinanderzusetzen, um zu besserer Gesundheit zu gelangen. Meiner Erfahrung nach bringt es den Frauen enorm viel, wenn sie ihre Weiblichkeit in mehr Bereichen ihres Lebens zur Entfaltung kommen lassen. Und weibliche Rituale sind ein guter Ausgangspunkt dafür. Außerdem ermutige ich alle Frauen mit PCOS, darüber nachzudenken, was ihr Vater ihrer Meinung nach von ihnen erwartete oder wer sie sein sollten, um seine Liebe zu »verdienen«. Und dann atmen Sie tief ein und entspannen Sie sich.

Pubertät

Manche Mädchen durchlaufen diese Phase des Übergangs ohne große Stimmungsschwankungen oder körperliche Veränderungen, für andere ist sie voller Ängste und gar Düsternis. Östrogen ist das erste weibliche Geschlechtshormon, das im Körper eines Mädchens in größerem Umfang hergestellt wird. So wunderbar seine Hormonwirkungen sein mögen, so kann es doch auch ein ziemliches Chaos anrichten, wenn es zum ersten Mal in einem jungen weiblichen Organismus auftaucht, der noch nicht genügend Progesteron besitzt, um die Östrogenwirkungen auszubalancieren.

Ehe die erste Menstruation (Menarche) einsetzt, hat das Östrogen bereits die Brüste knospen und das Schamhaar sprießen lassen. Es veranlasst außerdem die Bildung von Fettspeichern, darüber haben wir ja bereits gesprochen. In der Phase direkt vor der Menarche wirken manche Mädchen »fleischiger«, das ist das Zeichen, dass Östrogen seine Aufgabe erfüllt.

Weiter vorn haben wir das Progesteron kennengelernt, das Hormon, das wirkungsvoll Ängste und Depressionen lindert. Wenn seine Produktion allerdings schleppend einsetzt, dann können Mädchen, die bislang immer fröhlich, lebhaft und voller Energie waren, auf einmal uninteressiert und teilnahmslos werden, auch in Bezug auf Beziehungen. Wenn die Blutungen stark und/oder unregelmäßig und schmerzhaft sind, so dass die Mädchen nicht in die Schule gehen können oder nicht in der Lage sind, den Alltag zu bewältigen, wird ihnen oft geraten, die Pille zu nehmen. Dabei gibt es zwei wichtige Dinge zu bedenken: erstens die Wirkungsweise der Pille und zweitens den biochemischen Prozess, der beim Einsetzen der ersten Menstruation abläuft.

Die Wirkungsweise der Antibabypille

Die Pille ist deshalb ein so erfolgreiches Verhütungsmittel, weil sie die Hormonproduktion in den Eierstöcken unterbindet. Ich staune immer wieder darüber, wie wenige Frauen – egal welchen Alters – eigentlich wissen, wie dieses hochwirksame Mittel funktioniert. Ich bin weder für noch gegen die Pille, aber ich möchte, dass die Menschen eine »informierte Entscheidung« treffen. Noch einmal: Die Pille unterbindet die natürliche Hormonproduktion in den Eierstöcken, und der Körper ist vollständig auf die synthetischen Hormonversionen aus der Tablette angewiesen. Die Wirkstoffe in Medikamenten mit Patentschutz, wie der Pille, müssen sich zu mindestens zehn Prozent von den körpereigenen Formen unterscheiden. Das heißt, die Hormone in der Pille sind nicht identisch mit denen, die der Körper selbst herstellt.

Wenn die Eierstöcke ausgeschaltet sind, kommt der Progesteronproduktion in den Nebennieren eine noch größere Bedeutung zu. Doch die Wahrscheinlichkeit ist gering, dass sie ausreicht, um den Stress aufzufangen, den das Einsetzen der Menstruation und die vermehrte Ansammlung von Körperfett auslösen. Bitte reagieren Sie auf Veränderungen der Figur eines jungen Mädchens nie, wirklich niemals mit der Aufforderung, weniger zu essen! Das setzt es unglaublich unter Stress, weil es dann glaubt, es würde Sie enttäuschen, wenn es das nicht täte. Ob Sie Vater, Mutter, Lehrer oder Freundin sind, spielt dabei nicht die geringste Rolle. Erklären Sie dem Mädchen lieber, dass Hormone die Figur beeinflussen können und dass gesunde Ernährung und ausreichend Bewegung die wichtigsten Faktoren dafür sind, gesund zu bleiben. Bei weniger Stress (der unter Umständen auch nur aus seiner Interpretation der Dinge entsteht, was man durch vorsichtiges Fragen herausfinden müsste) regelt sich die Progesteronproduktion sehr wahrscheinlich von selbst ein, was sich dann auch auf die Figur auswirkt. In solchen Fällen kann es auch sinnvoll sein, die junge Frau zu fragen, wie sie die Erwartungshaltung ihrer Familie (oder einzelner Familienmitglieder) empfindet, insbesondere was schulische Leistungen und – eventuell ausbleibenden – schulischen Erfolg angeht. Was ihre Freundinnen und Klassenkameraden sagen, kann ebenfalls aufschlussreich sein.

Die Pille beeinflusst die natürlichen Prozesse im Körper

Der zweite Punkt, mit dem wir uns beschäftigen müssen, ist die Biochemie, die das Einsetzen der ersten Menstruation begleitet. Zum ersten Mal in seinem Leben versucht die Hypophyse des Mädchens, Signale an die Eierstöcke zu senden. In den ersten fünf Jahren hat der Weg, den die Botenstoffe aus der Hypophyse hinunter zu den Eierstöcken nehmen, mehr Ähnlichkeit mit einem Trampelpfad, der sich durch unwegsames Gelände windet (und auch schon mal im Niemandsland endet), als mit einer ordentlichen Verbindungsstraße. Mit anderen Worten: Es kann vorkommen, dass die Hormonsignale nicht dort ankommen, wo sie hinsollen. Erst nach etwa fünf Jahren ist aus dem Trampelpfad eine gut ausgebaute vierspurige Autobahn geworden, die Strecke ist gerade, eindeutig und frei von Hindernissen.

Immer wieder kommen jedoch Mädchen zu mir in die Beratung, denen – kurz nachdem sie erstmals die Periode hatten – die Pille verschrieben wurde, um unregelmäßige oder starke Blutungen in den Griff zu bekommen und nicht um eine Schwangerschaft zu verhindern. Es mag vielleicht Fälle geben, in denen das angemessen ist, etwa wenn Sport für das Mädchen eine große Rolle spielt oder wenn es wegen starker Schmerzen während der Menstruation nicht in die Schule gehen kann, und ich will weder den Eltern noch den Mädchen deshalb ein schlechtes Gewissen machen! Aber: Die Pille verbirgt schlicht und ergreifend die Wahrheit. Wenn ein junges Mädchen lange Zeit die Pille einnimmt, dann unterbleibt der Ausbau der vierspurigen Autobahn. Setzt sie ein paar Jahre später die Pille ab, weil sie schwanger werden möchte, dann hat ihre Hyphophyse keine funktionierende Kommunikationsverbindung mit den Eierstöcken. Und darüber hinaus ist es von den Eierstöcken viel verlangt, plötzlich in den Arbeitsmodus zu springen, wenn sie lange Zeit gezielt ausgeschaltet waren.

Ich möchte Sie nachdrücklich ermuntern, den eigentlichen Ursachen von Periodenschmerz und Blutungsunregelmäßigkeiten auf den Grund zu gehen, ehe Sie sich für oder gegen die Pille entscheiden. Prüfen Sie andere Möglichkeiten und suchen Sie nach Wegen, das eventuell vorhandene hormonelle Ungleichgewicht ins Lot zu bringen. Oder warten Sie wenigstens, bis sich die Hypophysen-Eierstock-Verbindung einigermaßen gefestigt hat.

Die Pille bei pubertätsbedingten psychischen Problemen

Ein weiteres Thema ist die psychische Verfassung. Es zerreißt mir immer wieder das Herz, wenn ich beobachte, dass sich junge Mädchen, die seit dem Einsetzen der Menstruation mit heftigen Monatsblutungen und Gewichtszunahme zu kämpfen haben (obwohl sie sich gesund ernähren), zurückziehen und tristen Gedanken nachhängen. Das kann der erste Schritt in Richtung einer depressiven Verstimmung sein, und die Familie des Mädchens macht sich über diese Veränderungen oft ernsthaft Sorgen. In dieser Situation wird häufig die Pille verschrieben. Weil das Medikament aber die vermutlich nur langsam anlaufende oder unzureichende Progesteronproduktion nicht korrigiert, ändert sich die trübsinnige Stimmung des Mädchens nicht, obwohl seine Menstruationsprobleme durch die Pille nun behoben sind. Und dann raten ihm wohlmeinende Erwachsene dazu, ein Antidepressivum einzunehmen. Damit hat dieser junge Mensch noch nicht einmal die Zwanzig erreicht und nimmt bereits regelmäßig zwei massiv in den Körper eingreifende Medikamente.

Natürliche Methoden bevorzugen

Die Schulmedizin hat ihre guten Seiten, das will ich gar nicht leugnen. Und ich sage auch nicht, dass sie um jeden Preis gemieden werden sollte, schon gar nicht, wenn es um ernsthafte Erkrankungen oder gar um »Leben und Tod« geht. Ich empfehle hier nur, zunächst einmal zu versuchen, mit natürlichen Methoden eine Balance zwischen Östrogen und Progesteron zu erreichen; am besten gelingt das mithilfe eines erfahrenen Therapeuten. Beratende Gespräche können die Behandlung wirkungsvoll unterstützen, indem sie die düsteren Gedanken thematisieren, die das Mädchen vielleicht beschäftigen. Zu einem ganzheitlichen Ansatz gehört auch, über die Ängste zu sprechen, die es möglicherweise im Zusammenhang mit seiner neuen Rolle als erwachsene Frau verspürt. Wenn es zum ersten Mal vorkommt, dass die junge Frau ihren Körper als wabbelig, speckig oder aufgedunsen erlebt, dann kann es schon sein, dass sie sich als »fett« empfindet, vor allem wenn Frauen- und Jugendmagazine, die sie liest, von nichts anderem reden als vom Schlanksein oder Schlankwerden. Dabei ist sie nur in einem Zustand der Östrogendominanz.

Wie ich bereits sagte: Es ist physiologisch unmöglich, an einem Tag drei Kilo an Fettmasse zuzunehmen. Die Gewichtszunahme geht in aller Regel auf Wassereinlagerungen zurück, und wenn das diuretisch (entwässernd) wirkende Progesteron nicht in ausreichender Menge vorhanden ist, dann haben wir den Schuldigen für die »Speckgefühle« der jungen Frau gefunden.

Menopause

Medizinisch wird die Menopause einer Frau als der Zeitpunkt der letzten Menstruation definiert, der keine weitere mehr folgt. Grund dafür ist, dass die Eierstöcke aufhören, Hormone zu bilden. Die Hormonproduktion in den Nebennieren läuft allerdings weiter. Aufgrund von chronischem Stress ist es jedoch möglich, dass die von den Nebennieren gebildete Progesteronmenge nicht mehr ausreicht. Wir haben im Kapitel »Beziehung zwischen Stress- und Sexualhormonen« (S. 111) darüber gesprochen. Meiner Meinung nach ist das der entscheidende Punkt, ob eine Frau ohne größere Probleme durch die Wechseljahre kommt oder ob sie von Hitzewallungen und Schlaflosigkeit geplagt wird.

Wenn Sie langsam auf die Menopause zusteuern, kann ich Ihnen nur raten, gut auf Ihre Nebennieren zu achten. Wenden Sie die Maßnahmen zur Stärkung der Nebennieren an, über die wir im Kapitel »Stresshormone« (S. 77) gesprochen haben: Bauchatmung, Heilpflanzen und, wenn möglich, Lebensstiländerungen.

Wenn Sie die Menopause bereits hinter sich haben, sollten Sie ebenfalls auf die Gesundheit Ihrer Nebennieren und Ihrer Leber achten. Hitzegefühle im Körper können auf einen niedrigen Progesteronspiegel oder eine Leberstauung zurückgehen. Bei Patientinnen, die schon alle natürlichen Östrogentherapien ausprobiert haben, inklusive Heilpflanzen mit Östrogenwirkung wie die Trauben-Silberkerze (Cimicifuga racemosa), und immer noch unter Hitzewallungen oder großer innerer Hitze leiden, setze ich an der Leber an; im nächsten Kapitel (S. 137) gehe ich ausführlich auf die Methoden ein.

In traditionellen Kulturen gilt die Menopause als die Zeit, in der die Weisheit Einzug hält. Vertrauen Sie Ihrem Bauchgefühl, wenn es um Ihre Gesundheit geht. Sie wissen instinktiv besser als jeder andere, was gut für Sie ist. Lassen Sie sich von Gesundheitsexperten beraten, aber setzen Sie nur um, was Ihnen für sich selbst plausibel und passend erscheint.

Menstruation und Menopause sind ganz natürliche weibliche Prozesse. Sie geben nicht nur Aufschluss über die Gesundheit einer Frau, sondern gewähren auch Einblicke in ihr Inneres, ihre unbewussten Gedanken und Überzeugungen. Diese Gedanken und Überzeugungen haben enormen Einfluss auf ihr Handeln und Fühlen. Sie können einer Frau helfen, sich daran zu erinnern, was sie im Grunde ihres Herzens immer schon wusste: dass sie schön ist.

Tipps für den Baustein Geschlechtshormone

Bei Zyklusstörungen oder anderen gynäkologischen Problemen:

- Verzichten Sie für vier Wochen, besser für zwei Menstruationszyklen, auf Alkohol. Ein prämenstruelles Syndrom sollte sich dadurch merklich bessern.
- Falls Ihnen dieser Vorschlag zu radikal ist, verringern Sie Ihren Alkoholkonsum auf zwei Abende pro Woche. Trinken Sie dann aber nicht mehr als eine halbe Flasche Wein. Ich kenne sehr viele Frauen, die jeden Abend diese Menge konsumieren. Aber wir sind nicht dafür geschaffen, so viel Alkohol zu uns zu nehmen.
- Kaffee spielt eine große Rolle beim prämenstruellen Syndrom. Ursache ist die Belastung der Leber. Ersetzen Sie Kaffee für vier Wochen durch grünen Tee und achten Sie darauf, wie es Ihnen dabei geht.

Bei Östrogendominanz (kann im Blut festgestellt werden):

- Diindolylmethan (DIM) als Nahrungsergänzungsmittel kann helfen. Dabei handelt es sich um eine Substanz, die über Zwischenstufen aus Glucobrassicin gebildet wird, einem Senfölglycosid, das besonders reichlich in Brokkoli vorkommt. Ich plädiere ja immer dafür, alles, was wir brauchen, über die Nahrung aufzunehmen. Doch in diesem Fall müssten Sie jeden Tag acht Köpfe Brokkoli verspeisen, um denselben therapeutischen Effekt zu erzielen wie mit einer Kapsel DIM von guter Qualität. Lance Armstrong ist der einzige Mensch, von dem ich weiß, dass er das getan hat! In der Tat schreibt er seine außergewöhnliche Heilung von Krebs zum Teil seinem hohen Brokkolikonsum zu! Also los, Leute, ran ans Gemüse!

- Falls Sie am prämenstruellen Syndrom leiden, ist ein Blick auf die Tabelle oben hilfreich. Möglicherweise leiden Sie auch an mehreren PMS-Formen gleichzeitig.

	Symptome	Wirkmechanismus	mögliche Behandlung
PMS-1	Ängstlichkeit nervöse Anspannung Reizbarkeit Stimmungsschwankungen Schlaflosigkeit	erhöhtes Östrogen niedriges Progesteron hohes Cortisol	Mönchspfeffer (Vitex agnus-castum) Chinesische Engelwurz (Angelica sinensis, Dang Gui) B-Vitamine Diindolylmethan (DIM)
PMS-2	Einlagerung von Wasser und Natrium geblähter Bauch Gewichtszunahme Brustspannen	erhöhtes Aldosteron niedriges Dopamin	Löwenzahn (Taraxacum officinale) B-Vitamine Mönchspfeffer (Vitex agnus-castum) Rosenwurz (Rhodiola rosea)
PMS-3	Heißhunger auf Süßes starker Appetit Gier nach raffiniertem Zucker, gefolgt von Herzklopfen und Müdigkeit Schwindel, Zittern, Kopfschmerzen	niedriges Magnesium Mangel an Prostaglandin PGE1 (eine entzündungshemmende Substanz) erhöhtes Insulin	Magnesium Zimt essenzielle Fettsäuren: z. B. Udo's Ölmischung, alternativ eine Kombination aus Fischöl oder einem Leinsamenöl und Nachtkerzenöl
PMS-4	schmerzhafte und klumpige Blutung	erhöhtes Prostaglandin PGE2 (eine entzündungsfördernde Substanz) Mangel an entzündungshemmenden Substanzen evtl. Magnesiummangel	Hasenohr (Bupleurum falcatum; bei klumpiger Blutung) Chinesische Engelwurz (Angelica sinensis, Dang Gui) Magnesium essenzielle Fettsäuren: Fischöl (für Vegetarier: Leinsamenöl)

Bei Wechseljahrbeschwerden:

- Bei Hitzewallungen ist es wichtig herauszufinden, ob dafür ein Progesteronmangel oder eine Leber-Galle-Stauung verantwortlich ist. Es kann aber auch beides zutreffen.
  - Bei Progesteronmangel helfen Trauben-Silberkerze (Cimicifuga racemosa) und Salbei (Salvia officinalis).

- Ausgezeichnet bei Leber-Galle-Problemen sind Artischocke (Cynara cardunculus), Mariendistel (Silybum marianum), Hasenohr (Bupleurum falcatum) sowie Spaltkörbchen (Schisandra chinensis).
- Zur Stärkung der Nebennieren ist Rhodiola rosea (Rosenwurz) hervorragend geeignet; wenn auch Erschöpfung hinzukommt, entweder Sibirischer Ginseng (Eleutherococcus senticosus) oder Withania somnifera (Schlafbeere, »indischer Ginseng«)
- Bei niedrigem Blutdruck hilft Süßholz bzw. Lakritze (Glycyrrhiza glabra)

Gesunde Brüste

Bei diesem Text handelt es sich um die gekürzte Version eines Zeitungsartikels, den ich geschrieben habe. einige Informationen sind Wiederholungen, doch ich habe sie aufgrund ihrer Wichtigkeit dringelassen.

Wir wissen heutzutage ziemlich gut, wie man Brustgewebe gesund erhält. Frauen in die Lage zu versetzen, für diesen enorm wichtigen Teil ihrer Gesundheit selbst Verantwortung zu übernehmen, ist von grundlegender Bedeutung für die Zukunft aller Frauen. Was wissen wir also über gesunde Brüste?

Hormone, Stress und die Leber

Obwohl das Hormon Östrogen viel Gutes für unsere Gesundheit tut, kann zu viel davon oder zu viel von einem bestimmten Typ mit bestimmten Brustkrebsarten in Verbindung gebracht werden. Was im Zusammenhang mit unseren Hormonen wichtig ist, ist die Frage, weshalb Östrogen heute – im Gegensatz zu früher – ein Problem darstellt. Die Produktion von Stresshormonen liefert einen Teil der Antwort, der andere liegt in der Leber, wo Östrogen entgiftet und ausgeschieden wird.

In Stresssituationen bilden wir eines unserer Hauptstresshormone – Adrenalin und Cortisol – oder auch alle beide. Adrenalin teilt sämtlichen Körperzellen mit, dass höchste Gefahr droht, und Cortisol verbreitet die Information, dass es nichts mehr zu essen gibt. In der Folge wird die Produktion eines anderen Hormons, nämlich des Geschlechtshormons Progesteron, das vor Brustkrebs schützen kann (außer bei einem bestimmten Brustkrebstyp, den man als »Progesteronrezeptor-positiv« bezeichnet), so weit wie möglich zurückgefahren, da der Körper es in erster Linie mit Fruchtbarkeit verbindet. Und wenn der Körper annehmen muss, dass Lebensgefahr droht und das Essen knapp ist, verschiebt er potenzielle Schwangerschaften lieber auf bessere Zeiten. Das ist der erste Teil unseres Östrogenproblems: Im Verhältnis zu Progesteron gibt es zu viel Östrogen. Diese Situation kann auch durch die Einnahme von synthetischen Östrogenen eintreten, etwa mit der Antibabypille oder im Rahmen einer Hormonersatztherapie.

Das zweite Geschehen, das wir im Blick haben müssen, ist der Weg, über den Östrogen aus dem Körper entfernt wird. Nachdem ein Östrogenmolekül seine Aufgabe im Körper erfüllt hat, wird es zur Leber transportiert und dort chemisch verändert, damit es ausgeschieden werden kann. Dieser Prozess läuft in zwei Phasen ab. Im Laufe der Zeit kann es in der zweiten Phase zu »Stauungen« oder »Verstopfungen« kommen, wie auf einer überlasteten Hauptverkehrsstraße. Unsere Leber ist eine große Entgiftungsanlage. Aber wenn sie über die Jahre mit zu viel Koffein, zu viel raffiniertem Zucker, zu vielen Transfetten oder zu vielen Nebenprodukten einer stark verlangsamten Verdauung (Verstopfungsneigung) »zugemüllt« worden ist, dann kann Östrogen – nachdem es seine erste Umbauphase hinter sich hat – nicht auf die Ausscheidungsautobahn auffahren, weil die hoffnungslos überlastet ist. Stattdessen wird es von der Leber wieder in den Körperkreislauf zurückgeschickt. Ihr Körper bekommt es dann sowohl mit diesem »recycelten« als auch mit dem von den Eierstöcken und den Fettzellen neu gebildeten Östrogen zu tun. Bei Frauen mit östrogenempfindlichem Brustkrebs wurden 400-mal höhere Mengen von recyceltem Östrogen im Blut gefunden.

Eine der besten Maßnahmen, um das Brustgewebe gesund zu erhalten, ist ein pfleglicher Umgang mit der Leber. Ein regelmäßiger überhöhter Alkoholkonsum scheint mit Veränderungen des Brustgewebes (fibrös-zystischer Mastopathie) und einem erhöhten Brustkrebsrisiko einherzugehen. Kardiologische Gesellschaften in aller Welt empfehlen Frauen, nicht mehr als 10 Gramm Alkohol pro Tag (das entspricht 125 ml Wein oder 250 ml Bier) zu sich zu nehmen und an zwei Tagen pro Woche komplett auf Alkohol zu verzichten. Wenn Sie gerne einmal ein Gläschen Wein trinken, dann tun Sie es bitte nur zu besonderen Gelegenheiten und auf keinen Fall täglich. Mineralwasser mit einer Zitronen- oder Limettenscheibe ist eine wunderbare und erfrischende Alternative.

Koffein – insbesondere Kaffee – soll ebenfalls eine Rolle bei der Entstehung der fibrös-zystischen Mastopathie spielen. Andererseits wurde bei einer ganzen Reihe von Krebsarten, Brustkrebs eingeschlossen, für grünen Tee immer wieder eine schützende Wirkung nachgewiesen. Die meisten Frauen sind sehr überrascht über die Veränderungen an ihren Brüsten, wenn sie eine Zeit lang auf Kaffee und Alkohol verzichtet haben. Probieren Sie es. Gönnen Sie sich eine Auszeit von diesen Substanzen, egal wie sehr Sie sie mögen oder wie sehr Sie von ihnen abhängen. Probieren Sie es für eine Woche, eine winzige Woche Ihres langen, langen Lebens. Wenn es Ihnen leichtfällt, machen Sie zwei Wochen draus.

Ernährung und Bewegung

Was den Zusammenhang zwischen Ernährung und Brustgesundheit angeht, stehen Obst und Gemüse ganz oben auf der Hitliste. Alle Kreuzblütler (Brassicaceen, die Mitglieder der Kohlfamilie) verfügen über erhebliche Krebsschutzeigenschaften. Besonders hervorzuheben ist Brokkoli, denn er enthält ein Senföl namens Sulforaphan, das dem Körper hilft, karzinogene (krebserregende) Substanzen auszuscheiden – und zwar schon nach zehn Tagen täglichen Brokkoliverzehrs. Es verhindert außerdem, dass Östrogen an Brustkrebszellen bindet und diese zum Wachsen anregt. Für die Brustgesundheit ist das ein äußerst wichtiger Prozess. Und zum Glück wird Sulforaphan beim Kochen nicht zerstört. Also, Mädels, esst Brokkoli!

Obst und Gemüse sind zudem reich an Betacarotin. Frauen mit Brustkrebs haben häufig geringere Betacarotinmengen im Blut, allerdings können die Forscher nicht sagen, ob dies eine Ursache oder eine Folge der Erkrankung ist.

Obst und Gemüse gehören jeden Tag auf den Teller, fünf Portionen werden empfohlen.

Versuchen Sie, den Konsum von frittierten und in Fett gebackenen Produkten und von über Holzkohle gegrilltem Fleisch auf ein Minimum zu reduzieren. Auch hier gibt es Hinweise, dass sich ein Weniger an tierischen und ein Mehr an pflanzlichen Produkten positiv auf die Brustgesundheit auswirkt.

In der medizinischen Fachliteratur finden sich immer mehr Berichte über Insulinresistenz als wichtigen Faktor bei der Entstehung verschiedener Krebsarten. Insulin ist ein Hormon, das auch als Wachstumsfaktor fungieren kann. Es regt Zellen zum Wachstum an: Fettzellen, normale Körperzellen, Krebszellen oder Vorstufen davon. Der beste Weg, die Insulinproduktion im Körper zu beschränken, sind Mahlzeiten, die nicht allein aus Kohlenhydraten bestehen. Die einzigen Kohlenhydrate, die die Menschen traditionell gegessen haben, waren die aus Beeren und Hülsenfrüchten (zum Beispiel Linsen, Erbsen, Bohnen, aber auch Kichererbsen). Heute werden wir mit hoch verarbeiteten Lebensmitteln konfrontiert, von denen die meisten reich an Zucker und Stärke sind. Schränken Sie den Konsum solcher Lebensmittel stark ein.

Halten Sie sich immer wieder vor Augen, dass das, was Sie jeden Tag tun, mehr Einfluss auf Ihre Gesundheit hat als das, was Sie nur hin und wieder tun. Es geht nicht darum, etwas für immer und ewig vom Speiseplan zu streichen. Es geht darum, sich selbst einzugestehen, was man für sich als richtig erkannt hat. Niemand weiß besser als Sie selbst, ob Sie von irgendetwas zu viel essen oder trinken – sei es nun Alkohol, Kaffee oder Zucker. Ändern Sie die Dinge, von denen Sie wissen, dass Sie sie ändern sollten.

Zu guter Letzt: Bewegen Sie sich. Regelmäßige körperliche Aktivität wirkt sich in vielen Bereichen der Gesundheit positiv aus, zum Beispiel auf den Insulinspiegel und das Körperfett. Beide gelten, im Übermaß vorhanden, als Risikofaktoren für Brustkrebs.

Nährstoffe für gesunde Brüste

Dass Iod für die Schilddrüse wichtig ist und verhindert, dass man einen Kropf bekommt, haben die meisten vermutlich schon einmal gehört. Weniger bekannt ist jedoch, welche Rolle Iod für die Brustgesundheit spielt. Ebenso wie die Eierstöcke speichern auch die Brüste Iod. Es gibt Studien, die zeigen, dass eine Östrogenform, die zusammen mit Brustkrebs auftritt, von den Eierstöcken gebildet wird, wenn dort Iodmangel herrscht. Sobald die Iodlevel wieder normal sind, verschwindet diese Östrogenform wieder. Verwenden Sie iodiertes Speisesalz oder Algenpulver zum Würzen oder nehmen Sie gegebenenfalls ein Nahrungsergänzungsmittel.

Für die Brustgesundheit von ebenso großer Bedeutung sind essenzielle Fettsäuren. Dazu gehören die Omega-3-Fettsäuren und die Omega-6-Fettsäuren. Sie kommen beispielsweise in fettem Fisch, Leinsamen, Wal- und Pecannüssen sowie in Nachtkerzen- und Borretschöl vor. Unter Umständen kann es schwierig sein, sich über die Nahrung ausreichend mit diesen lebenswichtigen Fettsäuren zu versorgen, dann wäre ein Nahrungsergänzungsmittel, das Fisch- oder Leinöl kombiniert mit Nachtkerzenöl enthält, eine mögliche Lösung.

Weitere für die Brustgesundheit wichtige Substanzen sind die Mineralstoffe Magnesium und Selen. Grüne Blattgemüse sind reich an Magnesium, während Paranüsse viel Selen enthalten. Versuchen Sie, beides täglich in Ihren Speiseplan einzubauen.

Vitamin C wiederum ist für viele Aspekte unserer Gesundheit ein Segen. Es sorgt unter anderem dafür, dass die Reaktionszeit der weißen Blutkörperchen beschleunigt wird und unser Immunsystem angemessen auf Reize reagieren kann.

Auch die Wirkungen von Vitamin B_6 auf die Brustgesundheit wurden schon intensiv untersucht. Gute Vitamin-B_6-Quellen sind Eier, Bananen und Avocados.

Kräuter für gesunde Brüste

Zwei meiner Lieblingsheilpflanzen wirken auf die Nebennieren: Rosenwurz (Rhodiola rosacea) und Ginseng, von dem es verschiedene Arten gibt. Gemeinsam ist diesen Pflanzen, dass sie als Adaptogene fungieren, das heißt, sie helfen dem Körper, sich an Stress anzupassen, indem sie die Stressantwort modulieren. Häufig wirken sie beruhigend auf das zentrale Nervensystem, das dann die Produktion von Stress- und Sexualhormonen wieder in geordnete Bahnen lenkt.

Andere Heilpflanzen dienen der Brustgesundheit, indem sie die Entgiftungsfunktion der Leber ankurbeln oder die Galleproduktion fördern. Galle wird für die Ausscheidung von fettlöslichen Substanzen benötigt, zu denen auch Cholesterin und Östrogen gehören. Heilpflanzen, die hier hilfreich sind, sind zum Beispiel Mariendistel (Silybum marianum), Artischocke (Cynara cardunculus), Hasenohr (Bupleurum falcatum) und Spaltkörbchen (Schisandra chinensis).

Möglichst meiden

Es gibt einige Dinge, die Sie nach Möglichkeit auf ein Minimum beschränken sollten. Dazu gehört unter anderem, die Aufnahme von Wachstumsfaktoren und ähnlichen Substanzen, beispielsweise Insulin, möglichst gering zu halten. Milchprodukte enthalten natürlicherweise Wachstumsfaktoren, da Milch den Zweck erfüllt, ein 45-Kilogramm-Kälbchen zu einem bis zu 1000 Kilo schweren Rindvieh heranwachsen zu lassen. Menschen müssen aber nicht in dem Maße wachsen. Wenn Milch getrunken werden soll, dann vielleicht eher die von Schafen und Ziegen. Aus Nüssen hergestellte Milchalternativen enthalten keine Wachstumsfaktoren.

Besorgniserregend sind auch die sich häufenden Hinweise auf die östrogenähnlichen Wirkungen mancher Pestizide und bestimmter Weichmacher in Kunststoffen. Sie können unser Hormonsystem irritieren, da sie an Östrogenrezeptoren binden und dem Körper »vormachen«, es sei Östrogen vorhanden (wo in Wirklichkeit gar keines ist) und entsprechende Reaktionen auslösen. Untersuchungen aus den USA zeigen, dass dort inzwischen ein Großteil der achtjährigen

Mädchen bereits in der Pubertät ist. Das bedeutet, dass die Geschlechtsreife und damit die Östrogenproduktion sehr viel früher einsetzt; entsprechend sind die Frauen – über ihre Lebensspanne betrachtet – einer wesentlich größeren Östrogenmenge ausgesetzt. Auch dass Frauen heute weniger Schwangerschaften durchleben, führt dazu, dass sie mehr Zeit in Zuständen mit Östrogendominanz verbringen. Schlechte Ernährung, Bewegungsmangel, ein hoher Körperfettanteil und die östrogenähnlichen Substanzen aus Kunststoffen werden von vielen Forschern dafür verantwortlich gemacht, dass die Mädchen heute früher in die Pubertät kommen. Machen Sie sich bewusst: Wir können sehr viel für unsere Gesundheit und die unserer Kinder tun, wenn wir diese Lebensstilfaktoren entsprechend korrigieren.

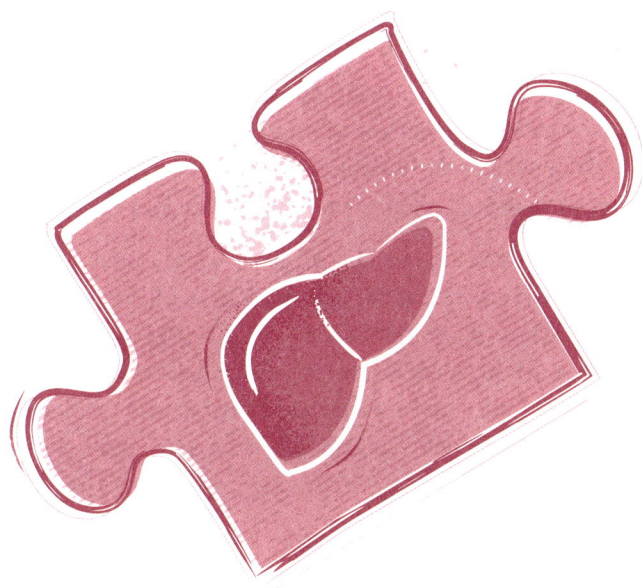

Baustein Nr. 4: Die Leber

Die Leber ist das zentrale Organ sämtlicher Stoffwechselprozesse. Ihre Aufgaben reichen von der Nährstoffspeicherung über die Entgiftung bis zum »Körperfett-Management« im Allgemeinen.

Das Zentrum des Stoffwechsels

Was die Fettverbrennung angeht, kann die Leber schon einiges vertragen. Zusammen mit der Gallenblase arbeitet dieses großartige Organ unermüdlich, um uns bei der Ausscheidung von fettigen Substanzen, gespeichertes Körperfett eingeschlossen, unter die Arme zu greifen.

Sie können sich diese Fettverbrennungsmaschine wie ein auf der Seite liegendes Dreieck vorstellen, das mit Milliarden kleiner Kringel gefüllt ist. Jeder dieser Kringel symbolisiert eine Leberzelle. Und nun stellen Sie sich vor, dass sich in jedem Kringel (also jeder Zelle) ein Hamster in einem Laufrad befindet, und der läuft und läuft und läuft. Mit jeder Umdrehung dieser Milliarden von Hamsterrädern wird unser Stoffwechsel am Laufen gehalten.

Wenn wir unsere Leber schlecht behandeln, können einzelne Zellen zugrunde gehen. Eine Zeit lang vermag die Leber tote Zellen zu ersetzen, doch irgendwann ist das nicht mehr möglich, dann nimmt ein Fetttropfen den Platz ein, an dem vorher der Hamster geschuftet hat. Je mehr solcher Fetttropfen sich in der Leber einnisten (man spricht dann von »Fettleber«), desto mehr verändert sich das Fettverteilungsmuster unseres gesamten Körpers. Das Erste, das den Menschen auffällt, ist eine Speckrolle am Oberkörper: Bei Frauen befindet sie sich direkt unterhalb des BH-Abschlusses, bei Männern in der Nähe der Brustmuskeln. Sie kann auftauchen und wieder verschwinden. Manchmal ist auch in der Mitte des Oberbauchs ein schmerzhafter Punkt zu ertasten. Falls Sie an der beschriebenen Stelle eine Speckrolle haben, sollten Sie etwas für Ihre Leber tun, der schmerzhafte Punkt weist darauf hin, dass Ihre Gallenblase Unterstützung braucht.

Doch die Leber spielt nicht nur für die Fettverbrennung eine wichtige Rolle, sondern im »Körperfett-Management« allgemein. Sie verwaltet auch andere Stoffwechselbereiche, die im Zusammenhang mit der Fettverbrennung von Bedeutung sind, zum Beispiel die für Cholesterin und Östrogen.

Die Entgiftung

Die Leber ist eines der größten Organe unseres Körpers, sie liegt direkt unter dem rechten Rippenbogen. Ihre Hauptaufgabe ist die Entgiftung, ein Begriff, der oft missverstanden wird. Die Entgiftung ist ein Vorgang, der jeden Tag ständig in jedem Menschen abläuft. Genau genommen handelt es sich dabei aber um einen Umbau- oder Transformationsprozess. Jede Substanz, die Ihnen schaden könnte, wenn sie sich in zu großer Menge in Ihrem Körper ansammelt, wird von der Leber in eine andere chemische Form umgewandelt, die weniger schädlich ist und vom Körper ausgeschieden werden kann. Mit unserem Verhalten haben wir Einfluss darauf, wie effizient die Leber ihre Aufgaben erfüllen kann.

Der Entgiftungsprozess im Detail

Im Rahmen der Entgiftung werden aus (fettlöslichen) »Giftstoffen« wie z. B. Stoffwechselendprodukten, Umwelt-Schadstoffen, Pflanzenschutzmitteln, Lebensmittelzusatzstoffen, Drogen oder Alkohol in der Leber (wasserlösliche) »Abfallprodukte« gebildet, die der Körper über Urin und Stuhl ausscheiden kann.

Der Prozess der Entgiftung läuft in zwei Schritten ab, die wir im Folgenden als Phase 1 und Phase 2 bezeichnen. Für einen reibungslosen Ablauf sind in beiden Phasen bestimmte Nährstoffe erforderlich. Über die Lebensmittel, die wir zu uns nehmen, beeinflussen wir die Effizienz der einzelnen Schritte sowie des gesamten Prozesses.

Nährstoffe für die Entgiftung

Für die erste Phase der Entgiftung brauchen wir viele verschiedene Nährstoffe, darunter Vitamin E, Vitamin C, Folsäure und andere B-Vitamine. Zu den besten Lieferanten von B-Vitaminen gehören Getreideprodukte. Aber nicht wenige Menschen fühlen sich wesentlich wohler, wenn sie diese Nahrungsmittel von ihrem Speiseplan streichen. Die

Gründe dafür sind unterschiedlich. Einige berichten, dass sie sehr schnell Gewicht verloren haben, als sie zu einer proteinreichen, kohlenhydratarmen Ernährung ohne Getreide übergingen, die Ende der neunziger Jahre als das Nonplusultra für alle Abnehmwilligen propagiert wurde (und doch nur eine populäre Diät aus den siebziger Jahren wiederbelebte). Andere stellten fest, dass sie auf Getreideprodukte mit Reflux oder starken Blähungen reagierten, und veränderten ihre Ernährung so, wie es ihnen gut tat.

Wenn Sie Getreide und Vollkornprodukte vertragen und gerne essen, dann genießen Sie sie weiterhin. Ist das nicht der Fall, dann lassen Sie sie weg. Ihr Körper weiß am besten, was ihm guttut. Aber achten Sie darauf, genügend B-Vitamine aufzunehmen, da sonst die erste Entgiftungsphase nicht optimal funktioniert. Für Menschen, die sich kohlenhydratarm ernähren oder die nur wenige oder gar keine Getreideprodukte essen, kann es sinnvoll sein, ein entsprechendes Nahrungsergänzungsmittel einzunehmen.

Es gibt nur eine Straße in die Leber hinein, aber mehrere Wege aus ihr heraus. Wie für Phase 1 werden auch für Phase 2 bestimmte Nährstoffe gebraucht, damit die Entgiftung funktioniert. Dabei handelt es sich vor allem um spezielle Aminosäuren sowie Schwefel.

Nehmen Sie sich den nächsten Satz zu Herzen: »Du bist, was du isst.« Die eiweißhaltigen Nahrungsmittel, die wir verzehren, werden zu Aminosäuren abgebaut. Aus diesen Aminosäuren bildet unser Körper dann beispielsweise Antikörper für das Immunsystem, um Infektionen abzuwehren. Oder er macht daraus Neurotransmitter, also Botenstoffe, die im Gehirn die Stimmung und die Denkfähigkeit beeinflussen. Außerdem sind Aminosäuren Grundbausteine der Muskelfasern, die es uns ermöglichen, etwas hochzuheben und zu tragen. Es kommt tatsächlich darauf an, was wir essen. Denn es wird ein Teil von uns.

Den Schwefel, der in Phase 2 der Entgiftung gebraucht wird, können Sie zum Beispiel aus Eiern, Zwiebeln und Knoblauch aufnehmen. Er ist aber auch in vielen Vertretern der Kohl-Familie enthalten. Dazu gehören vor allem Brokkoli, Weißkohl, Grünkohl, Rosenkohl und Blumenkohl.

Die Leber stellt Enzyme her, die die Transformation jeder einzelnen Substanz bewerkstelligen, und in Abhängigkeit davon, wie hoch die Produktionsrate dieser Enzyme ist, werden die entsprechenden Substanzen verarbeitet. Das, was wir unserer Leber aufbürden, entscheidet also, wie schnell der Entgiftungsprozess abläuft.

Belastungen für die Leber

Zu den Faktoren, die die Leber belasten, gehören unter anderem:
- Alkohol
- Koffein
- Transfette
- Zucker, Fruktose (Fruchtzucker) und Saccharose (Haushaltszucker) eingeschlossen. Im Insulin-Kapitel (S. 185) gehen wir ausführlich auf die verschiedenen Zuckerarten ein.
- Synthetische Substanzen, wie Pflanzenschutzmittel, Medikamente, Hautpflegeprodukte
- Infektionen, zum Beispiel durch Viren (wie die Hepatitis-Viren B und C oder das Epstein-Barr-Virus)

Da synthetische Substanzen in unserer Umwelt heutzutage eine enorm große Rolle spielen, möchte ich im Folgenden darauf etwas genauer eingehen.

Pflanzenschutzmittel

Was Pflanzenschutzmittel angeht, kann man getrost sagen, dass wir die Versuchskaninchen in einem gigantischen Experiment zu den Folgen der Langzeitaufnahme solcher Substanzen sind. Die Bilderbuchäpfel, die uns angeboten werden, sehen deshalb so schön aus, weil sie entsprechend mit Pestiziden behandelt wurden. Wir können die Chemikalien auf der Schale nicht sehen, nicht riechen und nicht schmecken, aber sie sind da. Pestizide müssen natürlich getestet werden, bevor sie auf Pflanzen aufgebracht werden dürfen, die für den Verzehr bestimmt sind. Dennoch bin ich der Meinung, dass die Zeiträume, mit denen in den Versuchsreihen gearbeitet wird (gehen wir mal von sechs Monaten aus), nichts darüber aussagen, wie sich die Chemikalien auswirken, wenn sie ein ganzes Leben lang ständig aufgenommen werden. Und was ebenfalls nicht untersucht werden kann, ist die Wechselwirkung der unterschiedlichen Substanzen, die tagtäglich in unserem Körper zusammentreffen, wenn wir uns von Produkten aus konventioneller Landwirtschaft ernähren.

Frische, unbehandelte Lebensmittel sind für unsere Ernährung unglaublich wichtig, deshalb empfehle ich meinen Klienten, wann immer es möglich ist, Bioprodukte zu kaufen. Es spielt auch eine Rolle, wie wir Nahrungsmittel essen. Eine Banane schälen wir zum Beispiel. Vielleicht wurde sie gespritzt, aber wie viel von dem Gift dringt durch die Schale? Wir wissen es nicht. Aber ganz sicher wären unter der Schale, im Fruchtfleisch, weniger Rückstände zu finden als auf der Schale. Gegen eine konventionell angebaute Banane kann man (in puncto Leberbelastung) also nicht allzu viel sagen. Bei einem Apfel allerdings essen wir in der Regel die ganze Frucht inklusive Schale. In diesem Fall wäre ein Exemplar aus biologischem (oder biodynamischem) Anbau tatsächlich besser. Und bedenken Sie: Biolebensmittel kosten, was Lebensmittel eigentlich kosten müssten.

Vor einigen Jahren hatte ich ein Café mit Bioprodukten. Einmal pro Woche kam ein Landwirt aus der Nähe vorbei und brachte mir Kräuter und Gemüse – frisch vom Feld und aus biodynamischem Anbau. Wir setzten uns dann immer ein paar Minuten zusammen um zu plaudern, und er hatte stets interessante Geschichten von seinem Hof auf Lager. Einmal fragte ich ihn, wie es ihm gehe, und seine Antwort ließ sich als »nicht so gut« interpretieren. Ich bohrte nach und erfuhr, dass sein Brokkolifeld buchstäblich über Nacht von Schnecken heimgesucht worden war. Ich schwieg und dachte darüber nach, was das für ihn bedeutete. Wenn er sie nicht loswürde, würden die gefräßigen Tiere einen Teil seiner sowieso nicht so üppigen Lebensgrundlage vernichten. Darum fragte ich ihn, was er gegen die Schnecken in seinem Brokkolibeet unternommen habe, wohl wissend, dass er bei der von ihm gewählten Anbauform sicher kein Gift spritzen würde (womit die Angelegenheit in einer halben Stunde erledigt gewesen wäre). Er erklärte mir, dass Schnecken ihre Fähigkeit verlieren, sich an Oberflächen »festzusaugen«, wenn diese mit Salzwasser benetzt sind. Also mischte er in einer Flasche Wasser und Salz, kroch zwei Tage lang auf allen Vieren zwischen seinen Brokkolipflänzchen herum und bespritzte deren Blätter mit Salzwasser. Die Schnecken brachte er nicht einfach um, sondern sammelte sie ein und verfütterte sie an seine Hühner, »damit sie in der Nahrungskette blieben«, wie er es so schön formulierte. Vergleichen Sie die beiden Szenarien: eine halbe Stunde Giftspritzen gegen zwei Tage auf dem Acker herumkriechen. Genau das macht für mich den Unterschied im Preis von konventionell oder biologisch erzeugten Lebensmitteln. Es spiegelt den eigentlichen Preis von Nahrung wider, und gesünder ist es auch noch. Je mehr Menschen sich für Bioprodukte entscheiden, desto billiger werden sie irgendwann werden. Je mehr Bioprodukte nachgefragt werden, desto mehr werden irgendwann angeboten. Ich weiß, ich predige gerade mal wieder ... dabei will ich mit meinen Empfehlungen doch immer realistisch und praxisnah sein. Also, in einfachen Worten: Verwenden Sie Bioprodukte, wann immer es Ihnen möglich ist.

Falls Bioprodukte an Ihrem Wohnort schwer zu bekommen sind oder wenn Sie sie sich nicht leisten können oder wollen, hier eine Möglichkeit, wie Sie konventionelle Ware von Pestiziden befreien können. Pestizide sind in der Regel fettlöslich, das heißt, mit Waschen allein kriegt man sie nicht weg; normales Waschen entfernt lediglich Keime und Schmutz. Um Schmutz, Keime und Pestizide in einem Arbeitsgang zu beseitigen, füllen Sie Ihr Spülbecken zu drei Vierteln mit Wasser und zu einem Viertel mit Essig. Darin waschen Sie Ihr Obst und Gemüse, anschließend spülen Sie es unter fließendem Wasser ab, tupfen es trocken und legen es bis zur Verwendung beiseite.

Hautcreme zum Essen? Das wäre schön!

Wenn wir über synthetische Stoffe sprechen, die die Leber belasten, dann dürfen wir Hautpflegeprodukte keinesfalls außer Acht lassen. Es wäre verrückt anzunehmen, dass wir über unsere Haut nichts in den Körper aufnehmen. Denken Sie nur an die Wirkungsweise von Nikotinpflastern, dann sehen Sie, dass die Haut ein einfacher und schneller Weg ist, um Substanzen in den Blutkreislauf zu bringen. Das Blut transportiert die Stoffe zur Leber, und die muss sie dann entgiften. Doch es gibt eine ganze Reihe von Kosmetikfirmen, die auf synthetische Zusätze verzichten. Informieren Sie sich über Naturkosmetik, beispielsweise in Bio-Supermärkten. Ich sage gerne: »Es wäre doch schön, wenn wir unsere Hautcreme essen könnten.«

Körpereigene Stoffe müssen auch umgewandelt werden

Nicht nur die Dinge, die wir essen oder die wir uns auf die Haut schmieren, stellen die Entgiftungsprozesse vor Probleme. Auch Stoffe, die unser Körper selbst produziert, müssen in der Leber umgewandelt werden, damit sie ausgeschieden werden können. Zu diesen Stoffen gehören:

- Cholesterin
- Steroidhormone wie Östrogen
- Substanzen, die sich bei mangelhafter Verdauung, bei Verstopfung oder aufgrund einer Reizdarmproblematik bilden

Mir sind schon sehr viele Menschen begegnet, die ihre Leber nicht in der oben beschriebenen Art und Weise belastet haben und die trotzdem unter schrecklichen Menstruationsbeschwerden leiden oder ständig mit Reizdarm oder Verstopfung zu kämpfen haben. Sie weisen oft ganz klare Symptome auf, die anzeigen, dass ihre Leber Hilfe braucht (siehe Liste am Ende des Kapitels). Klumpen in der Monatsblutung sind beispielsweise ein klassisches Zeichen für eine gestaute Leber. Wenn Ihr Körper versucht, Ihre Leber zu schützen, indem er die Cholesterinproduktion hochfährt, oder wenn Sie schon viele Jahre Probleme mit der Verdauung haben, dann ist es relativ wahrscheinlich, dass es Ihnen deutlich besser ginge und Ihre Kleider wieder lockerer säßen, wenn Sie einige der Maßnahmen zur Unterstützung der Leber umsetzten.

Cholesterin

Für unseren Körper ist Cholesterin von enormer Bedeutung. Leider hat diese wichtige Substanz einen äußerst schlechten Ruf, doch ohne sie könnten wir nicht existieren. Wir würden förmlich dahinschmelzen: Eine der Hauptaufgaben des Cholesterins ist es nämlich, die Membranen der Körperzellen (inklusive Blutkörperchen, Immun- und Nervenzellen) zu stabilisieren, ohne diesen Stoff wären sie so beweglich wie ein Ölfilm auf dem Wasser. Cholesterin sorgt also in den Membranen für das richtige Maß an Festigkeit und Elastizität. Außerdem ist es das Grundgerüst und somit Ausgangssubstanz für all unsere Geschlechtshormone, Progesteron und Testosteron eingeschlossen, sowie für die Gallensäuren und das im Körper gebildete Vitamin D.

Cholesterin, das der Körper selbst bildet (endogenes) oder das Sie von außen mit der Nahrung aufnehmen (exogenes), bleibt nicht immer Cholesterin. Und Sie wollen ja auch nicht, dass sich irgendwo zu viel Cholesterin ansammelt. Sie wollen es viel lieber in Form von Progesteron, Testosteron oder Östrogen haben. Unsere Ernährung steuert ungefähr 20 Prozent des Cholesterins bei, das in unserem Blut herumschwimmt. Die anderen 80 Prozent werden von der Leber hergestellt. Die Leber produziert Cholesterin, wenn sie sich schützen muss, denn Cholesterin ist für sie eine Art Entzündungshemmer. Die Substanzen, die die Leber belasten bzw. entzünden und die Cholesterinproduktion anheizen, haben wir weiter oben bereits aufgelistet! Gehen Sie pfleglich mit Ihrer Leber um, denn das ist einer der besten Wege, um den Blutcholesterinspiegel zu senken. Folgen Sie dafür den Empfehlungen am Ende des Kapitels.

Wenn sich Cholesterin anhäuft

Zwei Mechanismen können zu einer Anhäufung von Cholesterin führen. Stellen Sie sich einen gesunden Stoffwechsel wie einen ruhig dahinfließenden Strom vor. Sie möchten, dass eine kleine Menge des Cholesterins als solches erhalten bleibt, der weit überwiegende Teil jedoch soll in Steroidhormone umgewandelt werden. Männer und

Frauen stellen die drei wichtigsten Sexualhormone – Testosteron, Östrogen und Progesteron – gleichermaßen her, nur in unterschiedlichen Mengenverhältnissen: Männer produzieren mehr Testosteron, sehr viel weniger Östrogen und nur ein bisschen Progesteron. Frauen dagegen stellen mehr Östrogen und Progesteron her, dafür aber weniger Testosteron. Im Cholesterin-Stoffwechsel spielen bestimmte Enzyme eine Rolle, die die Sexualhormone in eine bestimmte Richtung »schieben«. Wie kann es nun zu einer Anhäufung von Cholesterin kommen? Kehren wir zu dem Bild des ruhig dahinfließenden Stroms zurück. Wenn quer durch den Fluss eine Barriere, ein Damm errichtet wird, dann wird das Cholesterin nicht in Sexualhormone umgewandelt, sondern häuft sich im Blut an. Das zieht zwei Probleme nach sich.

Zum einen kann zu viel Cholesterin im Blut ein gesundheitliches Problem darstellen (obwohl noch immer nicht entschieden ist, ob das wirklich auf die koronare Herzkrankheit zutrifft). Zum anderen können dann weniger Geschlechtshormone gebildet werden. Da diese Hormone eine große Rolle für die Vitalität spielen, hängt es von ihnen ab, ob Sie morgens voller Energie aus dem Bett springen oder sich lediglich mühsam über die Bettkante schieben. Wenn Ihre Geschlechtshormone in der richtigen Menge und im richtigen Mengenverhältnis zueinander vorhanden sind, geht es Ihnen prächtig.

Die richtige Ernährung

Damit der Cholesterin-Stoffwechsel reibungslos funktioniert, Cholesterin also in Geschlechtshormone umgewandelt werden kann, ist ein bestimmter Zinkspiegel nötig, und essenzielle Fettsäuren (v. a. Omega-3) sind ebenfalls wichtig.

Die besten Quellen für Omega-3-Fettsäuren stellen Fisch (fetter Seefisch), Leinsamen, Wal- und Pecannüsse dar. Nachtkerzen- und Borretschöl wiederum sind gute Quellen für Omega-6-Fettsäuren.

Das Lebensmittel mit dem höchsten Zinkgehalt ist die Auster. Rind- und Lammfleisch enthalten auch etwas Zink, ebenso Samen, etwa

Sonnenblumen- oder Kürbiskerne. In Zahlen ausgedrückt: Austern enthalten (durchschnittlich) 70 Milligramm Zink pro 100 Gramm, während Rind – die zweitbeste Zinkquelle – nur 4 Milligramm pro 100 Gramm aufweist. Lammfleisch hat im Schnitt 2,9 Milligramm pro 100 Gramm, Samen bringen es auf 0,9 Milligramm pro 100 Gramm.

Vor noch gar nicht allzu langer Zeit versorgten uns pflanzliche Nahrungsmittel noch zuverlässig mit Zink. Aber Nahrungsmittel sind nur so gut wie der Boden, auf dem sie wachsen, und wenn ein Nährstoff nicht im Boden ist, kann er auch nicht in der Pflanze und dem daraus hergestellten Produkt enthalten sein. Die meisten Böden in den Industrienationen weisen einen Zinkmangel auf, mit Ausnahme der biologisch oder biologisch-dynamisch bewirtschafteten Landwirtschaftsflächen.

Ein Erwachsener benötigt mindestens 15 Milligramm Zink pro Tag, damit sein Körper seine Grundfunktionen aufrechterhalten kann. Für einen optimalen Gesundheitszustand sollte es vermutlich aber noch etwas mehr sein. Und woher bekommen wir nun unser Zink? Die Antwort lautet: Die meisten von uns bekommen es nicht. Glaubt man manchen Studien, so leiden 70 Prozent der Menschen in den Industrienationen unter Zinkmangel. Und das obwohl wir es brauchen, um den Blutcholesterinspiegel unter Kontrolle zu halten und die richtigen Mengen Geschlechtshormone herzustellen. Außerdem ist es auch wichtig für die Haut und die Wundheilung sowie die Verdauung und das Immunsystem. Ja, Zink, ist ein mächtiger kleiner Mineralstoff!

Cholesterin-Ausscheidung

Der zweite wesentliche Aspekt im Hinblick auf Cholesterin-Stoffwechsel und Lebergesundheit betrifft die Ausscheidung von Cholesterin. Der gleiche Mechanismus gilt übrigens auch für Östrogen – falls Sie nach der Lektüre der vorherigen Kapitel zu dem Schluss gekommen sind, dass bei Ihnen eine Östrogendominanz vorliegt, ist das jetzt enorm wichtig.

Wenn eine Substanz, die die Leber belastet, an der »Eingangstür« der Leber ankommt, muss sie umgewandelt werden, unabhängig davon, ob es sich um eine mit der Nahrung zugeführte oder eine vom Körper selbst produzierte Substanz handelt. Insbesondere Alkohol muss mit Priorität behandelt werden. Ich sage das nicht einfach so, es ist schlicht eine Tatsache: Alkohol ist für unseren Körper ein Gift. Er kann nicht als solcher ausgeschieden werden, deshalb muss er in Acetaldehyd umgewandelt werden. Acetaldehyd ist die Substanz, die am Tag nach einem heftigen Alkoholrausch für Kopfschmerzen und andere Katersymptome sorgt.

Wenn also Leber-belastende Stoffe an der »Eingangstür« der Leber auftauchen (wir bleiben jetzt mal beim Cholesterin), dann durchlaufen sie die Phase 1 der Umwandlung bzw. Entgiftung. Zwischen Eingangstür und »Lebermitte« ist Cholesterin noch Cholesterin, auch wenn geringfügige Änderungen vorgenommen wurden. Dieses leicht modifizierte Cholesterin will dann einen der unterschiedlichen Wege der Entgiftungsphase 2 einschlagen. Sobald es das getan hat, ist es nochmals leicht verändert und in der nun vorliegenden Form kann es ausgeschieden werden und den Körper für immer verlassen.

Cholesterin-Recycling

Zu gesundheitlichen Problemen kommt es aber, wenn der Verkehr in den Phase-2-Wegen so dicht ist wie im Feierabendberufsverkehr. Es kommt dann unweigerlich zum Stau. Nach jahrelangem Konsum von »giftigen« Substanzen oder nach Hormonstörungen oder Verdauungsproblemen können die Ausfallstraßen aus der Leber »verstopft« sein. Die üblichen Leberfunktionstests zeigen das nicht an. Erst nach Jahren der Überlastung lassen die Standardtests die Stauung erkennen, die zur Erhöhung der entsprechenden Werte geführt hat. Wenn ein Stau den normalen Phase-2-Weg versperrt, kommt das Cholesterin mit den leichten Veränderungen aus Phase 1 in der Mitte der Leber an und kann dann nicht weiter. Aber hier, in der Mitte der Leber, kann es auch nicht bleiben, weil ständig noch mehr Müll zur Beseitigung angeliefert wird. Deshalb entlässt die Leber das Cholesterin (oder auch das

Östrogen) zurück in den Blutkreislauf. Was unserer Gesundheit schadet, sind diese recycelten Substanzen und nicht die Substanzen an sich. Auch auf die Gefahr hin, mich zu wiederholen: Wir sollten unsere Leber besser pflegen, um dieses Recyclingproblem zu vermeiden.

Im Übrigen ist es das recycelte Östrogen, das Sie in Bezug auf das Krebsrisiko an den weiblichen Geschlechtsorganen im Auge behalten sollten. Östrogen ist ein wunderbares Hormon, vorausgesetzt es handelt sich um die richtigen Östrogentypen und die richtige Menge. Doch zu viel Östrogen oder zu viel vom falschen Typ führen zu Problemen, einmal wegen der Östrogenmenge an sich und zum anderen, weil die Progesteronproduktion nicht ausreicht, um einen Ausgleich zu schaffen. Wir sollten unserer Leber mehr Aufmerksamkeit schenken und ihr weniger Lasten aufbürden.

Schutz durch Antioxidanzien

Neben den Entgiftungswegen der Phasen 1 und 2 verfügt unser Körper noch über weitere Schutzmechanismen: Die Entgiftung durch antioxidative Vorgänge ist ein großartiger Aspekt unserer Biochemie. Was uns Menschen am Leben erhält, ist die Atmung: Wir atmen Sauerstoff ein und Kohlendioxid aus. Wenn wir »Sauerstoff« sagen, meinen wir in der Regel den Luftsauerstoff, der aus zwei Atomen des chemischen Elements Sauerstoff zusammengesetzt ist.

Bei der Atmung (und auch bei vielen anderen biochemischen Vorgängen im Körper) werden die beiden Sauerstoffmoleküle voneinander getrennt, sie werden zu sogenannten freien Radikalen. Und diese kleinen, sehr reaktionsfreudigen Biester sind bitterböse, weil sie ihre »bessere Hälfte« verloren haben. In diesem Zustand können sie Zellen und Gewebe schädigen. Eine der wichtigsten Maßnahmen, um sich vor den Schäden durch freie Radikale zu schützen, stellt für den Körper die Aufnahme von Antioxidanzien dar.

Wo kommen Antioxidanzien vor?

Nahrungsmittel aus farbigen Pflanzenbestandteilen enthalten viele Antioxidanzien, zum Beispiel Heidelbeeren, grüner Tee, Rotwein oder auch Schokolade. Diese Beispiele werden immer wieder genannt, wenn ich das Publikum während eines Vortrags danach frage. Die Schalen und die Kerne von blauen Trauben enthalten besonders viele Antioxidanzien, das heißt, Traubensaft ist (aus antioxidativer Sicht) genauso wirkungsvoll wie Rotwein. Antioxidanzien aus Obst und Gemüse geben den »giftigen« freien Radikalen einen neuen Partner, und schon sind sie wieder glücklich und zufrieden und richten keinen Schaden mehr an. Super, oder?

Wie freie Radikale Schaden anrichten

Hier ein Beispiel, wie freie Radikale Gewebe schädigen können. Stellen Sie sich ein Blutgefäß vor, das zum Herzen führt. Ein freies Radikal schwirrt im Blut herum und schrammt auf einmal an der Gefäßwand entlang. Es hinterlässt eine Schramme, ähnlich wie ein Golfschläger im Grün, wenn man falsch getroffen hat. Das geschädigte Blutgefäß stößt einen Hilferuf aus, und in diesem Fall naht das Cholesterin als Retter. Cholesterin spielt hier den Ersthelfer und den Verband zugleich, indem es sich über die Verletzung legt. Dann schickt es eine Botschaft an seine Cholesterinkumpels und lädt sie zu einem Erste-Hilfe-Happening ein, und natürlich kommen alle, sie versammeln sich an, um und auf dem Cholesterin, das als Erstes angekommen ist. Der Cholesterinverband wird so immer größer, schließlich oxidiert er und wird hart. Dann nennt man diese Ablagerung, die auch das Gefäß verengt, eine »Plaque« und den Vorgang »Arteriosklerose«. Vorher konnte das Blut durch ein weites, offenes Gefäß strömen, nun muss es sich durch einen engen Kanal voller Hindernisse pressen. Der Blutkreislauf – und nur er – verteilt Sauerstoff und Nährstoffe im Körper. Unser Herz ist ein Muskel und es braucht beides, Sauerstoff und Nährstoffe, um arbeiten zu können. Bekommt es über längere Zeit nicht genug davon, muss es seine Tätigkeit teilweise einstellen: Sein Träger erleidet einen Herzinfarkt.

Was kann man tun?

Es gibt auch eine gute Nachricht: Die Ablagerungen in den Blutgefäßen können wieder aufgelöst werden. Das verhärtete Cholesterin, aus dem sie bestehen, ist das LDL-Cholesterin, das oft auch das »böse« Cholesterin genannt wird. Das »gute« HDL-Cholesterin kommt an den Plaques vorbei, löst LDL ab und nimmt es mit. Wohin? Richtig, zur Leber. An der »Eingangstür« angekommen, wartet das Cholesterin auf seine Entgiftung. Wenn die Leber gut funktioniert, wird es umgewandelt, ausgeschieden und ist für immer verschwunden. Wenn die Leber allerdings mit Substanzen vollgepackt ist, die bei der Entgiftung höhere Priorität genießen, als das gute alte, hausgemachte Cholesterin – was auf die meisten anderen Stoffe zutrifft, die in der Leber landen –, dann kommt das Cholesterin in der Lebermitte an, wird von dort aus zu früh freigesetzt und wieder in den Blutkreislauf aufgenommen. Das ist einer der Hauptgründe dafür, dass Ihre Blutcholesterinwerte mal höher und mal tiefer sind. Allerdings können die Cholesterinwerte bei einer Störung der Schilddrüse ebenfalls erhöht sein.

Zeichen, dass die Leber Hilfe braucht

An den folgenden Anzeichen und Symptomen erkennen Sie, dass Ihre Leber dringend Unterstützung benötigt:

- »Leberrolle«: Speckrolle unterhalb des BH-Abschlusses bei Frauen, bei Männern unterhalb der Brustmuskeln
- Schmerzempfindlicher Punkt am Oberbauch (kann ein Hinweis auf Gallenblase, Herzeleid oder eine schwere Enttäuschung sein); wenn Ihre Gallenblase entfernt wurde, kann die Leber eine zusätzliche Unterstützung vertragen.
- Jähzorn, Reizbarkeit, Wutanfälle, Ungeduld
- prämenstruelles Syndrom (PMS)
- Cellulitis
- Neigung zum Schwitzen
- »Fliegende Mücken« (Mouches volantes) treiben durch das Gesichtsfeld.

- Aufwachen um 2 Uhr morgens
- schlechter Schlaf, wenn abends Alkohol getrunken wurde
- nächtliches Schwitzen
- kein Appetit beim Frühstück
- Verlangen nach Kaffee am Morgen
- erhöhte Cholesterinwerte
- Symptome von Östrogendominanz
- häufige Blähungen
- täglicher Alkoholkonsum
- über längere Zeit anhaltender täglicher Koffeinkonsum

Tipps für den Baustein Leber

- Legen Sie Zeiten fest, zu denen Sie diese Veränderungen vornehmen wollen. Zum Beispiel: »Alkohol trinke ich vier Wochen lang nur am Wochenende« oder »Ich trinke nur dann Kaffee, wenn wir sonntags zum Frühstücken ausgehen«.
- Legen Sie eine Alkoholpause ein.
- Trinken Sie nur am Wochenende Alkohol.
- Ersetzen Sie Kaffee durch grünen oder weißen Tee (oder – aber nicht zu oft – durch schwachen schwarzen Tee).
- Unterstützen Sie die Leber durch Heilpflanzen wie z. B.
  - Mariendistel, insbesondere wenn Sie täglich Alkohol trinken
  - Artischocke, insbesondere wenn Sie häufig unter Verstopfung leiden, eine »Leberrolle« haben oder eine schmerzempfindliche Stelle am Oberbauch
  - Hasenohr (Bupleurum), insbesondere wenn die Regelblutung klumpig ist
  - Schlafbeere (Schisandra), insbesondere wegen ihrer entgiftenden Wirkung (unterstützt auch die Nebennieren)
- Verwandeln Sie Wut in Leidenschaft, indem Sie vergangene Ereignisse anders interpretieren; die Energie von Wut und Leidenschaft ist dieselbe.
- Knabbern Sie Samen und Nüsse als Snacks.
- Essen Sie weniger Obst, ab dem späten Vormittag gar nicht mehr.

- Trinken Sie morgens Gemüsesaft oder einen »grünen Smoothie«.
- Lassen Sie probeweise vier Wochen lang alle Milchprodukte sowie alle (glutenhaltigen) Getreideprodukte weg. (Tipp: Milch- und glutenfreie Rezepte finden Sie beispielsweise in meinem Kochbuch »Stoffwechsel-Kick«!)
- Nehmen Sie ein Nahrungsergänzungsmittel mit essenziellen Fettsäuren; ein qualitativ hochwertiges mit einer ordentlichen Dosis Fischöl oder eine Kombination aus Leinsamen- und Nachtkerzenöl.
- Nehmen Sie zinkreiche Lebensmittel zu sich oder ggf. ein Zinksupplement; davon 15 bis 30 Milligramm pro Tag einnehmen, am besten abends vor dem Zubettgehen.

Alkohol

Den folgenden Artikel habe ich für die Januar-Ausgabe eines Magazins geschrieben. Einige Informationen wurden bereits an anderen Stellen erwähnt, dennoch möchte ich den Text der Vollständigkeit halber beibehalten.

Die Feiertage sind nun vorbei, doch die Nachwehen des übermäßigen Alkoholkonsums sind womöglich noch mehr oder weniger deutlich zu spüren. Vielleicht in Form von mehr Fettpölsterchen oder Cellulitis, vielleicht in Form von Energie- und Antriebsmangel oder vielleicht auch in Form von heftigeren PMS-Symptomen oder Stimmungsschwankungen. So schön es auch sein mag, ihn zu konsumieren, Alkohol beeinträchtigt das Denk- und Urteilsvermögen. Nicht selten tönen wir im Januar laut, was wir im neuen Jahr für unsere Gesundheit alles tun werden, zum Beispiel eine Zeit lang weniger oder gar keinen Alkohol mehr zu trinken. Es gibt Menschen, die suchen sich für ihre Alkoholpause den Februar aus, weil sie wissen, dass das der kürzeste Monat ist. Andere verlegen ihre vorübergehende Abstinenz in die Fastenzeit, weil es alte Tradition oder weil es wieder »chic« geworden ist.

Wir trinken aus vielen und sehr unterschiedlichen Gründen. Für manche gehört es zur Geselligkeit einfach dazu, für andere beginnt damit der Feierabend. Wieder andere lenken sich mit Alkohol von unliebsamen Gedanken und Gefühlen ab; für sie ist es eine Strategie, um mit Problemen umzugehen. Egal wie, viele von uns trinken zu viel, ohne dass es uns bewusst ist.

Welche Menge ist gesundheitlich unbedenklich?

Ein »Standarddrink« enthält 10 Gramm reinen Alkohol, egal um welches alkoholische Getränk es sich handelt. In Australien und Neuseeland entspricht dies einer kleinen Flasche Bier (330 Milliliter mit 4 Prozent Alkohol), 170 Milliliter Sekt, 30 Milliliter Schnaps oder 100 Milliliter Wein – das sind gerade einmal vier Schlucke. Das nächste Mal, wenn Sie sich Wein einschenken, messen Sie die Menge ab, damit Sie eine Vorstellung bekommen, wie viel Sie tatsächlich trinken. Bei den meisten Menschen ist die Menge beträchtlich größer als 100 Milliliter.

Die aktuellen Empfehlungen der verschiedenen kardiologischen Gesellschaften lauten: Frauen sollten pro Tag nicht mehr als zwei Standarddrinks zu sich nehmen und an zwei Tagen pro Woche ganz auf Alkohol verzichten. Bei Männern gelten drei Standarddrinks pro Tag (bei zwei alkoholfreien Tagen pro Woche) als akzeptabel.

Übermäßiger Konsum hat Folgen

Das Loblied auf den Rotwein und seine herzschützende Wirkung wird schon lange gesungen, und vielen dient es als Rechtfertigung für ihren Alkoholkonsum – man tut ja etwas für sein Herz. Aber schauen Sie sich auch einmal die Stellungnahme der Amerikanischen Krebsgesellschaft zum Thema Alkohol an. Sie ist sehr nachdrücklich und rät zu noch geringerem Konsum.

Ich sage nicht, dass Sie gar keinen Alkohol trinken sollen. Zweifellos kann Alkohol für die Menschen, die ihn wahrhaft genießen, ein Stück Lebensqualität bedeuten. Ich möchte eigentlich nur, dass Sie ehrlich zu sich selbst sind und zur Kenntnis nehmen, was Alkohol mit Ihnen macht. Sie wissen in Ihrem Innersten schon ganz genau, wann Sie zu viel trinken und wann sich das negativ auf Ihre Gesundheit auswirkt. Alkohol kann die Beziehungen zu den Menschen, die uns am nächsten stehen, nachhaltig beeinträchtigen, und natürlich hat er auch Einfluss auf Ihr Selbstwertgefühl. Wenn Sie Alkohol trinken, dann trinken Sie ihn mit ganz viel Genuss.

Zwischen dauerhaft hohem Alkoholkonsum und Brustkrebs gibt es eine unbestreitbare Beziehung. Seit vielen Jahren weisen Forschungsergebnisse immer und immer wieder in diese Richtung. Nur hören wir selten davon.

Unser Körper kann Alkohol als solchen nicht ausscheiden, er muss in der Leber erst in Acetaldehyd umgewandelt werden. Acetaldehyd ist der Stoff, dem wir den Brummschädel nach einer durchzechten Nacht zu verdanken haben. Wenn die Leber ihren Job nicht gut macht und der Alkohol sich im Blut anhäuft, können wir im schlimmsten Fall ins Koma fallen und sterben. Ja, Alkohol ist so giftig. Ich sage das nicht nur so dahin. Aber zum Glück geht die Leber ja gleich an die Arbeit und wandelt ihn in etwas weniger Gefährliches um. Auf diese Weise können wir weitermachen. Trotzdem zahlen wir irgendwann den Tribut.

Das Problem ist, dass die Leber, wenn wir täglich oder ziemlich regelmäßig trinken, unter Umständen mit dem Alkohol derart beschäftigt ist, dass andere Substanzen, die sie ebenfalls umwandeln müsste, damit sie ausgeschieden werden können, unbeachtet liegenbleiben und schließlich recycelt werden. Beispiele dafür sind Cholesterin und Östrogen. Die Rückführung in den Kreislauf ist oft der Grund dafür, dass die Blutwerte dieser Substanzen erhöht sind – was zu gesundheitlichen Problemen führen kann.

Es geht auch ohne!

Wenn Sie für eine Weile komplett oder teilweise auf Alkohol verzichten oder auch nur Ihre Trinkgewohnheiten ein wenig ändern möchten, dann schenken Sie sich in Situationen, in denen Sie normalerweise ein Gläschen zu sich nehmen würden, ein anderes Getränk ein und tun Sie ansonsten das, was Sie in dieser Situation immer tun: mit dem Partner über den Tag sprechen, das Essen vorbereiten oder mit der Freundin telefonieren. Sehr oft ist das Glas Wein in unserem Kopf mit einer angenehmen Tätigkeit verknüpft und in Wahrheit ist es diese Tätigkeit, die wir auf keinen Fall missen möchten und nicht der Wein! Füllen Sie Ihr Weinglas mit Mineralwasser, geben Sie einen Spritzer Zitronen- oder Limettensaft dazu, und erhöhen Sie die Zahl Ihrer alkoholfreien Lebenstage.

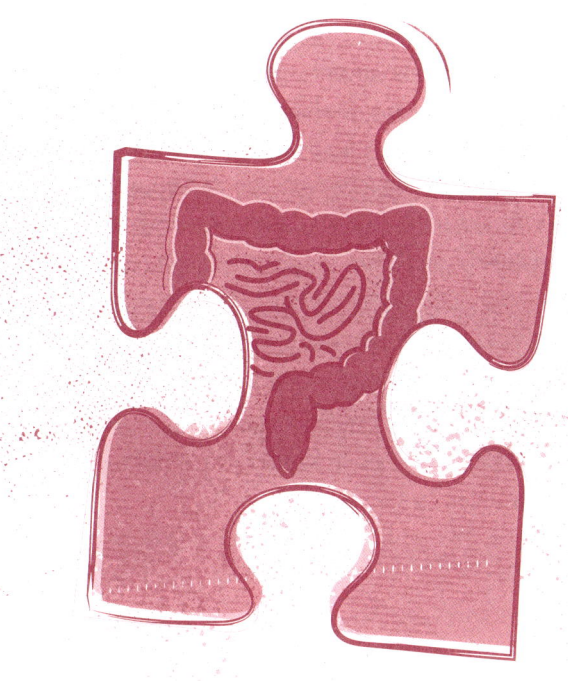

Baustein Nr. 5: Die Darmflora

Der Dickdarm ist von unzähligen Mikroorganismen besiedelt, die in ihrer Gesamtheit als »Darmflora« bezeichnet werden. Gerät diese aus dem Gleichgewicht, kann das unangenehme Folgen haben.

Gute Bakterien, schlechte Bakterien

Was die Fettverbrennung angeht, ist dieses Kapitel relativ kurz und auf den Punkt. Das Thema »Darmbakterien« interessiert mich brennend, seitdem ich im Rahmen meiner Doktorarbeit Stuhlproben von Kindern mit verschiedenen Formen von Autismus untersucht habe. Nicht wirklich ein Thema, über das man auf einer Party plaudert, aber spannend allemal!

Meine Forschungsarbeiten zeigten, dass das, was wir essen, Einfluss darauf hat, welche Bakterienarten unseren Darm besiedeln. Bakterien nehmen Nahrung auf und scheiden Abfall aus, genau wie Menschen. Im ersten Teil des Buches haben wir uns mit der Verdauung im Allgemeinen beschäftigt, in diesem Kapitel geht es nur um den Dickdarm und seine Bewohner.

Der Zusammenhang zwischen Darmbakterien und Kalorien

Sehen wir uns als Erstes an, welchen Einfluss die Darmbakterien auf die Kalorienverwertung unseres Körpers haben. Im Jahr 2006 erschienen zwei wegweisende wissenschaftliche Artikel, die belegen, was ich bei vielen Klienten beobachte und was viele von ihnen auch so erleben: dass Kalorien in manchen Lebensphasen für den Körper mehr wert sind als in anderen. Die Forscher hatten zwei Gruppen von genetisch identischen Mäusen untersucht, deren Därme »steril« waren, das heißt in ihnen befanden sich keinerlei Bakterien. Dann beimpften sie die eine Mäusegruppe mit Bakterien, die zusammenfassend als Firmicutes bezeichnet werden, und die andere mit Bacteroidetes-Keimen. Beide Mäusegruppen erhielten das gleiche Futter aus denselben Quellen und mit exakt demselben Kaloriengehalt, doch (und nun bitte Trommelwirbel!) die Gruppe mit den Bacteroidetes-Keimen hielt ihr Gewicht und die mit den Firmicutes nahm zu. Auf den Fotos in der Zeitschrift »Nature« sahen die Mäuse mit den Firmicutes irgendwie

»aufgedunsen« und »fleischig« aus. Das war das erste Mal, dass wissenschaftlich nachgewiesen wurde, dass die Darmflora einen Einfluss auf die Kalorienverwertung hat.

Als die Wissenschaftler daraufhin die Darmflora von Menschen untersuchten, kamen sie zu ganz ähnlichen Ergebnissen: Bei den Personen, die als stark übergewichtig eingestuft worden waren, wurden signifikant weniger Bacteroidetes-Keime gefunden als bei den schlanken Versuchsteilnehmern.

Gehören Sie zu den Menschen, die das Gefühl haben, sie müssten nur etwas Essbares anschauen und hätten es sofort auf den Hüften? Fragen Sie sich auch manchmal, wie es sein kann, dass Sie so füllig sind, obwohl Sie essen wie ein Spatz, während die Menschen um Sie herum viel, viel mehr zu sich nehmen? Glauben Sie auch, dass Ihre Kleidergröße nicht mit dem zusammenpasst, was Sie essen? Wie Sie bereits wissen, gibt es eine ganze Reihe von Faktoren, die zu dieser Situation beitragen können: erhöhte Cortisolspiegel, Östrogendominanz, Leberstauung und/oder zu hohe Kalorienaufnahme (aus physischen oder psychischen Gründen). Aber auch die Bakterien in Ihrem Dickdarm können eine Rolle spielen.

Nehmen Sie den schlechten Bakterien ihr Lieblingsessen weg!

Wenn ich Menschen bitte, ihre Ernährung für eine bestimmte Zeit umzustellen, meistens erst einmal für vier Wochen, stellt sich für mich vor allem eine Frage: Wie kann man die Bakterienzusammensetzung im Darm dieser Person so verändern, dass sie mehr Energie hat, der Appetit geringer wird (wenn die Essensmenge ein Problem ist) und die Kleider wieder lockerer sitzen? Der erste Schritt ist das Aushungern der »bösen« Bakterien.

Genau wie Menschen haben auch Bakterien ihr Lieblingsessen sowie bestimmte Nährstoffbedürfnisse. Wissen Sie, was sie prächtig gedeihen lässt? Richtig, Zucker! Wenn das mal kein Grund ist, raffinierten Zucker für mindestens vier Wochen vom Speiseplan zu streichen! Und ich meine »streichen«, nicht »reduzieren«. Machen Sie sich klar, dass es nur um vier kurze Wochen in Ihrem ganzen schönen langen Leben geht. In dieser kleinen Zeitspanne könnten Sie eine äußerst wichtige Antwort auf Ihre Gesundheitsfragen erhalten.

Falls Sie meinen, das sei für Sie nicht zu schaffen, will ich Ihnen erzählen, welchen höchst effektiven Weg eine meiner Klientinnen gefunden hat.

Die Geschichte einer Frau, von Zucker und Gemüse

Als ich Charlotte das erste Mal sah, wog sie 155 Kilo und hätte das Gewicht gerne mit jemandem geteilt. Nach dem Seminar, bei dem ich einen Vortrag gehalten hatte, hatte sie den Zucker als ihr größtes Problem ausgemacht. Den Zuckerkonsum einzuschränken, geschweige denn ganz aufzugeben, schien für sie undenkbar, ein Ziel, das sie schlicht nicht erreichen konnte. Aber sie hatte mich auch ständig und immer wieder die enorme Bedeutung von Grünzeug (grünes Gemüse, vor allem Blattgemüse) betonen hören, und deshalb beschloss sie, erst einmal mehr Grünes zu essen, statt gleich den Zucker zu streichen. Nach vier Wochen hatte sie keine Lust mehr auf Zucker. Sie erzählte mir: »Er schmeckt schrecklich, ich habe das Gefühl, mich damit zu vergiften.« Das ist wirklich extrem, zugegeben, aber Sie hören die Botschaft: Wenn man viel Grünes isst, schmeckt einem Zucker nicht mehr, denn Grünes schmeckt bitter und Zucker extrem süß. Also los, steigern Sie Ihren Grünzeugkonsum drastisch und Sie können zusehen, wie Ihre Lust auf Süßkram verschwindet.

Blähbauch und Reizdarmsyndrom

Zwar geht es in diesem Kapitel eigentlich um Darmbakterien, aber ich möchte doch ganz kurz auf das Reizdarmsyndrom zu sprechen kommen. Einfach deshalb, weil ein stark geblähter Bauch, obwohl er etwas völlig anderes ist als ein »Speckbauch«, im Gehirn (vor allem im weiblichen) dieselbe Botschaft auslöst. Studien zufolge leiden fast 70 Prozent aller Frauen in den Industrieländern am Reizdarmsyndrom.

Egal wie dick oder dünn jemand ist: Beim Anblick eines dicken Bauchs setzt das logische Denken aus. Wenn Sie an sich herunterschauen und einen sich vorwölbenden Bauch sehen, dann schrillt – ob Sie es wollen oder nicht – in Ihrem Kopf eine Alarmglocke: »Oh, wie fett ich geworden bin!« Dabei ist es völlig unerheblich, ob Sie an diesem Tag gesund gegessen haben und sportlich aktiv waren oder ob Sie nur Junkfood gefuttert und faul auf der Couch gesessen haben. Aber wenn Sie genau wissen, dass Ihr Bauch morgens, als Sie aufgestanden sind, noch ganz normal war, und er jetzt aussieht, als hätten Sie einen Fußball verschluckt, dann bleibt das nicht ohne Folgen. An diesem Punkt setzt das logische Denken aus. Denn wenn Sie noch logisch denken würden, müssten Sie sich sagen, dass man unmöglich innerhalb eines Tages so viel Fett ansetzen kann, dass Ihr Bauch einfach aufgebläht ist, dass Sie wieder runterkommen sollten und morgen früh alles wieder gut ist und dass Sie versuchen sollten herauszufinden, woher diese Blähungen kommen. Doch diese Gedankenkette kommt nicht zustande, weil Ihr Gehirn beim Anblick des vorspringenden Bauches von Logik auf Panik umgeschaltet hat.

Stattdessen kommt es (insbesondere bei Frauen) zu heftigen psychischen Reaktionen, etwa zu einer plötzlichen, massiven Verschlechterung der Stimmung, Überreaktionen bei allem und jedem, Tränenausbrüchen aus heiterem Himmel, Rückzug oder auch zu größeren »Was soll's?«-Fressattacken, die eine Spontanleerung des Vorratsschranks nach sich ziehen.

Manche Menschen sind sich im Klaren darüber, was zu diesem Stimmungsumschwung führt, die meisten allerdings nicht. Und für die, die sich wirklich angestrengt haben, was gesundes Essen und viel Bewegung angeht, ist es am schlimmsten. Diejenigen, die an diesem Tag eh schon nicht auf ihre Ernährung geachtet haben, fühlen sich immer noch mies und schieben jetzt noch Gedanken hinterher, die die schlechten Gefühle noch weiter steigern: »Ja, was hast du denn erwartet? Du hast Massen an Schokolade gegessen, obwohl du dir vorgenommen hattest, heute nicht. Du bist so eine Pfeife, du hast keine Selbstbeherrschung, du lernst es nie.« Solche Gefühle sind wahrlich nicht geeignet, jemanden aufzubauen!

Ursachen für Blähungen

Das Beispiel und die hier geschilderten Reaktionen berühren verschiedene Themen; viele haben mit Gefühlen zu tun, über die wir im Kapitel »Gefühle« (S. 221) sprechen. Auf der rein körperlichen Ebene, auf die ich mich hier konzentrieren möchte, ist es wesentlich herauszufinden, was der Grund Ihrer Blähungen ist. Dabei können folgende Fragen helfen:

- Treten die Blähungen nur im Zusammenhang mit der Menstruation auf?
- Haben Sie nur nach dem Mittagessen oder nach einem Snack am Nachmittag Blähbauch-Probleme? Wenn ja, was haben Sie zu dieser Mahlzeit gegessen? Verschlimmern sich die Blähungen, wenn Sie Stress haben? Hat das Ganze angefangen, als in Ihrem Leben größere Veränderungen, gute oder schlechte, eingetreten sind?
- Hat es mit einem »verdorbenen Magen« angefangen, einer Lebensmittelvergiftung oder heftigen Durchfällen während einer Urlaubsreise?

Im Folgenden gehe ich auf die einzelnen Punkte dieser Fragenliste näher ein.

Blähungen im Zusammenhang mit der Menstruation:

Wenn der geblähte Bauch nur unmittelbar vor Ihrer Periode auftritt, ist der Grund dafür wahrscheinlich eine Östrogendominanz. Befolgen Sie die Tipps am Ende des Kapitels »Geschlechtshormone« (S. 107).

Blähungen nach dem Essen:

Obst: Meine Erfahrungen aus der Beratungspraxis haben mich gelehrt, dass es einige Lebensmittel gibt, die man besser nur auf leeren Magen zu sich nimmt. Obst gehört dazu. Wenn Sie ein Problem mit Blähungen haben, dann essen Sie Obst nur morgens, auf keinen Fall mittags oder am späten Nachmittag. Das gilt auch für Trockenobst.

Getreideprodukte: Das Gleiche kann Ihnen aber auch mit Kohlenhydraten vom Stärketyp passieren, Brot zum Beispiel. Manche Menschen bekommen von Brot Blähungen, egal zu welcher Tageszeit sie es essen. Ihnen tut es in der Regel gut, wenn sie vier Wochen lang alle glutenhaltigen Getreide(produkte) weglassen. Andere haben kein Problem mit Brot zum Frühstück, aber Brot zum Mittagessen wird zu einer kleinen Katastrophe für ihr Verdauungssystem.

Milchprodukte: Alle Lebensmittel, die Kasein enthalten, können erhebliche Blähungen verursachen. Kasein ist ein Bestandteil von Kuh-, Ziegen- oder Schafsmilch, wobei die Milch von Ziegen und Schafen oft besser vertragen wird. Streichen Sie versuchsweise alle Kaseinquellen für vier Wochen von Ihrem Speiseplan und achten Sie darauf, wie es Ihnen dabei geht.

Kaffee: Diesen Rat werden Sie noch weniger mögen. Kaffee kann bei manchen Menschen ebenfalls blähend wirken, und zwar nicht nur Kaffee mit Kuhmilch, sondern auch – wenn auch weniger häufig – solcher mit Sojamilch oder sogar schwarzer Kaffee. Biochemisch gesehen kurbelt Kaffee die Leber- und die Gallenblasentätigkeit an, außerdem löst es in den Nebennieren die Ausschüttung von Adrenalin aus. Das wiederum hat Auswirkungen auf ein anderes Nebennierenhormon, das Aldosteron, das dafür verantwortlich ist, wie viel Wasser im Körper zurückgehalten wird. Gehen Sie zu grünem Tee oder Kräutertee über und legen Sie eine vierwöchige »Kaffeepause« ein. Grüner Tee enthält zwar ebenfalls Koffein (etwa ein Drittel der Menge im Kaffee), aber dessen Wirkungen werden von einer anderen, in grünem Tee vorhandenen Substanz abgemildert, dem Theanin. Grüner Tee ist zudem vollgepackt mit Antioxidanzien und soll krebsverhindernde Eigenschaften besitzen.

Generell gilt: Bei solchen Auslassversuchen ist die genaue Beobachtung wichtig, denn Ihr Körper kann nur durch seine Symptome zu Ihnen sprechen und Ihnen mitteilen, wie es ihm geht. Ein Lebensmittel, das bei Ihnen Blähungen verursacht, ist momentan nicht Ihr Freund, und Ihr Körper teilt Ihnen das auf diese Weise mit. Aber machen Sie sich bloß nicht verrückt, wenn Sie etwas in der Art bemerken! Nur weil ein Nahrungsmittel Sie heute bläht, bedeutet das nicht, dass Sie es nie wieder zu sich nehmen dürfen. Es bedeutet nur, dass es im Augenblick unbekömmlich ist. Streichen Sie es für vier Wochen vom Speiseplan, egal was es ist. Kein Grund zum Heulen oder Jammern, es ist nur für vier Wochen. Sie werden sich so viel besser fühlen, wenn Sie Ihrem Körper das geben, was er wirklich will. Auch wenn es sich doof anhört: Hören Sie auf, auf Ihren Blähbauch zu schimpfen, fragen Sie ihn lieber, was er Ihnen mitteilen möchte. Unser Körper ist voller Weisheit.

Blähungen nach einem stressigen Ereignis:

Wenn der Blähbauch erstmals nach einer Stressphase in Ihrem Leben aufgetreten ist, ist es relativ wahrscheinlich, dass die Probleme auf eine verminderte Magensäureproduktion zurückgehen. Wenn die verminderte Magensäureproduktion wegen leichter (oder auch schwererer) Angstzustände anhält, kann es sein, dass die ursprünglich durch den Magensäuremangel hervorgerufenen Veränderungen in der Verdauung die Zusammensetzung der Darmflora und damit auch den pH-Wert im Dickdarm verändert haben. Folgen Sie den Empfehlungen am Ende des Kapitels »Verdauung« (S. 58), insbesondere den Hinweisen, wie man die Magensäureproduktion anregen kann.

Und dann gehen Sie bitte noch einmal ins Stresskapitel zurück und schauen sich die Tipps zur Stärkung der Nebennieren (S. 103) an. Sehr wichtig, wenn auch oft schwer umsetzbar: Versuchen Sie, in aller Ruhe zu essen. Zu einer Besserung der Symptome kann es kommen, wenn Sie zusätzlich die Nahrungsmittelempfehlungen aus dem Abschnitt vorher (»Blähungen nach dem Essen«) berücksichtigen. Wenn die Blähungen nach einer schweren Kränkung begannen, fragen Sie sich, was Ihr Körper Ihnen mit dieser Reaktion mitteilen will. Auch wenn es Ihnen etwas seltsam vorkommt, mit Ihrem Bauch zu sprechen, Ihr Körper kennt die Wahrheit und Sie dürfen gespannt sein, welche Botschaft er für Sie bereit hält.

Blähungen nach einem verdorbenen Magen:

Eine Lebensmittelvergiftung oder eine heftige Durchfallepisode während einer Reise können oft der Ausgangspunkt von Blähungen sein. Mir ist das in meinen Beratungen häufig begegnet, auch wenn Stuhluntersuchungen bei den Betroffenen kein Ergebnis brachten. Nicht wenige Klienten hatten vorher einen total robusten Magen, und nun reagieren sie empfindlich auf alles Mögliche.

Selbst wenn Sie sich nicht daran erinnern, ob Sie einen Magen-Darm-Infekt hatten, kurz bevor die Geschichte mit den Blähungen begann, schlage ich Ihnen Folgendes vor:

- Bitten Sie Ihren Hausarzt, Sie auf Helicobacter pylori zu testen.
- Nehmen Sie pflanzliche antiparasitische Medikamente (als Tablette oder Tropfen), selbst wenn der Stuhlbefund negativ war. Lassen Sie sich dabei aber von einem Therapeuten anleiten und begleiten, der Erfahrung mit Phytotherapie hat. Sie müssen die Medikamente, über einen Zeitraum von zwei Monaten, dreimal täglich in einer relativ hohen Dosis einnehmen. Wenn eine Parasiteninfektion der Grund für Ihre Magen-Darm-Probleme ist, müssen die pflanzlichen Mittel wirklich zwei Monate lang genommen werden, da zunächst nur die lebenden Parasiten abgetötet werden. So unangenehm das ist, denken Sie daran, dass die Parasiten mittlerweile Eier in Ihre Darmschleimhaut gelegt haben und dass auch dann noch Medikamente im Darm sein sollen, wenn die nächste Generation schlüpft.
- Bis der Darm ausgeheilt ist, kann es sinnvoll sein, die Ernährung so zu ändern wie im Abschnitt »Blähungen nach dem Essen« beschrieben. Die sogenannte Steinzeit- oder Paläo-Diät ist milch- und getreidefrei, das kann wohltuend sein. Von der Speziellen Kohlenhydrat-Diät (SCD) nach Haas und Gottschall werden auch immer wieder hervorragende Ergebnisse berichtet, wenn es um Darmprobleme geht oder darum, die Zusammensetzung der Darmflora zu verändern.

Streptococcus: ein ganz böser Bube

Über ein bestimmtes Bakterium, das ich überhaupt nicht leiden kann, muss ich hier noch sprechen. Es heißt Streptococcus, und aus meiner Erfahrung im Labor und in der Beratung kann ich sagen, dass von ihm nichts Gutes zu erwarten ist.

Es ist der Keim, der Mandel- und Mittelohrentzündungen hervorruft, aber er ist auch an Lungenentzündungen und anderen Atemwegserkrankungen beteiligt. Er hält sich in unseren Nasennebenhöhlen auf und kapselt sich dort ein, so dass man ihn schwer loswird. Er produziert eine Reihe von Toxinen und außerdem Milchsäure, die dann noch zur Säurelast unseres sowieso häufig schon übersäuerten Körpers hinzukommt.

Wenn der Kopf völlig verschleimt ist, kann es, insbesondere bei Kindern, schwierig sein, den ganzen Schleim abzuhusten, und oft lässt es sich nicht vermeiden, etwas davon zu schlucken. Eigentlich ist unsere Magensäure sauer genug, um sämtliche Bakterien, die in den Magen gelangen, abzutöten. Doch leider ist der pH-Wert des Magens oft zu hoch (wir haben im Verdauungskapitel darüber gesprochen), und es überleben einige Bösewichte. Dann kann der Keim durch den Magen hindurchwandern und sich irgendwo niederlassen, wo es ihm gefällt. So gelangt er in den Dickdarm und bleibt dort oft bis ans Lebensende seines Besitzers.

Seine Darmbewohner näher kennenlernen

Man kann die Darmbakterien in Firmicutes und Bacteroidetes einteilen oder aber in solche, die Sauerstoff lieben, die sogenannten Aerobier, und solche, die keinen Sauerstoff vertragen, die sogenannten Anaerobier. Für eine gute Gesundheit sollte die Aerobiergemeinschaft in unserem Dickdarm zu 70 bis 90 Prozent aus E. coli bestehen – auch wenn dieser Keim in der öffentlichen Wahrnehmung mit schlechter Hygiene assoziiert wird. »Halbwegs gesund« kann man noch sein, wenn der Streptococcus-Anteil fünf Prozent oder weniger beträgt. Ich habe Stuhlproben von sehr vielen Menschen – Kindern und Erwachsenen – analysiert; darunter waren einige, bei denen die Aerobiergemeinschaft zu 70 Prozent aus Streptococcus und zu 30 Prozent aus E. coli bestand, manchmal sogar aus 100 Prozent Streptococcus und null Prozent E. coli.

Vor allem durch meine Arbeit mit Kindern, die an unterschiedlichen Formen von Autismus litten, habe ich aus erster Hand erfahren, wie übel dieser Streptococcus ist. Die autistischen Verhaltensweisen nehmen signifikant ab, wenn Streptococcus im Darm zurückgedrängt wird. Erwachsene macht der Keim zu feuchten, schleimigen Mundatmern, und aufgrund der Mundatmung verschiebt sich deren Blutchemie in Richtung sauer – ein Aspekt, der auch Auswirkungen auf die Fettverbrennung hat.

Nach der Einteilung in Firmicutes und Bacteroidetes (zur Erinnerung: Erstere waren mit Fettspeicherung und Gewichtszunahme, Letztere mit Schlankheit gekoppelt) gehören Streptokokken zu den Firmicutes. Nachdem ich jahrelang die Streptokokken im Darm meiner Klienten behandelt hatte, weil ich wusste, dass sie sich dann besser fühlen, besser atmen und besser in ihre Kleider passen, habe ich bei den Recherchen für dieses Buch gelernt, dass ich mit meinen Empfehlungen zur Veränderung der Ernährung meiner Klienten auch die Belastung durch Firmicutes nachhaltig verringert habe. Der menschliche Körper ist doch ein Wunderwerk, oder?

Tipps für den Baustein Darmflora

- Setzen Sie einen oder auch alle in diesem Kapitel genannten Tipps in die Praxis um, auch die pflanzliche Antiparasiten-Therapie, das probeweise Weglassen von Milchprodukten oder den Test auf Helicobacter pylori.
- Um das Mengenverhältnis der verschiedenen Bakterientypen zueinander zu beeinflussen, ist die Steinzeit-Diät am besten geeignet: viel grünes Gemüse, wenig rotes Fleisch, Hühnchen oder Fisch (wenn Sie überhaupt tierische Lebensmittel essen), Eier, Nüsse,

Samen. Auch die Spezifische Kohlenhydrat-Diät kann hilfreich sein, probieren Sie sie erst mit und dann ohne Milchprodukte aus. Halten Sie diese Diäten nur für eine begrenzte Zeit ein, nicht für immer. Wenn Sie Ihre Ernährung länger als vier Wochen so stark einschränken wollen, müssen Sie eventuell einige Nährstoffe in Form von Supplementen zuführen. Lassen Sie sich hierzu von einer Ernährungsfachkraft beraten.

- Sie wissen vielleicht, dass Ihnen Körner nicht so gut bekommen. Dann streichen Sie sie für vier Wochen vom Speiseplan und achten Sie darauf, wie es Ihnen dabei geht.
- Trinken Sie morgens unverdünnten Aloe-vera-Saft. Er kann helfen, die Schleimschicht auf der Darmschleimhaut zu regenerieren.
- Pflanzen, die das Immunsystem stärken und/oder antibiotisch wirken, sind zum Beispiel:
  - Hydrastis canadensis (Kanadische Gelbwurz)
  - Echinacea spec. (Sonnenhut)
  - Berberis vulgaris (Gewöhnliche Berberitze)
  - Astragalus membranaceus (Chinesischer Tragant)
  - Olea europaea (Ölbaum)
  - Artemisia annua (Einjähriger Beifuß)
  - Juglans regia (Echte Walnuss)
  - Andrographis paniculata
- Suchen Sie einen Therapeuten, der mit Pflanzenheilkunde Erfahrung hat, um sich bei der Auswahl der für Sie geeigneten Kräuter beraten zu lassen.
- Bevor Sie anfangen, antibiotisch wirksame Kräuter einzunehmen, müssen Sie für regelmäßigen Stuhlgang sorgen, damit die abgestorbenen Parasiten rasch aus dem Darm entfernt werden.
- Probieren Sie gegebenenfalls eine Colon-Hydrotherapie bei einem darin erfahrenen Therapeuten aus.

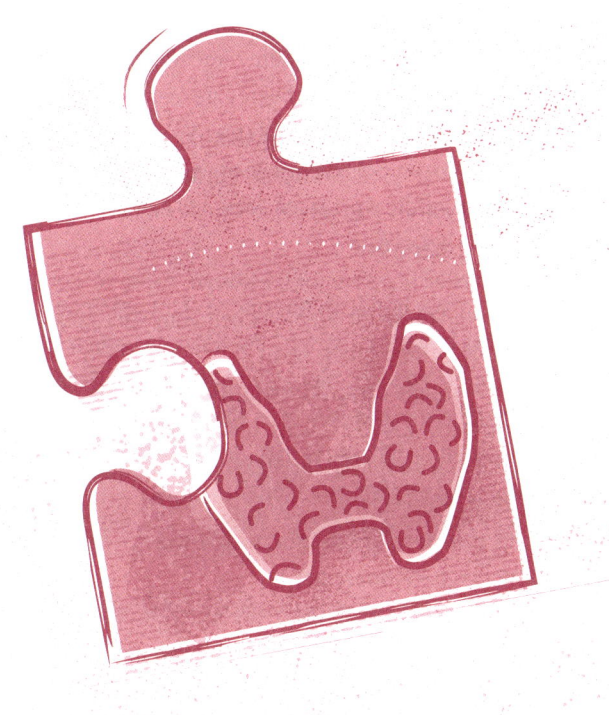

Baustein Nr. 6: Die Schilddrüse

Die Schilddrüse ist eine kleine, schmetterlingsförmige Drüse im oberen Teil des Halses. Sie produziert Hormone, die unter anderem für die Stoffwechselgeschwindigkeit eine enorme Rolle spielen.

Klein, aber oho!

In meiner Beratungspraxis sehe ich jeden Tag Menschen, die praktisch alle Symptome einer Schilddrüsenunterfunktion aufweisen, deren Blutuntersuchungen aber Ergebnisse »im Normbereich« liefern. Zum »Normbereich« später mehr.

Die Produktion der Schilddrüsenhormone steht am Ende einer Signalkette, an der noch andere Drüsen und Körperregionen beteiligt sind. Das heißt, wenn Sie zu viele oder zu wenige Schilddrüsenhormone haben oder Symptome aufweisen, die eine Störung der Schilddrüsenfunktion vermuten lassen, muss man der Sache auf den Grund gehen, um die richtige Behandlung einzuleiten.

Die Produktion der Schilddrüsenhormone

Die Signalkette für die Produktion der Schilddrüsenhormone beginnt im Gehirn, genauer gesagt im Hypothalamus. Diese Drüse stellt das Hormon Thyreoliberin (TRH) her, das auf die Hirnanhangsdrüse (Hypophyse) wirkt. Diese winzige Drüse wiederum sitzt an der Hirnbasis und schüttet – wie wir bereits wissen – Hormone aus, die für den Menstruationszyklus wichtig sind. Die Hypophyse produziert dann ihrerseits ein Hormon, das als Thyreotropin oder auch als Thyreoidea stimulierendes Hormon (TSH) bezeichnet wird. Wie der Name sagt, regt dieses Hormon die Schilddrüse (lat. Glandula thyreoidea) an. Diese bildet daraufhin das Hormon Thyroxin (kurz T4). Im Blut liegt T4 in zwei Formen vor: »frei« (fT4) und »gebunden« (T4). Es handelt sich um das gleiche Hormon, nur dass das eine frei vorliegt und in Körpergewebe eindringen kann, während das andere an ein Transportprotein gekoppelt ist und nicht in Gewebe einzudringen vermag.

Beide, T4 und fT4, sind inaktiv und müssen erst in das aktive Hormon Triiodthyronin (T3) umgewandelt werden. Die Stoffwechselgeschwindigkeit und die Fähigkeit zum Fettabbau hängen von T3 ab.

Die optimale Produktion von Schilddrüsenhormonen hängt wesentlich von bestimmten Nährstoffen ab, insbesondere Iod und Selen. Beide Mineralstoffe sind an der Umwandlung von T4 in T3 beteiligt, ein Vorgang, der die Stoffwechselgeschwindigkeit in die Höhe treibt. Viele Menschen in den Industriestaaten nehmen über die Nahrung zu wenig Iod und Selen auf, da viele Böden diese Spurenelemente nicht enthalten.

Wie kommt es zu Funktionsstörungen?

Wenn die Schilddrüse überaktiv ist, spricht man von Hyperthyreose (Überfunktion), bei einer Unterfunktion dagegen von Hypothyreose. Die Schilddrüsenunterfunktion kann zu einer Gewichtszunahme führen, die fast nicht aufzuhalten ist, solange die ihr zugrundeliegende Störung nicht behoben wird. Bei manchen Menschen treten Schilddrüsenüber- und -unterfunktion auch im Wechsel auf.

Außerdem gibt es Autoimmunerkrankungen, die sich gegen die Schilddrüse richten. Das heißt, dass das Immunsystem, das den Körper gegen Eindringlinge von außen verteidigen soll, die Schilddrüse fälschlicherweise als »fremd« betrachtet und sie daher wie einen Krankheitserreger angreift. Dies führt zu Funktionsstörungen der Drüse, entweder zur Überfunktion (wenn das Immunsystem daran beteiligt ist, heißt die Erkrankung Basedow-Krankheit) oder zur Unterfunktion (wenn das Immunsystem daran beteiligt ist, spricht man von Hashimoto-Thyreoiditis).

Infektionen, Leberfunktionsstörungen, Iod-, Selen- und Eisenmangel, aber auch Östrogendominanz und erhöhte Cortisolspiegel können diesen Prozess auslösen. Lesen Sie diese Aufzählung noch einmal und rufen Sie sich in Erinnerung, was Sie inzwischen über die einzelnen Faktoren wissen. Es ist sehr wichtig, herauszufinden, wie es zu den Veränderungen in der Schilddrüsenfunktion gekommen ist, denn aus dem »Warum« ergibt sich häufig bereits die Antwort. Welche der genannten Faktoren kommen bei Ihnen zum Tragen? Selbst wenn es alle sind, ist das kein Grund zu verzweifeln. Es gibt Lösungen.

Schilddrüsenunterfunktion (Hypothyreose)

Da es in diesem Buch darum geht, was man tun kann, um Körperfett abzubauen und Gewicht zu verlieren, konzentriere ich mich auf die Unterfunktion der Schilddrüse und deren Ursache.

Zur Schilddrüsenüberfunktion nur so viel: Nach meiner Erfahrung ist der Hauptgrund dafür Stress, speziell die Hektik im Alltag und was die Menschen ihrem Körper abverlangen. Viele Klienten aus meiner Beratungspraxis, die ihre Schilddrüsenfunktion (von überaktiv) wieder normalisieren konnten und deren Symptome dadurch vollständig verschwunden sind, haben dies durch grundlegende Veränderungen ihres Lebensstils erreicht. Die meisten haben den Job gewechselt oder, wenn dies nicht möglich war, haben sie wenigstens ihre Lebenseinstellung komplett verändert. So etwas bei meinen Klienten zu beobachten, begeistert mich immer wieder aufs Neue. Wenn Menschen Wut darüber empfinden, dass sie übergangen werden, empfiehlt Louise Hay die Affirmation »Ich stehe im Mittelpunkt meines Lebens. Ich mag mich selbst und alles, was ich sehe«.

Aber nun zurück zur Schilddrüsenunterfunktion. Die klassischen Symptome sind:
- kontinuierliche Gewichtszunahme über Monate hinweg und ohne ersichtlichen Grund
- Frieren, Kältegefühl, oft »bis in die Knochen«
- Neigung zur Verstopfung
- Neigung zu Niedergeschlagenheit
- Vergesslichkeit, das Gefühl, sich leicht aus dem Konzept bringen zu lassen
- Haarausfall oder trockeneres Haar als früher
- Zyklusprobleme
- Probleme, schwanger zu werden
- große Müdigkeit bis hin zur Erschöpfung
- Kopfschmerzen

Im Folgenden gehen wir der Frage nach, wie eine Schilddrüsenunterfunktion entsteht und mit welchen Methoden man die Schilddrüse stärken kann.

Infektionen und mangelhafte Entgiftungsleistung der Leber

Eine sehr häufige Ursache für die Schilddrüsenunterfunktion ist zum Beispiel die Infektion mit dem Epstein-Barr-Virus (Mononucleose), eine andere die mangelhafte Entgiftungsleistung der Leber aufgrund von Überlastung. In beiden Fällen bedarf die Leber dringend einer intensiven Unterstützung. Lesen Sie dazu die Empfehlungen zur Stärkung der Leber (S. 151). Eine ausgezeichnete Heilpflanze bei chronischen Infekten ist Astragalus membranaceus (Chinesischer Tragant); ziehen Sie aber einen erfahrenen Therapeuten zu Rate, um zu entscheiden, ob das bei Ihnen zutrifft.

Mineralstoffmangel

Da eine unzureichende Versorgung mit Iod, Selen und Eisen die Schilddrüsenfunktion beeinflussen kann, sollten Sie Lebensmittel wählen, die viel von diesen Nährstoffen enthalten.

Selen: Paranüsse sind die beste Quelle für Selen. Aber auch Fleisch, Fisch und Eier, Getreideprodukte, Hülsenfrüchte und Samen (z. B. Sesam) sowie Gemüse und Pilze enthalten nennenswerte Mengen.

Iod: Verwenden Sie Meersalz oder kochen Sie mit Algen (z. B. Kombu), beides enthält natürlicherweise Iod. Auch iodiertes Speisesalz (»Iodsalz«) ist eine gute Quelle. Weitere Informationen zum Thema »Iod« (S. 151) finden Sie im gleichnamigen Exkurs.

Eisen: Gute Quellen für Eisen sind Rind- und Lammfleisch, Eier, Muscheln, Sardinen, Linsen, grünes Blattgemüse und Datteln. In vielen Lebensmitteln finden sich nur geringe Mengen Eisen, darum ist es wichtig, sich abwechslungsreich zu ernähren. Die Eisenresorption im Darm wird durch die gleichzeitige Zufuhr von Vitamin C gefördert.

Wenn Sie keine tierischen Lebensmittel zu sich nehmen, müssen Sie nicht zwangsläufig unter Eisenmangel leiden. Es gibt Vegetarier, deren Körper das Eisen aus pflanzlichen Quellen extrem effizient nutzt.

Supplemente – ja oder nein? Natürlich kann man diese Nährstoffe auch über Nahrungsergänzungsmittel aufnehmen. Allerdings sollte man bei der Einnahme sehr darauf achten, diese nicht überzudosieren, da das unter Umständen ebenfalls gesundheitliche Probleme nach sich zieht. Gerade bei Eisen kann es sinnvoll sein, vorher eine Blutuntersuchung machen zu lassen. Ein manifester Eisenmangel ist ohne Supplemente nur sehr schwer und sehr langsam zu beheben. Verstopfung ist eine häufige Nebenwirkung von Eisensupplementen, in dieser Hinsicht sind flüssige Produkte oft besser.

Östrogendominanz

Zu viel Östrogen senkt die Aktivität der Schilddrüse, während der richtige Progesteronspiegel ihre Funktion unterstützt. Folgen Sie den Empfehlungen für den Umgang mit Östrogendominanz im Kapitel »Geschlechtshormone« (S. 107), wenn Sie dies als Ursache für Ihre Probleme mit der Schilddrüse vermuten.

Erhöhte Cortisolwerte aufgrund von Stress

Wenn die Cortisolwerte aufgrund von Stress erhöht sind, sinkt der Spiegel des aktiven, Fett verbrennenden Schilddrüsenhormons T3, wodurch sich Ihr Stoffwechsel verlangsamt. Außerdem sorgen hohe Cortisolwerte dafür, dass Ihr Körper Muskelmasse abbaut, um Glukose für das Gehirn bereitzustellen, und wenn die Muskelmasse weniger wird, sinkt die Stoffwechselrate ebenfalls. Ohne Stress wandelt ein gesunder Körper fT4 in T3 um, mit zu viel Cortisol im Blut wird weniger fT4 in T3 umgebaut.

Eine verringerte Umwandlung von fT4 in T3 findet auch statt, wenn Sie die Nahrungsaufnahme einschränken. Ihr Körper glaubt in einer solchen Situation, es herrsche Hungersnot, und senkt die Stoffwechselrate, damit die kostbaren Fettvorräte möglichst lange halten. Auch wenn es frustrierend ist: Für Ihren Körper steht das Überleben immer an allererster Stelle!

Erhöhte Cortisolspiegel hemmen darüber hinaus die Freisetzung von TSH aus der Hirnanhangsdrüse – und mit weniger TSH produziert der Körper insgesamt weniger T4. Folgen Sie den Empfehlungen im Kapitel »Stresshormone« (S. 77), wenn die Beschreibungen auf Sie zutreffen. Eine Unterfunktion der Schilddrüse kann auch zu einem erhöhten Cholesterinspiegel führen; der normalisiert sich jedoch, sobald die Schilddrüse wieder richtig funktioniert.

Hinweise zur Therapie

Wenn heute bei jemandem eine Hypothyreose diagnostiziert wird, erhält er meist ein Rezept für Thyroxin (T4). Manchen Patienten geht es damit hervorragend, all ihre Symptome verschwinden, und auch ihr Gewicht sinkt wieder. Wenn dies bei Ihnen nicht der Fall ist, obwohl Sie Ihr Medikament wie verordnet einnehmen, sollten Sie vielleicht eine andere Herangehensweise probieren. Wenn Thyroxin trotz jahrelanger Einnahme nichts gebracht hat, wird es das auch jetzt nicht plötzlich tun.

Wenn nötig, das Präparat wechseln: Thyroxintabletten sind von vielen verschiedenen Herstellern erhältlich. Falls Sie bei der schulmedizinischen Behandlung bleiben möchten, sagen Sie Ihrem Hausarzt, dass die aktuelle Medikation keine Besserung bringt und dass Sie gerne ein anderes Präparat versuchen möchten. Ich kenne zahllose Fälle, in denen Patienten mit ihrem Thyroxinmedikament sehr glücklich waren, bis sie auf einmal das Produkt eines anderen Herstellers bekamen – und alle ihre Symptome wieder zurückkehrten. Versuchen Sie es auch dann mit einer anderen Marke, wenn Sie noch Symptome haben, obwohl Ihre Werte für TSH, fT4 und T3 »normal« sind.

Schilddrüsen-Vollextrakte – eine Alternative? Eine hervorragende Alternative für die Behandlung der Hypothyreose stellen in meinen Augen die sogenannten Schilddrüsen-Vollextrakte dar. Ein solcher

Extrakt wird in der Regel aus den Schilddrüsen von Schweinen gewonnen und enthält, im Gegensatz zu den meisten synthetisch hergestellten Medikamenten, nicht nur ein einziges, sondern alle Schilddrüsenhormone. Dieser Extrakt muss von einem Arzt verordnet werden (in Deutschland nur mit Privatrezept möglich), der Sie anschließend auch weiter betreut und die Behandlung überwacht.

Und noch ein wichtiger Hinweis: Wenn bei Ihnen keine Schilddrüsenerkrankung diagnostiziert wurde, obwohl Sie zahlreiche Symptome aufweisen, dann verlassen Sie sich nicht allein auf die Blutuntersuchungen. Suchen Sie sich einen Therapeuten, der Ihre Symptome und nicht Ihre Blutwerte behandelt, der aber beides im Auge behält, wenn Sie verschiedene Behandlungsansätze ausprobieren. Ich selbst habe das durch die herzzerreißende Geschichte einer Klientin gelernt.

Sind Schilddrüsenantikörper das Problem?

Wie wichtig Tests auf Schilddrüsenantikörper sein können, zeigt die folgende Geschichte exemplarisch.

Eines Tages kam eine sehr gepflegt aussehende Dame zu mir zur Beratung. Als ich sie fragte, was ich für sie tun könne, brach sie in Tränen aus. Sie erzählte mir, sie leide seit mehr als 30 Jahren an einer Unterfunktion der Schilddrüse, doch all ihre Tests seien negativ und niemand wolle sie behandeln. In den vergangenen 30 Jahren hatte sie über 100 Kilogramm zugenommen. Angefangen hatte alles nach dem Tod ihrer geliebten Mutter. Jane sagte, ab diesem Zeitpunkt habe sie zugenommen, weil sie drei, vier Monate lang planlos gegessen habe. Aber als sie ihre Trauer allmählich überwand und auch wieder auf eine ausgewogene Ernährung achtete, wie zuvor, änderte sich nichts. Sie nahm weiter zu. Sie trat im Fitnessstudio ein und achtete noch mehr auf ihre Ernährung. Als Jane zu mir kam, war sie nicht mehr in der Lage, Sport zu treiben, weil ihre Knie schon allein wegen ihres hohen Gewichts schmerzten. Ihren Angaben nach wog sie ca. 200 Kilo, doch das, was sie aß, stand in keinerlei Verhältnis zu ihrem Gewicht.

Natürlich hatte Jane mit großem Kummer zu kämpfen, und natürlich gab es auch immer wieder Zeiten, in denen sie sich nicht »vernünftig« ernährte. Manchmal war sie einfach nur noch frustriert, weil sich trotz all ihrer Bemühungen an ihrem Gewicht nichts änderte. Sie hatte sich ohne jeden Erfolg jahrelang kasteit und abgerackert.

Nachdem Jane in der Checkliste für den Baustein »Schilddrüse« bei Schilddrüsenunterfunktion jedes Symptom-Kästchen angekreuzt hatte, beschloss ich, noch einmal neue Blutuntersuchungen machen zu lassen. Aber ich gab auch den Test auf Schilddrüsenantikörper in Auftrag, insbesondere die gegen Thyroidperoxidase und gegen Thyreoglobulin.

Ich hatte an der Uni gelernt, dass es höchst unwahrscheinlich ist, dass Antikörper eine Rolle spielen, wenn die Schilddrüsenhormone im Normbereich liegen. So gesehen verstand ich wohl, dass bislang niemand die Untersuchungen auf Antikörper gemacht hatte, aber angesichts der Symptome leuchtete es mir überhaupt nicht ein.

Um es kurz zu machen: Janes Schilddrüsenhormonwerte lagen alle im Normalbereich; wenn auch am unteren Ende, aber dennoch im Normbereich. Die Antikörpertiter allerdings waren die höchsten, die mir je untergekommen sind. Zum Vergleich: In dem Labor, das die Untersuchungen durchführte, gelten alle Werte unter 50 als Normbereich, und zwar für beide Antikörper. Janes Antikörper gegen Thyroidperoxidase und Thyreoglobulin hatten beide Werte über 6 500 – das war jenseits von Gut und Böse.

Als ich sie anrief, um ihr die Ergebnisse mitzuteilen, war sie zunächst überglücklich, dass der Grund für ihre Gesundheitsprobleme nun endlich gefunden war. Danach, so berichtete sie mir später, kam unbändige Wut in ihr hoch. Wut über all das, was sie im Leben verpasst zu haben glaubte, nur weil niemand auf die Idee gekommen war, diese Untersuchung zu machen. Sie hatte sich immer stark zurückgenommen, weil sie sich wegen ihres Aussehens schämte, und war sehr traurig, dass sie keinen Partner gefunden hatte, mit dem sie durchs Leben gehen konnte. Sie beschloss, ihre Schilddrüse auf möglichst natürliche Weise zu reaktivieren, und drei Monate später, nachdem sie beträchtlich an Gewicht verloren hatte, verwirklichte sie sich ihren großen Traum und buchte ihre erste Fernreise.

Mit dieser Geschichte wollte ich Ihnen zeigen: Es gibt immer einen Grund. Man muss ihn nur finden.

Von Labortests und Normbereichen

Das Konzept des Normbereichs ist durchaus sinnvoll, da man damit schnell und leicht feststellen kann, ob die gemessenen Werte innerhalb eines »Rahmens des Üblichen« liegen. Allerdings habe ich große Bedenken, gesundheitliche Aussagen und Behandlungsentscheidungen einzig und allein anhand von Labortests zu treffen.

Dr. Karen Coates zufolge wird der Normbereich mancher Bluttests von jedem Labor hin und wieder neu berechnet, um sicherzustellen, dass der Referenzbereich, der auf dem Blatt mit den Ergebnissen abgedruckt wird, auch »korrekt« ist. So werden beispielsweise an einem Tag die ersten 100 Blutproben auf ihren TSH-Wert geprüft, um den Referenzbereich zu ermitteln. An einem anderen Tag könnten es die Eisenwerte sein. Aber: Welche Menschen lassen wohl ihr Blut untersuchen? Diejenigen, denen es prächtig geht? Nein, meist ist genau das Gegenteil der Fall. Es sieht also so aus, als würden diese Zahlen unseren Normalbereichen zugrunde gelegt. Zudem ist es wichtig zu verstehen, wie die »durchschnittliche« bzw. »übliche« Menge eines Nährstoffs oder Hormons berechnet wird. Der obere Referenzwert wird mathematisch als »zwei Standardabweichungen« über dem Durchschnittswert definiert, der untere als »zwei Standardabweichungen« unter dem Durchschnittswert. Nach den willkürlichen Regeln dieser Methode müssen 95 von 100 Blutproben in den Normbereich fallen. Aus der statistischen Definition der Standardabweichung ergibt sich zwangsläufig, dass vier oder fünf Ergebnisse außerhalb dieses Referenzbereichs liegen müssen, zwei ober- und zwei unterhalb.

Dazu möchte ich noch zwei Dinge sagen. Erstens: Die Referenzbereiche für einige Blutwerte sind größer geworden. Als ich anfing, dieses Buch zu schreiben, lag der Normbereich für TSH bei 0,4–4,0, vier Monate später lag er bei 0,3–5,0. Menschen, deren Blutwerte am unteren bzw. oberen Ende dieser Spanne liegen, unterscheiden sich nicht nur deutlich in Aussehen und Befinden, sondern sie werden mit ziemlich hoher Wahrscheinlichkeit auch Schilddrüsensymptome aufweisen. Falls sie keine Symptome haben, prima. Doch wenn sie welche haben, ist meine Sorge, dass sie keine Behandlung bekommen und gezwungen sind, mit ihren Symptomen zu leben. Damit ist diesen Menschen und ihrer Gesundheit nicht geholfen. Das bringt mich zu meinem nächsten Punkt: Der ganze Ansatz ist unbrauchbar, wenn er sich auf Messungen bezieht, die an kranken Menschen vorgenommen wurden. Es wird unendlich viel schwieriger, einen idealen Gesundheitszustand zu erreichen, Krankheiten zu vermeiden und die Lebensqualität der Menschen zu maximieren, wenn man sich von Laborergebnissen leiten lässt, die sie in einen möglicherweise ungesunden »Normalbereich« hineinlotsen.

Was tun mit den Laborergebnissen?

Lassen Sie sich nach einem Bluttest unbedingt Kopien Ihrer Laborergebnisse geben. Normalerweise wird auf diesen Ausdrucken nicht nur der gemessene Wert genannt, sondern auch der Normbereich für die untersuchte Substanz. Anschließend schauen Sie nach, welche der bei Ihnen gemessenen Werte am unteren oder oberen Ende des Normbereichs liegen. Ich sage Ihnen auch gleich, warum Sie das tun sollen. In Neuseeland gelten Werte zwischen 0,3 und 5,0 für TSH als normal (in Deutschland liegt die Spanne zwischen 0,3 und 4,5, je nach Labor.) Diese Differenz sieht zwar klein aus, doch für einen Menschen macht es einen gewaltigen Unterschied – im Aussehen und im Befinden –, ob sein TSH bei 0,3 oder bei 5,0 liegt. Doch wenn sich die gemessenen Werte innerhalb des Normbereichs befinden, wird man Ihnen in der Regel (wohlmeinend) bescheinigen, mit Ihrer Schilddrüse sei alles in Ordnung. Zu mir kommen häufig Klienten, deren TSH mit 2,5 (oder mehr) gemessen wurde; alles schreit förmlich danach, dass die Schilddrüse endlich fT 4 herstellt. Der Normbereich für fT 4 liegt zwischen 10 und 20, ich kenne aber Menschen mit Symptomen von

Schilddrüsenunterfunktion, die einen fT 4-Wert von 11 haben. Sie fühlen sich erschöpft, leiden häufig unter Verstopfung, ihre Haut ist trocken, sie können sich schlecht konzentrieren und ihre Kleider werden immer enger. Ihre Schilddrüse braucht dringend Hilfe.

In solchen Fällen verordne ich meist zunächst Iod und Selen, manchmal auch Eisen. Dazu kommen Unterstützungsmaßnahmen für die Nebennieren, eine getreidefreie Diät und ein langes Gespräch darüber, wie die Betroffenen ihr Leben wahrnehmen.

Was steckt noch hinter Schilddrüsenproblemen?

Louise Hay, amerikanische Bestsellerautorin auf dem Gebiet des »positiven Denkens«, vertritt die Einstellung, dass Schilddrüsenprobleme für Gefühle und Überzeugungen stehen, die mit Erniedrigung und Zurücksetzung zu tun haben – dass man nie das tun kann, was man gerne tun möchte. Louise Hay meint, dass jemand mit Schilddrüsenproblemen unbewusst fragt: »Wann bin ich endlich an der Reihe?« Sie schlägt deshalb vor, neue Denkmuster zu entwickeln, zum Beispiel: »Ich überwinde jetzt die alten Beschränkungen und erlaube mir, mich frei und kreativ zu entfalten«. Louise Hay zufolge gehen mit einer Schilddrüsenunterfunktion Resignation und Hoffnungslosigkeit einher oder auch das Gefühl zu ersticken. Sie rät zu einer neuen inneren Einstellung, etwa dem Vorsatz: »Ich gestalte mein Leben neu, mit Regeln, die ganz und gar mir dienen«.

Tipps für den Baustein Schilddrüse

Ich habe versucht, Ihnen ein vollständiges Bild zu vermitteln, wie Sie Ihre Schilddrüse gesund erhalten können: über ganz klassische Informationen zu Hormonen, Drüsen und Labortests, über die Unterstützung durch eine bestimmte Ernährung und Nährstoffe wie Iod und Selen, bis hin zu einer metaphysischen Herangehensweise. Die Lösung für Ihr Problem liegt irgendwo zwischen diesen drei Ansätzen, nicht in einem allein. Ich rate Ihnen dazu, für sich die Gangbarkeit aller drei

Wege zu erforschen. Vorschläge, wie sich die Schilddrüsenfunktion verbessern lässt, sind im gesamten Kapitel verteilt. Überlegen Sie einfach, welche Sie in Ihren persönlichen Maßnahmenkatalog übernehmen möchten. Hier noch ein paar zusätzliche Vorschläge:

- Streichen Sie getreidehaltige Produkte für vier Wochen vom Speiseplan.
- Wenn Sie sich ein Leben ohne Käse oder andere Milchprodukte überhaupt nicht vorstellen können, dann machen Sie genau das! Oft bereiten uns gerade die Produkte Probleme, nach denen wir lechzen. Verzichten Sie probeweise für vier Wochen auf alle Milchprodukte. (Tipp: Viele leckere Rezepte ohne Getreide und Milchprodukte finden Sie in meinem Kochbuch!)
- Stärken Sie Leber und Gallenblase, um die Verdauung zu verbessern. Für Menschen mit Schilddrüsenproblemen ist Artischocke besonders gut geeignet.
- Ganz wichtig: die Stärkung der Nebennieren, vor allem wenn Sie anfangen, die Schilddrüse zu behandeln. Lesen Sie dazu das Kapitel »Stresshormone« (S. 77).
- Möglicherweise ist Kaffee Ihr Lebenselixier. Gönnen Sie sich eine vierwöchige »Kaffee-Pause« und achten Sie darauf, wie es Ihnen danach geht. Statt Kaffee trinken Sie grünen Tee, der auch Koffein enthält.
- Falls Sie synthetische Medikamente einnehmen, die Symptome aber nicht verschwinden, dann beraten Sie sich mit Ihrem Arzt, ob bei Ihnen nicht vielleicht ein anderes Präparat oder alternativ eine Behandlung mit einem Schilddrüsen-Vollextrakt sinnvoll wäre.

Iod

Zum Thema Iod habe ich vor einiger Zeit einen Zeitschriftenartikel verfasst. Hier ist er, als kleine Ergänzung – nur damit Sie sehen, wie unglaublich wichtig dieser Nährstoff ist.

Iod ist ein lebensnotwendiges Spurenelement, ohne das unser Körper seinen Dienst einstellen würde. Die Schilddrüse liebt Iod. Ohne dieses Element könnte sie keine Schilddrüsenhormone herstellen.

Symptome für eine Schilddrüsenunterfunktion sind unter anderem enorme Müdigkeit, Schlappheit, Schweregefühl, trockene Haut, trockene Haare, Frieren, häufige Verstopfung, geschwollene Augen und eine Neigung zu depressiven Verstimmungen. Es kann wahre Wunder wirken, die Iodzufuhr durch die Ernährung zu erhöhen!

Die Schilddrüsenhormone sind bei Kindern unter anderem für das Wachstum verantwortlich. Bei Erwachsenen beeinflussen sie die Stoffwechselgeschwindigkeit. Iod spielt auch eine zentrale Rolle bei der Entwicklung des Gehirns von ungeborenen Kindern und damit für ihre spätere Intelligenz.

Leider zeigen neuere Studien, dass manche Kinder in den Industrienationen so niedrige Iodwerte aufweisen, dass ihre Intelligenz stark beeinträchtigt ist.

Warum ist das so?

Böden enthalten wenig Iod, und wenn ein Nährstoff im Boden nicht vorhanden ist, kann er auch nicht in die Nahrung gelangen. Das gilt selbst für Regionen, in denen Getreideprodukte einmal gute Iodquellen waren, weil die einst iodhaltigen Böden inzwischen ausgelaugt sind. Neuseeland dagegen besitzt Böden vulkanischen Ursprungs, die schlicht kein Iod enthalten. Während Böden also eher schlechte Iodquellen darstellen, haben die Meere etwas mehr davon zu bieten.

Wo kommt Iod vor?

Meeresalgen aller Art sind gute Iodlieferanten. Mit ihrem leicht salzigen Geschmack kann man sie als Würze für Suppen, Eintöpfe und Salate verwenden und kommt gleichzeitig in den Genuss ihrer mineralischen Nährstoffe. Zu den am häufigsten verzehrten Algen gehört Nori, aus denen zum Beispiel Sushi-Rollen hergestellt werden. In kleinen Mengen ist Iod auch in Fisch, Muscheln und anderen Meeresfrüchten enthalten, aber selbst der tägliche Konsum von Lebensmitteln aus dem Meer kann uns nicht ausreichend mit Iod versorgen.

Speisesalz wurde erstmals 1924 mit Iod angereichert, mit dem Aufkommen von Himalaya- und Meersalzen kam es dann aber etwas aus der Mode. Obwohl Meersalze eine ganze Reihe von Spurenelementen enthalten, ist auch bei ihnen der Iodgehalt äußerst niedrig, es sei denn das Iod wird zugesetzt. Das einzig Bedenkliche bei den »klassischen« iodierten Speisesalzen sind die Rieselhilfen – Substanzen, die das Zusammenbacken der Salzkörnchen verhindern sollen; manche von ihnen sind nicht so besonders gesund.

Iod im menschlichen Körper

Über die Bedeutung von Iod für die Brustgesundheit ist zwar viel berichtet worden, trotzdem wird nur selten darüber gesprochen. Die Eierstöcke reichern ebenfalls Iod an, und es gibt Studien, die zeigen, dass eine bestimmte Östrogenvariante, die mit Brustkrebs in Zusammenhang zu stehen scheint, insbesondere dann in den Eierstöcken gebildet wird, wenn diese einen Iodmangel aufweisen. Dieser Zustand ändert sich wieder, sobald der Iodmangel behoben ist.

Die Iodmengen im Körper sind schwer zu ermitteln. Für aussagekräftige Tests muss man den Urin eines ganzen Tages sammeln, und diese Untersuchungen werden nicht überall angeboten.

Um einen Iodmangel zu vermeiden, brauchen Erwachsene 150–200 Mikrogramm Iod pro Tag. Natürlich ist es besser, die Versorgung auf die individuellen Bedürfnisse abzustimmen. Bei einem existierenden Mangel kann es sinnvoll sein, eine Zeitlang eine höhere Dosis zu sich zu nehmen. Das sollten Sie aber auf jeden Fall mit Ihrem Hausarzt oder einem Endokrinologen (Facharzt für Hormonstörungen) ausführlich besprechen.

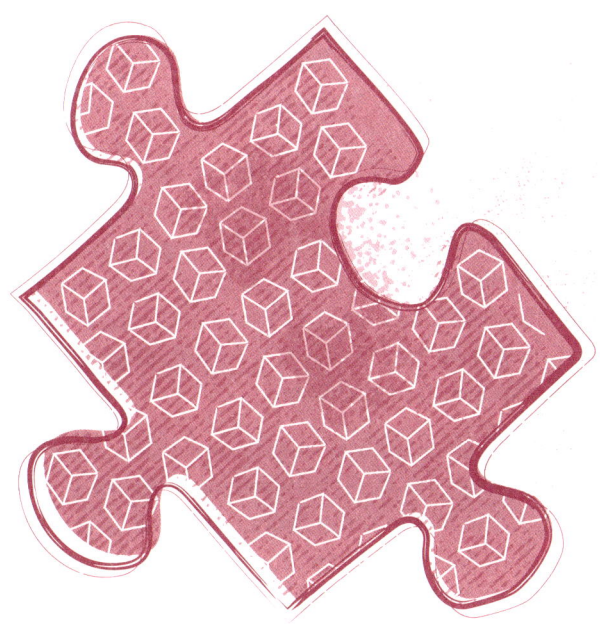

Baustein Nr. 7: Insulin

Insulin wird in der Bauchspeicheldrüse (Pankreas) gebildet.
Es beeinflusst den Blutzuckerspiegel, den Kohlenhydratstoffwechsel
und somit auch die Bildung von Körperfett.

Kleines Hormon – große Stoffwechselwirkung

Insulin ist eine Art Wachstumshormon, weshalb es die Fettspeicherung anzukurbeln vermag. Insulin wird freigesetzt, wenn wir essen. Kohlenhydrate rufen die größte Insulinausschüttung hervor, während nach dem Verzehr von Proteinen (Eiweißen) nur geringe Mengen aus dem Pankreas freigesetzt werden. Das Hormon Glucagon dagegen fungiert als Gegenspieler von Insulin und wird nach einer eiweißreichen Mahlzeit vermehrt ausgeschüttet.

Die Diskussion um Kohlenhydrate hat viele Menschen so verwirrt, dass sie regelrecht Angst vor dieser Nährstoffgruppe haben. Doch wir brauchen eine gewisse Menge Kohlenhydrate, da diese für das Funktionieren von Gehirn, Nieren und roten Blutkörperchen unentbehrlich sind. Wie können wir also die Aufnahme von Kohlenhydraten so optimieren, dass immer noch Fett verbrannt wird?

Wie Kohlenhydrate dick machen – oder auch nicht

Egal, ob es sich um Zucker handelt oder um langkettige Moleküle wie Stärke: Alle Kohlenhydrate werden zu Glukose abgebaut. Als Kohlenhydratquellen dienen uns Brot, Nudeln, Reis, Kartoffeln und andere stärkehaltige Nahrungsmittel, wie zum Beispiel Mais, sowie Obst, Milchprodukte, Kuchen, Kekse, Gebäck allgemein, Honig, Ahornsirup oder Haushaltszucker.

Bei meinen Vorträgen bitte ich die Zuhörer regelmäßig, mir Kohlenhydratquellen zuzurufen. Heutzutage nennen sie in der Regel nur die stärkehaltigen – »Brot« und »Kartoffeln« sind stets die ersten beiden Stichworte. Vermutlich ist das eine Folge der Ära der Eiweiß-Diäten. Noch vor einigen Jahren hatte ich von meinen Zuhörern meist nur ein einziges Wort gehört: »Zucker«. Damals war das Fett noch der ernannte Bösewicht in der öffentlichen Meinung und der Berichterstattung rund um gesunde Ernährung. Die Menschen glaubten, solange sie nur ganz wenig Fett zu sich nehmen würden, ernährten sie sich gesund. Brot und Nudeln enthalten sehr wenig Fett und viele langkettige Kohlenhydrate, was dazu führte, dass die Leute sie oft in großen Mengen verzehrten. Gegenüber Haushaltszucker hatten sie oft noch Vorbehalte, schließlich war der raffinierte Zucker in den späten siebziger Jahren als alleiniges Übel verteufelt worden. Dem war eine andere Ära von Eiweiß-Diäten vorausgegangen. Sie sehen, Ernährungsempfehlungen ändern sich in Zyklen, und das wird auch weiterhin so sein.

Damit Sie nicht in die nächste Ernährungsempfehlungsfalle tappen, möchte ich nur nochmals daran erinnern, dass Mutter Natur schon weiß, was sie tut, und dass Nahrungsmittel durch menschliche Eingriffe meist viel von ihrem Nährwert verlieren. Worauf ich hinauswill: Stärkehaltige Lebensmittel liefern ebenso Kohlenhydrate wie alles, was süß schmeckt – ausgenommen künstliche Süßstoffe (siehe Kommentar weiter hinten in diesem Kapitel) oder die Süßpflanze Stevia.

Insulin und Blutzuckerspiegel

Die Glukose, die während des Verdauungsprozesses aus allen Kohlenhydraten gebildet wird, gelangt am Ende ins Blut, der Blutglukosespiegel (Blutzuckerspiegel) steigt. Das gefällt dem Körper nicht, denn zu viel Zucker im Blut kann die Auskleidung der Blutgefäße schädigen, ähnlich wie das freie Radikale tun, siehe auch Kapitel »Leber« (S. 137). Um die Blutgefäße vor schweren Schäden zu bewahren, schüttet die Bauchspeicheldrüse Insulin ins Blut aus. Das Insulin hat die Aufgabe, überschüssigen Zucker aus dem Blut zu entfernen, um die Homöostase (das chemische Gleichgewicht) wiederherzustellen. Dieses Gleichgewicht ist für unseren Körper von grundlegender Bedeutung.

Insulin ist sozusagen der Schlüssel, der dem Zucker aus dem Blut die Tür zu den Körperzellen öffnet. Insulin bringt die Glukose als Erstes zu den Muskeln und zur Leber. Hier wird sie als Glykogen gespeichert und kann leicht wieder freigesetzt werden, wenn schnell Energie gebraucht wird oder wir länger nichts gegessen haben. Doch die Aufnahmekapazität von Muskeln und Leber ist begrenzt. Wenn diese Speicher gefüllt sind und immer noch Glukose aus dem Blut entfernt werden muss, muss der Zucker woandershin geschafft werden. Sie ahnen vermutlich schon, wohin. Richtig, in die Fettzellen. Und Fettzellen können sich beliebig vergrößern.

Auf die Muskeln kommt es an

Die Muskelmasse ist der kritische Punkt, darauf möchte ich noch einmal ausdrücklich hinweisen. Achten Sie von nun an darauf, keine Muskelmasse mehr zu verlieren. Versuchen Sie, sie auf dem Stand von heute zu halten. Oder besser noch: Arbeiten Sie daran, neue Muskelmasse aufzubauen. Die Muskeln können Glykogen speichern, schnell Energie zur Verfügung stellen und treiben darüber hinaus den Stoffwechsel bzw. die Fettverbrennung an. Drei gute Gründe, sich um ihre Vergrößerung zu bemühen. Aber Sie müssen keineswegs zum Bodybuilder werden. Sie brauchen auch keine riesigen Hanteln zu stemmen. Konzentrieren Sie sich auf die Rumpfmuskulatur. Natürlich können Sie auch an den Muskeln arbeiten, die Sie gut aussehen lassen, aber denken Sie immer auch an die Rumpfmuskeln. Die Organe im Bauchraum werden von der Muskulatur an Ort und Stelle gehalten. Im Laufe der Zeit – als Folge der Schwerkraft und eines wenig achtsamen Lebensstils – werden diese Muskeln schlaff und arbeiten dann nicht mehr so effizient. Pilates, Yoga und Qigong sind als Sportarten hervorragend geeignet. Aber Sie können die Rumpfmuskulatur auch beim Gehen aktivieren, wenn Sie sich zusätzlich etwas Gutes tun wollen.

Lebensmittel und Insulin

Bei der Auswahl der Lebensmittel, insbesondere im Hinblick auf die Regulierung des Insulinspiegels, kann es helfen, sich anzuschauen, welche Nahrung die Menschen im Laufe ihrer Geschichte zu sich genommen haben. Die einzigen Kohlenhydratquellen, die Menschen früher verzehrten, waren Hülsenfrüchte (Leguminosen, wie z.B. Linsen) und Beeren. Heutzutage gibt es Tausende von Produkten zum Naschen und zum Knabbern in den Supermarktregalen, und es werden täglich mehr. Von den abgepackten Nahrungsmitteln verdient keines die Bezeichnung »Low HI« (»Low Human Intervention«, was »geringes menschliches Zutun« oder, anders ausgedrückt, »wenig verarbeitet« bedeutet). Weißbrot hat nicht mehr wirklich viel mit einer Weizenähre zu tun, obwohl es daraus gemacht ist. Glauben Sie, ein vierjähriges Kind würde den Zusammenhang erkennen, wenn Sie ihm eine Weizenähre und ein Stück Weißbrot zeigen würden? Eher unwahrscheinlich, zumal sie nicht einmal dieselbe Farbe haben. Der Weizen wurde so stark ausgemahlen und ausgesiebt, vielleicht sogar gebleicht, dass man die Nährstoffe wieder künstlich zusetzen muss, wenn das Weißbrot überhaupt welche enthalten soll. Mal ganz nebenbei: Wie haben Sie in Ihrer Schulzeit Klebstoff hergestellt? Aus Mehl und Wasser. Ja, und das wird nun abgepackt und als Lebensmittel an uns verkauft. Ich sage nicht, dass Sie auf gar keinen Fall Weißbrot essen sollen. Wenn Sie es mögen, kaufen Sie es bei einem guten Bäcker, der auf Qualität achtet und keine Konservierungsmittel verwendet. Gönnen Sie sich eines am Sonntag oder besser noch alle 14 Tage oder einmal im Monat und genießen Sie es. Wie ich bereits sagte: Das, was Sie täglich tun, hat den größten Einfluss auf Ihre Gesundheit, nicht das, was Sie gelegentlich tun. Essen Sie also Weißbrot, wenn Sie es mögen, nur nicht täglich oder in großen Mengen. Und wenn Sie nach dem, was Sie bisher gelesen haben, eine Ahnung beschleicht, dass Ihnen eine vierwöchige Getreidepause vielleicht gut tun könnte, dann nehmen Sie sich diese »Auszeit« und wiederholen Sie sie, wann immer Sie möchten.

Den Insulinspiegel checken lassen

Starke Insulinschwankungen im Tagesverlauf oder ein ständig erhöhter Insulinspiegel erschweren die Fettverbrennung. Falls Sie bereits seit Monaten intensiv Sport treiben und sich gesund ernähren, ohne dass Sie einen Erfolg sehen, dann lassen Sie sowohl Ihren Blutzuckerspiegel als auch Ihre Insulinwerte testen. Ich habe Klienten, deren

Blutzuckerwerte völlig in Ordnung sind, aber deren Körper enorme Mengen Insulin produziert, um den Blutglukosespiegel im normalen Bereich zu halten, und das weiß man erst dann, wenn man das Insulin bestimmt. Sie können so viel Sport treiben und sich so gesund ernähren, wie Sie wollen, in diesem biochemischen Zustand kommen Sie nicht an Ihre Fettspeicher heran. Man muss beim Insulin ansetzen.

Wenn Blutzucker und Insulin Achterbahn fahren

Wenn ich meine Klienten danach frage, wann und wie sie typischerweise essen, bekomme ich häufig eine Beschreibung wie die folgende – vielleicht kommt sie Ihnen bekannt vor:

Sie stehen morgens auf, schlingen schnell irgendein Fertigmüsli hinunter und stürzen aus der Tür in Richtung Arbeit. Ihr Blutzucker schnellt nach oben und Ihre Bauchspeicheldrüse schüttet daraufhin einen großen Schwall Insulin aus. Herzlichen Glückwunsch, damit haben Sie den ersten Fettspeicherpunkt des Tages erreicht!

Durch den Stress bei der Arbeit atmen Sie den ganzen Vormittag flach vor sich hin. Nach dem Müsli-Hoch stürzt Ihr Blutzucker später am Vormittag in den Keller, und Ihre Konzentrationsfähigkeit nimmt zusehends ab. Sie schauen auf die Uhr und stellen erleichtert fest, dass es schon 10:30 Uhr ist. Zwar haben Sie noch nicht viel mehr geschafft, als eine ungefähre Übersicht über Ihre E-Mails zu bekommen, aber um halb 11 ist es Zeit für eine kleine Pause. Eine gute Gelegenheit, vom Schreibtisch wegzukommen und sich allein oder mit Kollegen zum nächsten Kaffeeautomaten oder in die Cafeteria zu begeben. Das Verlangen nach einem großen Milchkaffee und einem Muffin als zweites Frühstück rechtfertigen Sie vor sich selbst damit, dass ein langer, harter Tag vor Ihnen liegt und dass Sie später vielleicht noch ins Fitnessstudio gehen. Herzlichen Glückwunsch, damit haben Sie den zweiten Fettspeicherpunkt des Tages erreicht!

So geht es weiter …

Sie kehren an Ihren Schreibtisch zurück und arbeiten weiter Ihre Stapel ab. Doch nach eineinhalb bis zwei Stunden werden Sie wieder hibbelig und wollen etwas zu essen. Ihr Blutzuckerspiegel ist von seinem Frühstückspausen-Hoch wieder heruntergekommen. Sie schauen auf die Uhr: Gott sei Dank, es ist Zeit für die Mittagspause! Sie wissen zwar, dass es Ihnen besser bekommt, wenn Sie mittags kein Brot essen, aber heute ist so viel zu tun und Sie wollen schnell wieder an den Schreibtisch zurück. Ein Sandwich oder ein belegtes Brötchen, das geht ruckzuck. Sie schlingen es hinunter. Danach brauchen Sie etwas Süßes. Hmmm. Schokolade? Nein, noch nicht. Obst? Ok, das ist auf jeden Fall besser, denken Sie. Und in Ihrem Körper schießt erst der Blutzucker- und dann der Insulinspiegel in die Höhe. Herzlichen Glückwunsch, damit haben Sie den dritten Fettspeicherpunkt des Tages erreicht!

Eine halbe Stunde später fühlen Sie sich völlig platt, der Bauch spannt und Sie schimpfen mit sich selbst, weil Sie sich so »fett« finden. Dabei haben Sie nur einen Blähbauch, doch die Gase in Ihrem Bauch, das Spannungsgefühl, das sie verursachen, und die »Kugel«, auf die Sie blicken, lassen Sie glauben, Sie seien unendlich dick. Weil Sie in einem Großraumbüro arbeiten, haben Sie Angst, die Blähungen könnten als übelriechende Winde entweichen, und versuchen mit aller Macht, sich das Pupsen zu verkneifen. Obwohl Ihnen Ihre Kollegen dafür sicher dankbar sind, nehmen das Spannungsgefühl und die Größe Ihres Bauches im Laufe des Nachmittags immer weiter zu.

Ein Karussell aus Gedanken und Hormonen

Die Gedanken, die vielen Frauen durch den Kopf gehen, wenn sie nach dem Mittagessen darüber sinnieren, was sie im Laufe des Vormittags zu sich genommen haben, haben katastrophale Auswirkungen auf ihre Gesundheit, den Cortisolspiegel und nicht zuletzt den Bauchumfang.

Kennen Sie das auch? Sie denken, Sie hätten den ganzen Vormittag nichts anderes getan, als auf Ihrem Hintern zu sitzen und zu essen. Sie denken an das Kleid, in das Sie in drei Wochen hineinpassen wollen, wenn Sie zu dem besonderen Event gehen. Und obwohl Sie an diesem Tag bislang nur ein Müsli, einen Muffin, einen Milchkaffee und ein belegtes Brötchen hatten, glauben Sie, dass Sie nie in dieses Kleid hineinpassen werden. Zwar wollten Sie eigentlich am Abend im Fitnessstudio trainieren, aber nachdem Sie mit Ihrer Arbeit lange nicht so weit gekommen sind, wie Sie geplant hatten, werden Sie wohl länger im Büro bleiben müssen und nicht zum Sport gehen. Dann denken Sie daran, wie viel Sie die Mitgliedschaft in diesem Fitnessstudio jeden Monat kostet und dass Sie seit drei Monaten nicht mehr dort waren, und Sie kommen sich vor wie ein hoffnungsloser Versager. Wieder und wieder geht Ihnen durch den Kopf, »wie viel« (nach Ihrer Wahrnehmung) Sie an diesem Tag schon gegessen haben, und Sie hassen sich selbst und Ihren Kugelbauch.

Verzicht am Nachmittag: eine mögliche Lösung?

Doch dann ein Hoffnungsschimmer! Ihnen schießt ein Gedanke durch den Kopf. Sie haben plötzlich das Gefühl, wieder alles im Griff zu haben. Was war das für ein Gedanke? »Ich lasse die Kekse zum Kaffee ausfallen!« Nun fühlen Sie sich besser, weil Sie einen Weg aus der (vermeintlichen) Fresserei und dem (aufgrund der Blähungen) wachsenden Bauchumfang gefunden zu haben scheinen. Aber Ihr Blutzucker- und Ihr Insulinspiegel hatten am Morgen eine Achterbahnfahrt nach der anderen hingelegt – warum sollte sich das am Nachmittag ändern? Die Antwort: Es wird sich nicht ändern. Zwischen 15 und 16 Uhr sackt Ihr Blutzuckerspiegel wieder ab und Sie fühlen sich erschöpft. Das kurzzeitige Hochgefühl angesichts der Idee »keine Kekse in der Kaffeepause« ist verflogen, und Sie verspüren einen Heißhunger, als hätten Sie seit Wochen nichts zu essen bekommen. Ihr Blutzucker ist völlig am Boden. Und was gibt Ihnen Ihr Körper nun verzweifelt zu verstehen? Dass Sie ganz schnell etwas zu sich nehmen sollen. Und was? Richtig: Zucker. Denn nichts sonst bringt den Blutzuckerspiegel rascher wieder nach oben, und Ihr eingebautes biochemisches Überlebensprogramm weiß das ganz genau. Demzufolge ist Ihr Verlangen danach so groß, dass Sie es nicht unterdrücken können. Doch wenn Sie dem nachgeben und etwas essen, obwohl Sie sich vorgenommen hatten, es nicht zu tun, was verspüren Sie dann? Schuld. Und welches Stresshormon wird durch Schuldgefühle vermehrt gebildet? Cortisol.

Ein wahrer Teufelskreis

Es kommt, wie es kommen muss: Sie verdrücken, was immer an Süßem Ihnen in die Hände fällt – Schoki, Kekse, ganz egal. Manche Frauen unterdrücken ihr Verlangen nach Essen mit der zweiten Tasse Kaffee am Nachmittag. Dabei ist schwarzer Kaffee zu dieser Tageszeit alles andere als optimal. Doch wer sich für diese Variante entschieden hat, ist zunächst einmal ganz zufrieden, schließlich hat man der Esslust nicht nachgegeben – selbst wenn man vielleicht ahnt, dass diese zweite Tasse Kaffee auch nicht das Wahre ist.

Alle Klienten erzählen mir am Anfang solche Geschichten, das erlebe ich jeden Tag aufs Neue. Aber sie trösten sich damit, dass sie wenigstens nichts gegessen haben. Diejenigen, die etwas essen, fühlen sich für kurze Zeit besser, weil ihr Blutzucker- und danach ihr Insulinspiegel wieder steigt. Und jawohl, damit haben Sie den vierten Fettspeicherpunkt des Tages erreicht. Dann beginnen die selbstquälerischen inneren Dialoge. »Du bist ein Versager. Du hast keine Disziplin. Sieh dir diesen Bauch an.« Dies ist das »Will ich, will ich nicht, ich wollte, aber ich habe nicht«-Syndrom.

Und in diesem Gedankenexperiment sitzen Sie auch um 18:30 Uhr noch an Ihrem Schreibtisch, um die Stapel abzuarbeiten, die Sie während des Tages nicht geschafft haben, weil Sie zu sehr mit den Gedanken an Essen, Sport und Kleider, Ihren Kugelbauch und die Pupse, die verkniffen werden müssen, beschäftigt waren. Und um 18:30 Uhr können Sie noch nicht ins Fitnessstudio aufbrechen, weil die Arbeit immer noch nicht erledigt ist. Sie müssen wohl bis 19:15 Uhr bleiben.

Mist, Sie haben nichts zu essen daheim, aber wenn Sie erst zum Supermarkt gehen, kommen Sie nicht vor 20 Uhr nach Hause und dann müssen Sie noch kochen, doch bis das Gemüse klein geschnitten ist, dauert es Stunden. Bis Sie gekocht, gegessen und die Küche aufgeräumt haben, wird es 23:30 Uhr und dann müssen Sie wohl noch etwas Arbeit erledigen, die Sie sich aus dem Büro mitgebracht haben. Und morgen früh wollten Sie die Haare waschen und danach schön in Form bringen, das heißt, früher aufstehen als normal … Also stehen Sie früher auf und der ganze Zirkus geht von vorn los … Und Sie fragen sich, warum Sie nicht abnehmen, obwohl Sie sich doch gar nicht »so ungesund« ernähren.

Das »Immer-in-Eile-Syndrom«

Ich weiß, ich habe dieses Szenario in ähnlicher Form schon zuvor geschildert, aber es passt auch hier. Ich nenne es das »Immer-in-Eile-Syndrom«. Mag sein, dass ich das ein oder andere Detail übertrieben habe (aber eigentlich nicht wirklich), mag sein, dass es noch viele andere Geschichten gibt, in denen zusätzlich Kinder, Partner, Eltern oder Freunde eine Rolle spielen. Doch Tatsache ist, dass ich viele, viele Menschen aller Altersstufen – zumeist Frauen, aber auch einige Männer – kennengelernt habe, die genau so tagein tagaus leben.

Natürlich handelt es sich nicht um große, traumatische Stressereignisse, aber es ist ein täglicher, nie enden wollender, zermürbender Balanceakt. Die beschriebene Situation ist typisch für Erwachsene zwischen 25 und 65, in der Altersklasse zwischen 50 und 55 kommt sie am häufigsten vor. Dahinter steht oft der Wunsch, es allen recht machen zu wollen, weil »Lieb-und-nett-Sein« ein Verhalten ist, das in der Kindheit immer belohnt wurde. Solche Menschen fühlen sich immer dann gut, wenn sie gebraucht werden und helfen können, und sie stellen ihre eigenen Wünsche und Bedürfnisse stets zurück. Sie sind erschöpft, und auch wenn sie das nicht so empfinden, stehen sie – durch den Einfluss von Adrenalin – doch ständig unter Strom.

Der Hormoncocktail, der beim »Will ich, will ich nicht, ich wollte, aber ich habe nicht«-Syndrom und im »Immer-in-Eile«-Zustand produziert wird, enthält so gut wie immer auch Cortisol und Insulin. Diese gefährliche Mixtur stört dann die Progesteronherstellung, wodurch eine Östrogendominanz entsteht. Diese beeinträchtigt die Schilddrüsenfunktion, was dazu führt, dass Sie regelmäßig Kaffee oder Alkohol (oder beides) trinken, um mehr Schwung zu bekommen oder um abschalten zu können. So erhält dann auch Ihre Leber ständig Tiefschläge. Und grünes Gemüse isst immer noch fast niemand in ausreichender Menge. Jetzt geben Sie noch ein bisschen Gefühls- oder sonstiges Chaos (über das wir später noch ausführlicher sprechen) in die Melange und schon – ehe Sie sich versehen und natürlich auch völlig unbeabsichtigt – ist das Übergewicht da.

Verstehen Sie jetzt, warum ich weiter vorn gesagt habe, dass es nicht um Nahrungsmittel geht!? Andererseits geht es aber doch ständig um Nahrungsmittel, oder? Machen wir mal ein bisschen langsamer.

Insulin, Appetit und Körperfett – der Zusammenhang

Um alle Missverständnisse auszuschließen: Ich sage an keiner Stelle dieses Buches, dass wir nicht dafür verantwortlich sind, was und wie viel wir essen. Wir sind zu 100 Prozent dafür verantwortlich. Ich behaupte auch nicht, dass Willenskraft keine Rolle spielt. Natürlich tut sie das. Was mir Sorge bereitet, ist der Umstand, dass viele Menschen Nahrungsmittel, Gewicht, Fett und Körperumfang nur als Teile einer Kalorienaufnahme-minus-Kalorienverbrauch-Gleichung betrachten, und sie glauben, wenn sie etwas anderes essen, als das, was als gesund gilt, seien sie Versager.

Mir geht es darum, Ihnen und dem Rest der Welt klarzumachen, dass unsere Hormone einen gewaltigen Einfluss auf uns ausüben und dass unser Überlebenstrieb über allem anderen steht. Ganz gleich, wie unglücklich Sie wegen Ihres unaufhörlich wachsenden Körperumfangs sind, nehmen Sie sich die Zeit, um nach den Ursachen zu forschen. Welche der hier erwähnten Hormone sind Ihnen besonders aufgefallen? Welchen Einfluss haben Gefühle auf Ihr Essverhalten? Im Folgenden erfahren Sie noch mehr über die Macht des Insulins und seine vielfältigen Beziehungen.

In den vergangenen Jahrzehnten hat eine Entwicklung stattgefunden, die als »Übergewichtsepidemie« bezeichnet wird. Menschen urteilen immer gern über andere und im Fall von »Übergewicht« nehmen sie an, dass die Betroffenen wohl einfach zu viel essen und sich zu wenig bewegen. Bei dem ein oder anderen mag das sogar stimmen. Über Be- und Verurteilen sprechen wir im Kapitel »Gefühle« (S. 221). Was ich an dieser Stelle mit Ihnen untersuchen möchte, ist folgende Frage: Was muss in der Physiologie des menschlichen Körpers vorgehen, damit es zu Fettspeicherung und Gewichtszunahme kommt?

Wenn die natürlichen Mechanismen des Körpers nicht funktionieren

Eigentlich verfügt unser Körper über eingebaute negative Feedbackmechanismen, die verhindern sollen, dass wir zu viel Gewicht zulegen. Bei manchen Menschen funktionieren sie jedoch nicht richtig oder sie funktionieren zwar, werden aber biochemisch »ignoriert«. Wissenschaftler beschäftigen sich schon länger mit der Frage, wie es dazu kommen kann, dass die Signale, die unseren Körper dazu anhalten, weniger zu essen und sich mehr zu bewegen, blockiert werden. Irgendetwas scheint in diesen natürlichen Prozessen dazwischenzufunken. Und es gibt eine ganze Reihe von Hinweisen, dass es sich bei diesem Störenfried um Insulin handelt. Insulin hat die Aufgabe, Energie zu speichern, und weil es seinen Job in einer Welt voller leicht verfügbarer Kohlenhydrate sehr gut macht, wuchern bei uns die Pfunde.

Und noch ein Hormon kommt ins Spiel – das Leptin

Wie bereits erwähnt, schafft Insulin Glukose aus dem Blut heraus und in die Muskeln und Fettzellen hinein, was zu einer Gewichtszunahme führt. Bei extrem übergewichtigen Menschen ist das in der Regel sehr viel stärker ausgeprägt. Doch völlig unabhängig vom Körperumfang sollte immer dann, wenn der Insulinspiegel hoch ist, ein anderes Hormon ausgeschüttet werden: das Leptin. Dieses teilt dem Gehirn mit: Es wurde gegessen. Leptin wird vom Fett in den Fettzellen hergestellt und dann in die Blutbahn abgegeben; über das Blut gelangt es zum Hypothalamus, dem Teil des Gehirns, der unter anderem die Energiebilanz reguliert, und bindet dort an Rezeptoren. Leptin ist dafür verantwortlich, den Wunsch zu essen abzuschalten. Darüber hinaus stößt es Vorgänge im autonomen Nervensystem an, das auch an Fettspeicherung und Fettverbrennung beteiligt ist. In Versuchen, bei denen Wissenschaftler Insulin mithilfe eines Medikaments unwirksam machten, zeigte sich, dass Insulin tatsächlich das Leptin daran hindert, das »Essensstopp-Signal« an das Gehirn zu senden. Studien, in denen man stark übergewichtigen Menschen Leptin verabreichte, weil man hoffte, so deren Verlangen nach Essen zu unterbinden, hatten jedoch nicht den gewünschten Erfolg. Leptin stellte sich nicht als die lang ersehnte Wunderdroge heraus. Wie es scheint, verhindert Insulin, dass das Gehirn das Leptin »sieht«; damit ist Leptin als Appetitzügler ungeeignet. Der springende Punkt ist, dass der Insulinspiegel zuerst gesenkt werden muss, damit der Appetit – vor allem der auf Kohlenhydrate – nachlässt und die Gewichtsabnahme von Dauer ist.

Warum Sport wichtig ist

Sport, vor allem Krafttraining, ist sehr wichtig und die beste »Medizin« von allen, wenn es darum geht, das Insulin in den Griff zu bekommen. Man darf nicht glauben, dass Sport nur über das Verbrennen von Kalorien funktioniert, so nach dem Motto »20 Minuten Joggen = 1 Schokokeks« oder »1 Big Mac = 3 Stunden intensives Training«. Die Bedeutung von Sport geht weit über das Kalorienverbrennen hinaus.

Erstens erhöht Sport die Empfindlichkeit der Skelettmuskulatur für Insulin, das heißt, die Muskelzellen reagieren sensibler auf das Hormon, sie können mehr Glukose aus dem Blut aufnehmen und der Blutzuckerspiegel sinkt. Als Folge daraus muss der Pankreas weniger Insulin herstellen, damit sinkt auch der Insulinspiegel. Am Ende befinden sich im Blut weniger Insulin und weniger Glukose, die in Fett umgewandelt werden muss.

Darüber hinaus ist Bewegung deshalb wichtig, weil bestimmte Übungen – ähnlich wie die Bauchatmung – hervorragend geeignet sind, um einen dauerhaft erhöhten Cortisolspiegel zu senken. Wir gehen gleich ausführlicher darauf ein. Das Stresshormon Cortisol legt das berühmt-berüchtigte Bauchfett an, das sich in der Körpermitte, rund um die Taille ansammelt. Es dient dazu, das Überleben in Notzeiten zu sichern. Wenn Sie Ihren Cortisolspiegel senken, verkleinern Sie Ihre »Rettungsringe« und dadurch verringert sich, ganz nebenbei, Ihre Nahrungsaufnahme.

Fruktose, die Leber und ihre Beziehung zum Insulin

Jedes Lebensmittel und jedes Getränk, das Sie längere Zeit im Übermaß konsumieren, kann sich in unerwünschten Fettdepots niederschlagen. Doch es gibt ein paar, die wir uns etwas genauer ansehen sollten. Fruktose zum Beispiel ist ein Nahrungsmittelbestandteil, über den wir im Zusammenhang mit Insulin reden müssen.

Fruktose (Fruchtzucker) ist ein Kohlenhydrat (genauer: ein Einfachzucker), das natürlicherweise in Obst, Mais und Honig vorkommt. Das Problematische ist, dass der Konsum von Fruktose in den letzten 30 Jahren exorbitant gestiegen ist, da es immer mehr verarbeiteten Produkten zugesetzt wird. Unser Körper ist schlicht nicht darauf eingestellt, mit derart großen Mengen zurechtkommen zu müssen. Die meisten Menschen vertragen ohne Weiteres zwei Stück Obst pro Tag und etwas Honig im Tee. Bei bestimmten Gesundheitsproblemen, vor allem solchen mit Leber- und/oder Darmbeteiligung, gilt das jedoch nicht (falls Sie beispielsweise unter starken Blähungen leiden, verzichten Sie eine Zeitlang auf Obst und Obstsäfte und achten Sie darauf, ob sich Ihr Befinden bessert). An sich sind Obst, Honig und Mais wertvolle Nahrungsmittel. Es ist allein das Übermaß an Fruktose, das zum Problem wird. Amerikanischen Statistiken zufolge ist der Konsum von Fruktose pro Person und Jahr von 250 Gramm im Jahr 1970 auf 25 Kilogramm im Jahr 2003 gestiegen! Dieser gewaltige Anstieg ist dem enorm gewachsenen Verzehr von verarbeiteten Produkten geschuldet.

Ursprünglich wurde Fruktose nur in speziellen Lebensmitteln für Diabetiker verwendet, da sie einen niedrigen glykämischen Index (GI) aufweist. Das bedeutet, sie löst nur einen relativ geringen Blutzuckeranstieg und somit eine kleinere Insulinausschüttung aus. Wissenschaftler fanden heraus, dass Fruktose nicht durch Insulin reguliert wird, deshalb präsentierten sie sie der Welt als »den idealen Zucker für Menschen mit Diabetes«.

Der aus Maisstärke gewonnene, sehr fruktosereiche Glukose-Fruktose-Sirup (englische Bezeichnung: High Fructose Corn Syrup, HFCS) wurde 1966 auf den Markt gebracht und wird seit 1975 in der amerikanischen Lebensmittelindustrie eingesetzt. Seit 1980 wird er von Softdrink-Herstellern als Süßungsmittel verwendet. Wie neuere Forschungen zeigen, ist exakt seit dieser Zeit eine Zunahme der Zahl stark übergewichtiger Kinder in den USA zu beobachten. Obwohl die Mechanismen der Entstehung von Übergewicht komplex sind, ist die weit verbreitete Verwendung von HFCS sicherlich alles andere als hilfreich und hat die Hürden für das Abnehmen zudem deutlich erhöht.

Der Fruktose-Stoffwechsel

Was Fruktose von gewöhnlichem Haushaltszucker (Saccharose) unterscheidet, ist nicht die Zahl der Kalorien pro Gramm, sondern die Art und Weise, wie sie verstoffwechselt wird. Das einzige Organ, das Fruktose aufnehmen kann, ist nämlich die Leber! Unser Körper kann Fruktose nicht direkt für die Energiegewinnung verwenden, sondern muss sie erst in ihre Bestandteile zerlegen; dafür sind Leberenzyme notwendig. Glukose dagegen kann von jedem Organ aufgenommen werden, und nur etwa 20 Prozent der von uns aufgenommenen Glukose kommen in der Leber an. Und wie wir wissen, geht es unserer Leber umso besser, je weniger sie belastet wird. In diesem Zusammenhang sollte ich erwähnen, dass Haushaltszucker ein Zweifachzucker ist, der aus je einem Molekül Glukose und Fruktose besteht. Das heißt, auch Saccharose belastet die Leber.

Ein Übermaß an Fruktose belastet die Leber

Inzwischen ist bekannt, dass der übermäßige Konsum von Fruktose die Leber auf verschiedenste Weise schädigt; daher wird sie auch als »hepatotoxisch« (also »giftig für die Leber«) bezeichnet. Zum einen veranlasst sie die Leber, mehr Harnsäure zu bilden, die – wenn sie sich in den Gelenken ablagert – Gicht verursacht. Einige Wissenschaftler vermuten erhöhte Harnsäurespiegel auch als Ursache bestimmter Formen von Bluthochdruck. Harnsäure hemmt Stickstoffmonoxid (NO), eine körpereigene Substanz, die den Blutdruck zu senken vermag. Zweitens löst die übermäßige Aufnahme von Fruktose einen physiologischen Vorgang aus, der als »De-novo-Lipogenese«, also Neubildung von Fettsäuren, bezeichnet wird. Dies führt unter anderem zu einer Veränderung des Verhältnisses von »gutem« zu »schlechtem« Cholesterin und zu einer Erhöhung der Triglyceride (einem weiteren Typ von Blutfetten) sowie zur Leberverfettung. Offenbar kann der exzessive Konsum von Fruktose sogar eine Entzündung der Leber nach sich ziehen, die dann die Insulinrezeptoren der Leber blockiert. Wenn das der Fall ist, steigt der Insulinspiegel im Körper an. Obwohl wir Insulin in erster Linie mit dem Blutzucker und dem Pankreas in Verbindung bringen, zeigt dies den Zusammenhang zwischen der Leber und der sogenannten Insulinresistenz und/oder der Fehlregulation des Blutzuckerspiegels. Ich weiß, ich wiederhole mich, aber: Wir müssen besser auf unsere Leber achten! Ein erhöhter Insulinspiegel hat negative Auswirkungen auf den ganzen Körper.

Zu viel Insulin – zu viel Chaos im Körper!

Wie Sie nun wissen, führt ein erhöhter Insulinspiegel nicht nur dazu, dass Ihr Körper vermehrt Fett in die üblichen Depots einlagert und Ihr Gehirn das appetithemmende Leptin (S. 197) nicht erkennt, sondern er lässt auch die Leber verfetten und ruft Leberentzündungen hervor. Meine Güte! Am Ende stehen Sie dann mit einer »alimentären« (das heißt ernährungsbedingten) oder »nichtalkoholbedingten« Fettleber da, die von vielen Medizinern als eigenständige Erkrankung betrachtet wird. Außerdem kann Ihr Gehirn das Leptin-Signal nicht empfangen, das die Nahrungsaufnahme beendet, so dass Sie immer weiter essen (und zwar meistens Kohlenhydrate). Ein Teufelskreis!

Und auf das ganze biochemische Chaos gießen Sie womöglich noch ein paar alkoholische Drinks pro Woche. Nicht wenige Menschen tun das. Daher kann es eigentlich kaum überraschen, dass es vielen Menschen so schlecht geht. In den USA enthalten Softdrinks und viele verarbeitete Produkte als Süßungsmittel HFCS (High Fructose Corn Syrup, Glukose-Fruktose-Sirup), das zu 42 bis 55 Prozent aus Fruktose besteht. In Australien und Neuseeland werden Softdrinks und die Nahrungsmittel, die ich gerne als »Geburtstagsparty-Essen« bezeichne, meistens mit Saccharose (Haushaltszucker) gesüßt. Die besteht je zur Hälfte aus Glukose und Fruktose, ist also auch nicht besser. Da kann man nur sagen: arme Leber!

Von Ballaststoffen, Obstmengen und Ernährungsweisen

Bevor Sie jetzt in Panik verfallen und sich für eine extreme Ernährungsweise entscheiden – was eine typische Reaktion wäre, die langfristig jedoch mehr schadet als nützt – rufen Sie sich in Erinnerung, dass Fruktose in Kombination mit Ballaststoffen, wie sie beispielsweise natürlicherweise in Früchten vorkommen, auf jeden Fall viel gesünder ist als Kuchen, Kekse und Bonbons. Eine durchschnittlich große Orange hat beispielsweise ca. 50 Kalorien, von denen 25 auf die Fruktose zurückgehen, und sie enthält Ballaststoffe. Ein Glas Orangensaft hat etwa 150 Kalorien und kaum oder gar keine Ballaststoffe. Ballaststoffe sind wichtig, weil sie die Aufnahme von Kohlenhydraten aus dem Darm verlangsamen und damit die Insulinantwort verringern.

Bemühen Sie sich, Nahrungsmittel so oft wie möglich in der Form zu sich zu nehmen, wie sie in der Natur vorkommen. Aber eifern Sie nicht den in Australien und Neuseeland beheimateten Flughunden nach, die bis zu acht Früchte pro Tag verspeisen! Zwei Stück Obst sind genug, und wenn Sie häufig unter Blähungen leiden, kann es sich lohnen, einmal vier Wochen lang komplett darauf zu verzichten. Falls Sie das getan haben und danach wieder Obst essen möchten, essen Sie es zunächst auf leeren Magen (also z. B. zum Frühstück) und schauen Sie, wie gut Sie es vertragen. Denken Sie daran, wenn Sie sich und Ihre Gesundheit derart erforschen: Es geht darum herauszufinden, was Schmerzen, Unwohlsein oder vielleicht sogar Krankheiten zugrunde liegt. Eine vierwöchige Veränderung der Ernährungsweise kann einiges an Erkenntnissen bringen. Was Sie mit den Informationen anfangen, die ich Ihnen gebe, liegt ganz bei Ihnen. Sich selbst etwas Gutes zu tun, ist von überragender Bedeutung, im Kapitel »Gefühle« (S. 221) werden wir ganz neue Wege dahin entdecken.

Glykämischer Index und glykämische Last

Der glykämische Index (abgekürzt GI oder Glyx) drückt aus, wie stark unser Blutzuckerspiegel nach dem Verzehr von 50 Gramm Kohlenhydraten in einem bestimmten Lebensmittel (verglichen mit 50 Gramm reiner Glukose) ansteigt. Glukose wird mit einem GI-Wert von 100 definiert. Das Konzept des GI geht auf Forschungsarbeiten zurück, die an der Universität von Sydney (Australien) durchgeführt wurden, und es hatte erheblichen Einfluss auf die Behandlung von Typ-1- und Typ-2-Diabetes, zwei Erkrankungen, die auf biochemischer Ebene sehr unterschiedlich sind.

Ein Lebensmittel mit einem niedrigen GI lässt den Blutzuckerspiegel langsam ansteigen, dadurch wird auch weniger Insulin ausgeschüttet. Ein Nahrungsmittel, das reich an kurzkettigen Kohlenhydraten (Zucker) ist und sehr schnell verdaut wird, lässt den Blutzuckerspiegel schnell ansteigen, dann wird viel Insulin ausgeschüttet und das wandelt überschüssigen Zucker in Fett um.

Meiner Meinung nach ist der GI nur ein kleiner Baustein im Gesamtbild. Anstelle von Lebensmitteln mit niedrigem glykämischem Index empfehle ich lieber Nahrungsmittel mit »Low HI« (»low human intervention«), also wenig industriell verarbeitete Lebensmittel.

Karotten oder Softdrinks – was ist wohl besser?

Zudem hat sich gezeigt, dass das Konzept der glykämischen Last (GL) wesentlich besser funktioniert, wenn es um Lebensmittel und realistische Verzehrsmengen geht und Mutter Natur uns nicht an die Hand nehmen kann. Die glykämische Last beschreibt die Gesamtbelastung einer tatsächlich verzehrten Portion, es werden die tatsächlichen Kohlenhydratmengen eines Lebensmittels berücksichtigt. Karotten zum Beispiel haben einen sehr hohen GI. Wenn Sie 50 Gramm Kohlenhydrate aus Karotten essen würden (Achtung, wir sprechen nicht von 50 Gramm Karotten! 50 Gramm Karotten enthalten nur 2,4 Gramm Kohlenhydrate plus 1,8 Gramm Ballaststoffe, aber 44,1 Gramm Wasser), würde Ihr Blutzuckerspiegel sehr rasch und hoch steigen, deshalb haben Karotten einen relativ hohen GI. Fruktose dagegen hat einen niedrigen GI. Amerikanische Softdrinks haben auch einen relativ niedrigen GI von ca. 53, weil sie mit HFCS (Glukose-Fruktose-Sirup) gesüßt werden. Wenn man nur auf den GI schauen würde, müsste man den Schluss ziehen, dass Karotten mit Blick auf die Fettpolster schlecht sind, Softdrinks dagegen gut. Aber lassen wir den gesunden Menschenverstand, Mutter Natur und in diesem Fall auch die Wissenschaft walten: Nehmen wir die GL.

Die glykämische Last (GL) entspricht dem glykämischen Index (GI) multipliziert mit der Kohlenhydratmenge pro typischer Verzehrsportion eines Lebensmittels. Da man ja normalerweise kein Kilogramm Karotten pro Mahlzeit isst, haben Karotten trotz hohem GI eine niedrige glykämische Last, während Softdrinks ernährungsphysiologisch überhaupt nicht punkten können und trotz ihres niedrigen GI eine hohe GL aufweisen. Mutter Natur will, dass wir unsere Kohlenhydrate zusammen mit Ballaststoffen zu uns nehmen, weil dadurch die glykämische Last gesenkt wird. Die Natur weiß schon, was richtig ist. Nutzen wir den gesunden Menschenverstand. Greifen wir zu wenig verarbeiteten Lebensmitteln.

Tipps für den Baustein Insulin

Mit den folgenden Maßnahmen haben Sie Ihren Blutzuckerspiegel im Griff, senken den Insulinspiegel und verhindern unnötige Aufs und Abs, die zu Heißhunger, Schlappheit und Fettpölsterchen führen.

- Essen Sie Nahrungsmittel möglichst oft so, wie sie in der Natur vorkommen. Achten Sie dabei auch auf Regionalität und Saisonalität.
- Verzichten Sie weitestgehend auf Fertigprodukte.
- Schränken Sie den Genuss von Zucker und solchen Nahrungsmitteln ein, denen Zucker zugesetzt wurde. Nachdem der herrliche Saft aus dem Zuckerrohr herausgepresst wurde, wird er in 14 Stufen weiterverarbeitet, bis der weiße Staub entstanden ist, den Sie dann essen. In Zucker ist absolut nichts Gutes mehr enthalten.
- Wie bereits gesagt: Ich lebe in derselben Welt wie Sie und stehe vor demselben Warenangebot. Ich möchte Ihnen praktische Lösungen vorschlagen. Mein Rat ist: Seien Sie in der Anfangsphase von Veränderungen streng mit sich, zum einen damit Sie sehen, wie gut es Ihnen damit geht, und zum anderen, um die eingefahrenen Gewohnheiten abzulegen. Falls Sie erst mehr grünes Gemüse essen müssen, ehe Sie den Zucker komplett weglassen können, dann tun Sie das. Aber dann streichen Sie ihn für vier Wochen konsequent vom Speiseplan. Ich lasse keine Entschuldigung gelten. Stevia ist eine gute Alternative, um Speisen und Getränke zu süßen.
- Nehmen Sie Kohlenhydrate vier Wochen lang nur so zu sich, wie die Natur sie anbietet. Essen Sie Hülsenfrüchte, Beeren und anderes Obst, aber beschränken Sie sich auf zwei Stück Obst pro Tag, um den Kohlenhydratanteil in Ihrer Ernährung deutlich zu senken. Das bedeutet aber nicht, dass Sie gar keine Kohlenhydrate zu sich nehmen

dürfen, sondern nur das, was ich zuvor schon gesagt habe: keine Kohlenhydrate aus Verpackungen und nur zwei Stück Obst am Tag.
- Schränken Sie Ihren Alkoholkonsum ein. Alkohol lässt den Blutzuckerspiegel enorm ansteigen und treibt so auch den Insulinspiegel in die Höhe.
- Wenn Sie Alkohol trinken möchten, dann trinken Sie ihn zum Essen.
- Viele Menschen haben in Wirklichkeit Hunger oder Durst, wenn sie nach einem alkoholischen Getränk greifen. Machen Sie ein Experiment: Wenn es der Zucker (= Kohlenhydrat) im Drink ist, nach dem Sie ein Verlangen verspüren, dann knabbern Sie stattdessen eine Karotte. Oder schenken Sie sich ein kohlensäurehaltiges Mineralwasser in ein Weinglas und geben Sie etwas Zitronen- oder Limettensaft dazu. Achten Sie darauf, ob es das Prickeln der Gasbläschen oder die Kühle des Getränks ist, was Ihren Durst stillt.
- Viele Menschen erzählen mir, dass die Zeit zwischen 17 und 19 Uhr für sie eine kritische Phase darstellt, danach hätten sie meist keine Lust mehr auf Alkohol. Entwickeln Sie Strategien, wie Sie diese Zeit gut überbrücken.
- Lassen Sie Ihre Blutzucker- und Ihre Insulinwerte bestimmen.
- Essen Sie fünf bis sechs kleine Mahlzeiten pro Tag.
- Essen Sie alle drei Stunden.
- Nehmen Sie mit jeder Mahlzeit Eiweiß (Protein) zu sich.
- Treiben Sie regelmäßig Sport. Stärken Sie Ihre Muskulatur mit Krafttraining.
- Chrom und Zimt helfen dabei, den Blutzuckerspiegel zu normalisieren.
- Insulin ist ein Wachstumsfaktor und ein Fettspeicherhormon. Weiche Fibrome sind ein Zeichen dafür, dass Ihr Insulinspiegel über eine gewisse Zeit zu hoch war (oder noch ist).
- Verzichten Sie auf Kuhmilch oder schränken Sie Ihren Konsum ein, oder greifen Sie auf Biomilch zurück, wenn Sie unbedingt Milch trinken wollen.
- Folgen Sie den Empfehlungen in den Kapiteln »Leber« (S. 137) und »Stresshormone« (S. 77).

- Nehmen Sie nach Möglichkeit keine künstlichen Süßstoffe zu sich. Wir wissen immer noch nichts über die Langzeiteffekte auf den menschlichen Körper. Bei den Mengen, in denen sie eingesetzt werden, kann man nur hoffen, dass sie sicher sind. Es ist ein gewaltiger Unterschied, ob man Mäuse unter Laborbedingungen eine Zeit lang einer Substanz aussetzt oder ob Menschen sie ihr ganzes Leben lang zu sich nehmen. Ich hege außerdem den Verdacht, dass sie die Insulinantwort beeinflussen, obwohl sie keine Kalorien enthalten. Einer der dicksten Menschen, den ich je getroffen habe, hat tagein tagaus literweise Diätlimonanden getrunken, es war wie eine Sucht. Lassen Sie das Zeug im Regal stehen. Nehmen Sie kohlensäurehaltiges Mineralwasser mit etwas frischem Obst als »Süßstoff«, um sich den Übergang zu erleichtern.

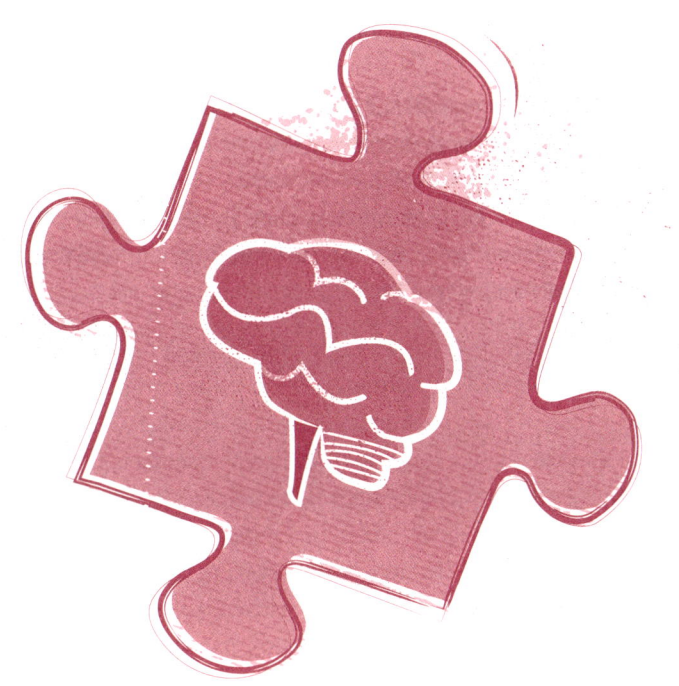

Baustein Nr. 8: Das Nervensystem

Das Nervensystem reagiert auf Außen- und Innenwelt und entscheidet je nach dem Zustand, in dem wir uns befinden, ob Körperfett gespeichert oder verbrannt wird.

Angespannt oder entspannt?

Das Nervensystem entscheidet, welcher Brennstofftyp in welcher Situation für Ihren Körper und Ihre Gesundheit gerade am besten geeignet ist. Sie werden schnell merken, dass es – wie andere Körpersysteme auch – im »Überlebensmodus« läuft. In der heutigen Zeit kann dies allerdings bedeuten, dass die effiziente Nutzung von Körperfett als Brennstoff verhindert wird.

Außen- und Innenwelt beeinflussen unser Nervensystem gleichermaßen, zum Beispiel die Nahrung, die wir zu uns nehmen, der Sport, den wir treiben (oder auch nicht), und die Gedanken, die wir hegen. Die meisten Menschen glauben, sie müssten abnehmen, um gesünder zu werden. Meiner Meinung nach ist es umgekehrt: Wir müssen gesünder werden, um abzunehmen. Und gemäß dieser Devise gehe ich vor, wenn jemand zur Beratung kommt, weil er oder sie Gewicht verlieren möchte. Ich kenne Tausende Menschen, die extrem wenig essen und unglaublich hart trainieren – und trotzdem kein Gramm Fett verlieren. Auf welche Weise kann man ihnen helfen? Und wie führt eine solche Lebensweise zu dem von mir so genannten »Immer-in-Eile-Syndrom« (englisch »Rushing Woman's Syndrome«)? Für einige Menschen ist dieser Zustand der zentrale Punkt für die vorhandenen Figurprobleme. Bitte verstehen Sie mich nicht falsch: Ich weiß, dass es auch Leute gibt, die einen »Immer in Eile«-Lebensstil pflegen und schlank sind. Allerdings ist ihr Nervenkostüm in der Regel ziemlich angegriffen. Um das zu erklären, müssen wir ein bisschen ausholen und zunächst erklären, wie das autonome (vegetative) Nervensystem funktioniert.

Das vegetative Nervensystem

Das vegetative Nervensystem hält die Fäden zur Steuerung unserer Körperfunktionen »hinter den Kulissen« in der Hand, es unterliegt nicht der bewussten Kontrolle. Es reguliert den Herzschlag, die Atmung, die Körpertemperatur, das Immun- und das Hormonsystem, während wir unseren alltäglichen Beschäftigungen nachgehen. Ist es nicht fantastisch, dass ein Schnitt in den Finger, ohne unser Zutun, einfach wieder heilt? Ist es nicht unglaublich, dass wir unser Essen nur herunterschlucken und das Verdauungssystem die Nährstoffe herauszieht, damit wir am Leben bleiben? Der menschliche Körper ist ein Wunderwerk, und das ist noch untertrieben.

Das autonome oder vegetative Nervensystem besteht aus drei Teilen: dem sympathischen Nervensystem (SNS, kurz: Sympathikus), dem parasympathischen Nervensystem (PNS, kurz: Parasympathikus) und dem enterischen Nervensystem (ENS), dem sogenannten »Bauchhirn«. Ich werde mich in diesem Kapitel auf den Sympathikus (das Kampf-oder-Flucht-System) und den Parasympathikus (das Ruhe-und-Reparatur-System) sowie die Wechselwirkungen zwischen beiden konzentrieren. Generell sind Sympathikus und Parasympathikus Gegenspieler.

Der Sympathikus

Wenn wir unter Stress stehen, dann sorgt der Sympathikus dafür, dass der Puls steigt, die Atmung schneller wird, dass Cortisol ausgeschüttet und Blut aus dem Verdauungstrakt in die Muskulatur verlagert wird, damit wir schneller davonlaufen oder einer Gefahr, die uns bedroht, besser begegnen können. Wir haben im Kapitel »Stresshormone« (S. 77) bereits über diese Reaktionen gesprochen. Wenn Organsysteme in unserem Körper krank sind und daher selbst unter Stress stehen oder wenn wir unter psychischen Belastungen leiden, erhöht sich die Belastung des sympathischen Nervensystems. Der Sympathikus ist ein kataboles System, das heißt, wenn viel Cortisol ausgeschüttet wird, baut es Muskelmasse ab. Ein sehr intensives sportliches Training ist ebenfalls dem sympathischen Nervensystem zuzuordnen: Der Puls steigt, die Atmung intensiviert sich, die Körpertemperatur steigt und Cortisol wird ins Blut ausgeschüttet. Wir wissen inzwischen, was Cortisol mit dem Körperfett macht und welche hormonellen Veränderungen es in Gang setzt.

Der Parasympathikus

Sobald die Gefahr vorüber ist (aber sind wir mal ehrlich: wann ist sie heutzutage je vorüber?), fährt der Gegenspieler, das parasympathische Nervensystem, den Herzschlag herunter, es verlangsamt die Atmung, schickt das Blut in Richtung Magen-Darm-Trakt, damit wir wieder verdauen und somit weiterleben können, und startet die Reparatur von Geweben, die vielleicht beim Kampf geschädigt worden sind. Auch die Libido wird reaktiviert. In einer lebensbedrohlichen Situation sollte Sex nämlich das Letzte sein, woran man denkt! Der Parasympathikus erledigt seine segensreiche Arbeit in der Nacht – vorausgesetzt, wir gehen früh genug ins Bett, denn bereits um 2 Uhr morgens fängt der Cortisolspiegel wieder an zu steigen.

Eigentlich stehen sympathisches und parasympathisches Nervensystem miteinander im Gleichgewicht, und bei Menschen, auf die das zutrifft, führt ein sehr intensives sportliches Training auch zum Fettabbau, weil dann während der parasympathischen Ruhephasen zwischen den Trainingseinheiten Muskelmasse gebildet wird. Intensives körperliches Training hat noch weitere metabolische und biochemische Folgen, mit denen wir uns hier in diesem Buch aber nicht beschäftigen.

Aus dem Gleichgewicht geraten?

Wenn Menschen regelmäßig intensiv Sport treiben und sich bewusst ernähren, aber trotzdem nicht abnehmen, dominiert vermutlich das sympathische Nervensystem und infolge dessen ist der Parasympathikus blockiert. In solchen Fällen ist der Stress aus anderen Ursachen schon zu groß und das zusätzlich durchgeführte Training kontraproduktiv, da es die Belastung des Sympathikus und das Ungleichgewicht zwischen den beiden Systemen noch weiter verstärkt. Das ist einer der Gründe, weshalb wir uns von dem Gedanken lösen müssen, dass beim Abnehmen alles nur von der Kalorienbilanz abhängt. Wenn es Ihnen bis jetzt gewichtsmäßig nichts gebracht hat, mehr Kalorien zu verbrennen, als Sie zugeführt haben, dann wird sich das auch nicht ändern. Sobald die anderen Probleme abgearbeitet sind, ist es nicht mehr nötig, zu hungern und zu schwitzen – Sie werden Ihre neu gewonnene Gesundheit und Ihre Figur auch so erhalten können.

Angst ist leider heutzutage ein weit verbreitetes Phänomen: Probleme in der Beziehung, finanzielle Sorgen, ungesunde Ernährung und ihre Folgen, die ständige Beschäftigung mit dem Gewicht und/oder der Gesundheit sind häufig der Grund dafür. Andererseits gibt es auch Menschen mit einer Sympathikusüberlastung, die weder Angst noch Sorge zu empfinden scheinen.

Den Sympathikus entlasten

Wenn das sympathische Nervensystem dominiert, muss diese Überlastung verringert werden, sonst klappt es nicht mit dem Fettabbau. Bewegung ist nach wie vor wichtig, aber sie sollte anders und mit anderen Zielsetzungen durchgeführt werden. Für Menschen, bei denen die Sympathikus-Aktivität überwiegt, sind »sanfte«, »weibliche« oder »Yin«-Sportarten (wie Tai-Chi, Qigong oder Yoga) viel effektiver als »harte«, »männliche« oder »Yang«-Sportarten (wie zum Beispiel Kraft- oder Zirkeltraining). Sie profitieren von allen Bewegungsarten, die langsam durchgeführt werden und bei denen man auf den Atem achtet. Solche Übungen unterstützen die Aktivität des Parasympathikus und helfen, dem Gleichgewicht im vegetativen Nervensystem wieder näherzukommen. Sobald das Nervensystem besser ausbalanciert ist, setzt auch die Fettverbrennung ein – ein wegweisender Ansatz für Sie und Ihre Gesundheit.

Nervensystem und Körperfett

Unser Körper muss sich ständig entscheiden, welchen Brennstoff er verwenden soll. Dazu greift er auf Informationen über seine äußere und seine innere Umwelt zurück, die er von den Sinnesorganen bzw. aus den anderen Körpersystemen erhält. Die beiden Brennstofftypen, die ihm zur Verfügung stehen, sind Glukose (»Zucker«) und Fett. Protein (Eiweiß) kann er nicht unmittelbar als Brennstoff verwenden. Proteine müssen zunächst zu Aminosäuren abgebaut und diese anschließend in Glukose umgewandelt werden, die dann als Brennstoff dienen kann. Der biochemische Weg für diese Umwandlung heißt Gluconeogenese (also »Neubildung von Glukose«). Unser Körper benötigt für alles, was er tut, Energie: fürs Gehen, fürs Schlafen, fürs Lachen und für den Wimpernschlag. Ohne Brennstoff – und damit ohne Energie – läuft rein gar nichts.

Wie Stress auf das Nervensystem wirkt

Wie Sie aus dem Kapitel »Stresshormone« wissen, teilt Adrenalin jeder Ihrer Körperzellen mit, dass Ihr Leben in Gefahr ist, und bereitet Sie auf Kampf oder Flucht vor. Allerdings schüttet Ihr Körper auch Adrenalin aus, wenn Sie eigentlich nur einen Anruf tätigen müssen, den Sie lieber vermeiden würden, oder wenn Sie bereits ein paar Tassen starken Kaffee getrunken haben. Möglicherweise hat Sie Ihr Vater als Kind häufig angebrüllt – nicht weil er Sie nicht liebgehabt hätte, sondern weil er unter Stress stand und nicht damit umgehen konnte – und nun erleben Sie es oft, dass Ihr Körper auf »Kampf oder Flucht« schaltet, sobald ein Mann in Ihrer Umgebung mit lauter Stimme spricht. Für die meisten Menschen in den Industrienationen hat Stress heutzutage eher psychische als physische Ursachen, und er kann hartnäckig und gnadenlos sein.

Der Sympathikus bevorzugt Zucker, der Parasympathikus Fett

Der Sympathikus ist der Teil des Nervensystems, der von allen Arten von Stress aktiviert wird, und er steht zudem in einer sehr engen Beziehung zum Adrenalin. Wenn Ihr Körper den Eindruck hat, dass ihm Gefahr droht und er sich besser aus dem Staub machen sollte, dann braucht er (bzw. brauchen Sie) einen schnell verfügbaren Brennstoff – ganz gleich, ob Ihr Denkorgan derselben Auffassung ist oder nicht. Ihr Körper meint: Nichts wie weg, und zwar sofort! Auf welchen Brennstoff wird er wohl zurückgreifen, wenn er sich möglichst schnell aus der Gefahrenzone bringen muss? Er hat ja nur die Wahl zwischen Fett oder Zucker, und in diesem Fall wird er stets Zucker verwenden. Denn für ihn geht es ums Überleben, und das hat oberste Priorität. In einer Kampf-oder-Flucht-Situation fühlt sich unser Körper nicht sicher genug, um Fett als Brennstoff einzusetzen, denn Fett wird langsam und stetig in Energie umgewandelt, das ist nichts für eine akute brenzlige Gefahrensituation. Die Fettverbrennung läuft sehr effektiv, wenn der Parasympathikus überwiegt, weil der Körper dann den Eindruck gewinnt, dass er sich in Sicherheit befindet. Doch der Parasympathikus kann nie die Oberhand gewinnen und im vegetativen Nervensystem das Ruder übernehmen, solange der Körper Hinweise darauf erhält, dass das Leben in Gefahr ist. Allein dieser Umstand vermag die Verwendung von Fett als Brennstoff und damit eine Gewichtsabnahme erfolgreich zu verhindern.

Der Kampf gegen Stress und Körperfett

In den Muskeln und in der Leber ist Glukose in Form von Glykogen gespeichert. Diese Speicher werden mobilisiert, sobald unser Körper die Botschaft erhält, dass Energie für Kampf oder Flucht benötigt wird, und wenn im Blut nicht genügend Zucker von der letzten Mahlzeit übrig ist. Die Mobilisierung von Glykogen in den Muskeln aufgrund von Stress kann – wenn er längere Zeit anhält – die Funktion und das Aussehen der Muskeln beeinträchtigen; das kann beispielsweise auch die Entstehung von Cellulitis fördern.

Dass unser Körper ständig mit Kampf-oder-Flucht-Nachrichten bombardiert wird, ist meiner Meinung nach eines der größten Gesundheitsprobleme unserer Zeit. Es gibt so viele innere und äußere Faktoren, die in uns solche Botschaften hervorrufen, dass wir anfangen sollten, etwas dagegen zu unternehmen, uns nicht von der ewigen Hektik vereinnahmen zu lassen. Wir sollten dafür sorgen, dass wir in unserem Alltag Gelegenheit erhalten, unser Nervensystem ins Gleichgewicht zu bringen. Wenn uns das nicht gelingt, ist der Kampf gegen das Körperfett ein Kampf gegen Windmühlen.

Das ewige Verlangen nach Zucker

Wir alle wissen, dass es besser wäre, weniger raffinierten Zucker zu essen oder ganz darauf zu verzichten, da er der Gesundheit in keinster Weise gut tut. Aber selbst Menschen, denen das alles klar ist und die ernsthaft vorhaben, ihre Essgewohnheiten in puncto Zucker zu ändern, berichten, dass dies eine der schwierigsten Passagen auf ihrem Weg zu besserer Gesundheit ist. Warum haben wir ein so großes Verlangen nach Zucker?

Die gute alte Gewohnheit ist sicher ein Grund, ein anderer ist die industrielle Beimengung von Zucker in Fertigprodukten (sogar in herzhaften), doch auch die Bevorzugung immer süßerer Nahrungsmittel spielt eine Rolle. Das ist ein Fall von »mehr verlangt nach noch mehr«. Wahrscheinlich gehen nur die wenigsten Menschen nach dem Essen an die Essensausgabe zurück, um noch einen Nachschlag Brokkoli zu erbitten. Und vermutlich kennen auch nur die wenigsten den Zusammenhang zwischen der Biochemie der Stresshormonproduktion und dem Verlangen nach Zucker.

Dem Körper geht's nur ums Überleben

Wie schon gesagt, kann der menschliche Körper nur auf zwei Brennstoffe zurückgreifen: Glukose und Fett. Wenn Sie ständig unter dem Einfluss von Stresshormonen stehen, weil Sie zu viel Koffein zu sich nehmen oder weil Sie sich unter Druck fühlen, dann wird Ihr Körper überwiegend Glukose als Brennstoff verwenden und kein Körperfett. Ein Mensch mit 70 Kilogramm Körpergewicht kann etwa 2500 Kalorien in Form von Glukose (besser gesagt Glykogen) in Leber und Muskeln speichern, in Form von Fett kann er dagegen 130 000 Kalorien einlagern. Und je mehr Ihr Körper glaubt, Glukose als Brennstoff verwenden zu müssen, um Sie aus der Gefahrenzone zu bringen, umso mehr bemüht er sich, seine Speicher stets prall gefüllt zu haben. Das heißt, das Verlangen nach Zucker ist nichts anderes als ein weiterer Überlebensmechanismus.

Was hat Kaffee mit Angst zu tun?

Unzählige Menschen in den Industrienationen konsumieren regelmäßig zu viel Koffein, sie fühlen sich unter Druck wegen ihrer Arbeit, wegen ihrer finanziellen Lage, wegen ihrer Beziehung oder wegen ihres Körpers, sie haben das Gefühl, als seien alle ihre Aufgaben gleich dringend und als könnte der Tag gar nicht genug Stunden haben und sie leiden darunter, dass sie ihre eigenen Ansprüche nicht erfüllen. Auf diesen Aspekt gehen wir im Kapitel »Gefühle« (S. 221) näher ein. Abends lechzen sie nach Wein, wegen des Zuckers und wegen der entspannenden Wirkung, obwohl sie eigentlich furchtbar erschöpft sind. Viele Menschen gewöhnen sich daran, so zu leben, sie nehmen nicht einmal mehr wahr, wie gestresst sie sind. Unbestimmte Ängste machen sich breit, doch die meisten Leute haben noch nie davon gehört, dass Koffein in ihrem Körper die Produktion des Hormons anregt, das diese Angstgefühle fördert. Wenn Sie solche Gefühle hegen, sollten Sie als Allererstes Koffein aus Ihrem Leben verbannen.

Vom Zucker entwöhnen, auf Fettverbrennung umschalten

In einem Leben unter ständigem Druck und permanenter Eile wird Ihr Körper so gut wie immer Glukose dem Körperfett als Brennstoff vorziehen. Er wird erst dann zu einer effizienten Fettverbrennung zurückkehren, wenn Sie einiges in Ihrem Leben ändern.

Weniger Kohlenhydrate, vor allem Zucker: Sie können beim Essen anfangen. Einige Menschen tun das, doch nicht wenigen fällt es schwer, mit diesem Punkt zu beginnen, da sie es nicht schaffen, den Konsum von raffiniertem Zucker und Stärke deutlich zu verringern oder ganz aufzugeben (alle Arten von Zucker und Stärke werden im Verdauungssystem zu Glukose abgebaut).

Entspannen und richtig atmen: Wenn Sie von vornherein wissen, dass es für Sie keinen Sinn hat, mit dem Essen anzufangen, dann verschieben Sie diesen Punkt auf später. Sie können sich auch zunächst auf Ihren Parasympathikus konzentrieren und ihn aktivieren – am besten indem Sie sich die Bauchatmung angewöhnen. Das können Sie mit erholsamen, atembezogenen Übungen erreichen (Tai-Chi, Yoga, Meditation) oder indem Sie über den Tag verteilt kleine Pausen einlegen, in denen Sie jeweils 20 lange, tiefe Atemzüge machen, die Ihren Bauch deutlich sichtbar vor und zurück bewegen. Auf diese Weise gewöhnen Sie sich diese Form der Atmung wieder an und geben die kurze, flache, hechelnde Atmung auf, die vom Adrenalin angestoßen wird. Je ruhiger und entspannter Sie sich fühlen, desto aktiver ist Ihr Parasympathikus und desto weniger Zucker braucht Ihr Körper, um die Glukosespeicher gefüllt zu halten.

Mehr grünes Gemüse: Essen Sie mehr grünes Gemüse. Dadurch kann das Verlangen nach Zucker ebenfalls deutlich reduziert werden. Sie werden feststellen, dass sich Ihre Geschmacksvorlieben zu verändern beginnen, wenn Sie mindestens drei Wochen lang sehr viel grünes Blattgemüse gegessen haben, da diese Gemüse einen leicht bitteren Grundgeschmack haben.

Mehr Fett, besseres Fett: Essen Sie mehr Fett aus vollwertigen Quellen, vor allem pflanzliche Öle mit vielen essenziellen Fettsäuren. Falls Sie die Ära »fettarm, aber kohlenhydratreich« durchlebt haben, sind Sie es vermutlich gewöhnt, sehr auf Ihren Fettkonsum zu achten – und möglicherweise essen Sie nicht genug Fett. Achten Sie einmal darauf, wann Sie in der Regel Heißhunger auf Süßes bekommen, und dann gewöhnen Sie sich an, zu der Mahlzeit vor der zu erwartenden Heißhungerepisode mehr Fett zu essen. Wenn Sie beispielsweise wissen, dass Sie gegen 15 Uhr Süßhunger bekommen, dann nehmen Sie zum Mittagessen mehr Fett zu sich. Fett macht unglaublich satt, und Sie werden merken, dass es am Nachmittag viel länger »vorhält«. Vielleicht ist in Ihrem Unterbewusstsein noch eingebrannt, dass Kalorienzählen der einzige Weg zum Abspecken ist; dann werden Sie sich den Verzehr von Fett wohl kaum erlauben, da es die meisten Kalorien pro Gramm enthält. Wenn Sie allerdings Kohlenhydrate essen, muss Ihr Körper Insulin ausschütten, das – wie Sie mittlerweile wissen – das Signal zum Fetteinlagern gibt. Beim Verzehr von Fett geschieht dies nicht, da keine Hormone ausgeschüttet werden, die zur Fetteinlagerung führen. Im Körperinneren ist Kalorie nicht gleich Kalorie, diesem Gedanken gehe ich in meinem Buch »The Calorie Fallacy« (deutsch sinngemäß: Die Kalorien-Lüge) auf den Grund.

Tipps für den Baustein Nervensystem

- Erlernen Sie eine Entspannungsmethode.
- Praktizieren Sie die Bauchatmung.
- Essen Sie mehr vollwertige Fette und/oder grüne Gemüse, statt sich allein auf Zuckerverzicht zu konzentrieren.
- Reduzieren Sie Ihren Kaffeekonsum vier Wochen lang oder lassen Sie Kaffee ganz weg (und bleiben Sie dabei, wenn Sie sich so viel besser fühlen). Alternativ können Sie zu grünem Tee übergehen, auch dadurch lässt sich die Koffeinaufnahme deutlich reduzieren, zumal Theanin die Wirkung von Koffein abfedert.
- Fragen Sie sich, woher Ihr Eindruck kommt, Sie seien ständig unter Druck und in Eile. War alles, was Sie an einem hektischen Tag getan haben, wirklich notwendig? Oder führen Sie ein allzu betriebsames Leben, weil alle Ihre Grundbedürfnisse erfüllt sind? Natürlich gibt es in unserer Welt echten Druck und höchste gebotene Eile. Aber heben Sie sich diese Wahrnehmung für die Situationen auf, in denen Sie sie wirklich brauchen, und übertragen Sie sie nicht auf jede Alltagssituation (in meinem Buch »Rushing Woman's Syndrom« gehe ich darauf ausführlich ein).
- Erforschen Sie Ihre Gefühlslandschaft mithilfe der Strategien aus dem nächsten Kapitel »Gefühle« (S. 221), wenn Sie glauben, »nicht gut genug« zu sein.
- Ab und zu ein Dessert mit hochwertigen Fetten, reichlich Vitaminen und wenig Zucker ist nicht nur gut für die Nerven, sondern für die Gesundheit im Allgemeinen (weitere Rezepte finden Sie in meinem Kochbuch).

Zitronen-Limetten-Tarte

>> Die Tarte ist nicht nur cremig und leicht, sondern durch den Zitronensaft auch eine hervorragende Vitamin-C-Quelle mit antimikrobiellen und leberentgiftenden Eigenschaften. Eine gesunde Alternative zu herkömmlichem Teig. Reste können zu Bällchen geformt als Snack genossen werden. <<

Für 6–8 Personen; gelingt leicht
45 Min.

¾ Tasse Kokosöl • 2½ Tassen Cashewkerne • Saft von 1 Zitrone • Saft von 1 Limette • abgeriebene Schale von 2 Bio-Limetten • 6 getrocknete Aprikosen • abgeriebene Schale von 1 Bio-Limette • ½ Tasse eingeweichte Mandeln • ½ Tasse Kokosraspeln • ¼ Tasse Kürbiskerne • ¼ Tasse weißer Sesam • ¼ Tasse Sonnenblumenkerne • ¼ Tasse Tahin (möglichst aus ungeschältem Sesam) • ½ EL Wasser

- Hinweis: Die Mandeln müssen über Nacht eingeweicht werden, anschließend gut abtropfen lassen.
- Kokosöl in einem kleinen Topf schmelzen und anschließend abkühlen lassen.
- Cashewkerne, Zitronen- und Limettensaft sowie Limettenschale in die Schüssel der Küchenmaschine oder den Mixer geben und pulsierend mixen, bis die Nüsse fein vermahlen sind.
- Bei laufendem Motor das Kokosöl einlaufen lassen, bis die Mischung cremig ist.
- Aprikosen hacken und zusammen mit Limettenschale, Mandeln, Kokosraspel, Samen, Tahin und Wasser in die Schüssel der Küchenmaschine geben. Zu einer krümeligen Masse mixen. Sie ist fertig, wenn sie mit den Händen zusammengedrückt ihre Form hält. Andernfalls noch etwas Wasser zugeben.

- Den Teig gleichmäßig in eine 20-cm-Tarteform drücken. Eine Springform mit abnehmbarem Rand ist am besten geeignet.
- Die Zitronen-Limetten-Füllung darauf verteilen und 15–20 Min. einfrieren, bis die Füllung bei Berührung fest wirkt. Den Springformrand, falls verwendet, vor dem Servieren entfernen.

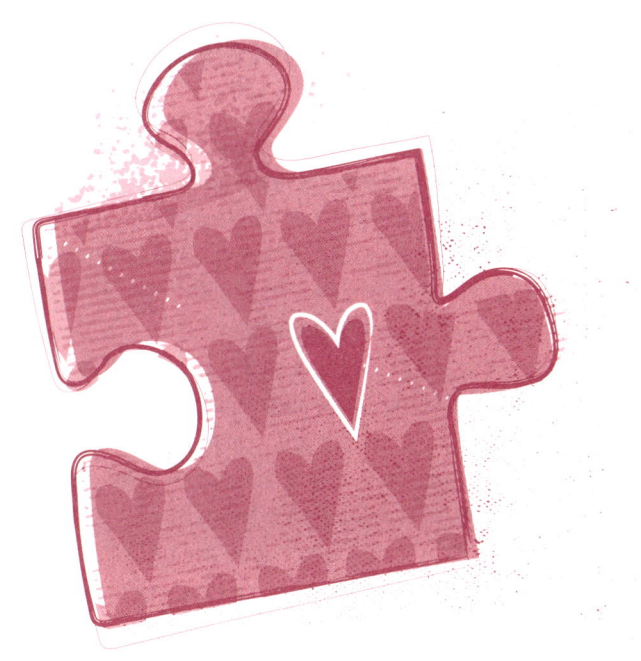

Baustein Nr. 9: Gefühle

Oft steckt hinter der Beschäftigung mit Essen, Figur und Gewichtsabnahme viel mehr. Welche Rolle Bedeutungszusammenhänge, Regeln und das Unterbewusstsein spielen, erfahren Sie hier.

Die Macht der Emotionen ...

Eigentlich wissen wir doch alle, was wir essen sollten, wir setzen es nur nicht um. Selbst angesichts der widersprüchlichen Ernährungsinformationen (zum Beispiel »Iss Kohlenhydrate, das sind wichtige Energielieferanten« gegenüber »Iss keine Kohlenhydrate, die machen dick und müde«), die nicht selten sogar einträchtig im Bücherregal nebeneinanderstehen, haben die meisten Menschen doch eine recht gute Vorstellung davon, wie man sich gesund ernährt. Und trotzdem tun wir es nicht. Das hat nicht allein mit dem Körperumfang zu tun. Ich kenne jede Menge dünner Menschen mit unglaublich schlechter Gesundheit. Nur weil man es auf den ersten Blick nicht sieht, muss das nicht heißen, dass man diesen Baustein im Griff hat. Eigentlich wissen wir alle, dass man weder Kaffee noch Alkohol literweise trinken soll, und trotzdem passiert es den meisten gelegentlich.

Wenn Essen, bestimmte Getränke, die Figur oder das Gewicht Dinge sind, die Sie stark beschäftigen, kann es sein, dass Sie Ihr ganzes Leben mit der Suche nach der richtigen Diät oder der Wunderpille verbringen oder auf eine Zeit warten, wenn Sie nicht so viel Stress haben und sich endlich auf Ihre Gesundheit konzentrieren können. Solche Dinge geschehen nie von selbst. Wir planen sie immer für morgen.

Wissen und Umsetzen sind zweierlei

Da Sie ja sehr gut wissen, was Sie essen und trinken sollten, dienen meine Worte lediglich als Erinnerung an das, was Sie sowieso schon wissen. Vielleicht wollen Sie das aber nicht wirklich hören, obwohl Sie vor sich selbst immer behaupten, für mehr Gesundheit, einen schlanken Körper oder beides würden Sie alles tun. Wenn es ums Essen geht, kann man sich auf Mutter Natur verlassen. Also entscheiden Sie sich so oft wie möglich für naturbelassene Nahrungsmittel. Natürlich kann es Bereiche geben, in denen Sie mehr Hilfestellung benötigen, etwa bei den Themen Östrogendominanz, Angst oder Insulinresistenz, aber dafür gibt es ja die entsprechenden Spezialisten. Falls Sie unsicher sind, was Sie essen sollen und was nicht, können Sie sich selbstverständlich auch dazu beraten lassen. Ich leite meine Klienten normalerweise zunächst einmal bei den ganz praktischen Dingen an, um beispielsweise Östrogendominanz, Angst oder Insulinresistenz in den Griff zu bekommen, bis sich die ersten Erfolge zeigen, und auch weil diese Veränderungen ein gutes Sprungbrett zu den Gefühlen sind, mit denen wir uns eigentlich beschäftigen wollen.

Warum handeln wir nicht so, wie wir sollen und wollen?

Manche Gefühle kommen erst dann an die Oberfläche, wenn man auf das verzichtet, was man bislang zu sich genommen hat, um sie zu überdecken oder zu betäuben: Essen, Kaffee oder Alkohol. Ich sage immer: Wenn jemand zu schwer ist, um richtig gesund zu sein, dann liegt es normalerweise nicht an einem Mangel an Wissen. Wenn es nur darum ginge, das in die Tat umzusetzen, was man weiß, dann hätten die meisten ihr Übergewicht schon lange verloren. Nein, es wäre gar nicht erst dazu gekommen. Die große Frage lautet also: Warum ernähren wir uns nicht so, dass wir gut aussehen und uns dabei super fühlen? Wie gesagt, es geht hierbei nicht nur um die Figur, es betrifft auch andere Probleme, wie zum Beispiel Reflux, Durchfall oder sonstige Verdauungsstörungen. Wenn Sie etwas essen oder trinken, von dem Sie eigentlich wissen, dass es bei Ihnen Reflux, Durchfall oder andere Beschwerden hervorruft, was geben Sie Ihrem Körper dann zu verstehen? Sie sagen ihm: »Ich will's nicht hören«.

Warum tun wir das? Meiner Meinung nach gibt es dafür eine ganze Reihe von Gründen, die jedoch alle auf eine Aussage zulaufen, die Sie unbewusst für sich formulieren: »Du interessierst mich nicht wirklich.«

Es gibt mehrere Wege, sich dem Essen von der Gefühlsebene her zu nähern. Erstens, wir versuchen herauszufinden, was Nahrungsaufnahme für Sie bedeutet. Zweitens, wir versuchen, Ihre Gefühlslandschaft verstandesmäßig zu erfassen und die Regeln und Bedeutungszusammenhänge zu erkennen, die Sie antreiben bzw. die bei Ihnen regelmäßig Reaktionen auslösen. Drittens, wir untersuchen Ihre emotionalen Verhaltensmuster mithilfe der Prinzipien der Em-Matrix (»Em« steht für »emotional«).

Essen ist ...

Wie ich schon im Kapitel »Kalorien« (S. 61) erwähnt habe, gehört die folgende Übung zu den ersten, die ich mit meinen Klienten durchführe, wenn sie zum Kern ihres Essproblems vordringen wollen. Ich bitte sie, den folgenden Satz zu vervollständigen, und zwar mit dem ersten Wort, das ihnen in den Sinn kommt.

Ich sage »Essen ist ...« und sie antworten: »hhhmmmm«, »lecker«, »ein Übel«, »Leben«, »Liebe«, »alles, was ich habe«, »Trost«, »herrlich«. Diese Antworten kommen allesamt prompt und ohne langes Nachdenken. Für jemanden, der in den letzten Jahren Gewichtsschwankungen von 20 bis 50 Kilogramm erlebt hat, gehört Essen in der Regel in die Kategorie »Freuden«. Um jemandem, dessen größte Freude das Essen ist, bei der Umstellung seines Ernährungsverhaltens zu helfen, muss ich herausfinden, was diesem Menschen sonst noch Freude bereitet. Ich muss das herausarbeiten und die Person dazu ermutigen, sich mehr mit den anderen schönen Dingen im Leben zu beschäftigen (zum Beispiel die Schönheiten der Natur zu genießen, sich dem Glauben oder spirituellen Fragen allgemein zu widmen oder ausgiebig mit dem Hund zu spielen), andernfalls werden sich die Ernährungsgewohnheiten nur vorübergehend ändern. Entweder muss das Essen eine neue Bedeutung erhalten, als Energie- und Nährstofflieferant, oder die anderen Freudenbringer müssen einen höheren Stellenwert bekommen. Manchmal ist schon viel gewonnen, wenn Sie sich bewusst machen, was Essen für Sie bedeutet.

Die Geschichte von einer Frau und ihrem Freund, dem Essen

Wie wirkungsvoll dieses kleine Spiel namens »Essen ist…« sein kann, zeigt das Beispiel einer reizenden Dame, die wegen nächtlicher Fressattacken zur Beratung kam. Julie hatte ein großes emotionales Trauma durchlitten und sich danach mit Essen getröstet; Essen war zu ihrem Freund und zu ihrer Freude geworden. Als sie zu mir kam, war sie verzweifelt, weil sie unbedingt abnehmen wollte. Sie schämte sich wegen ihrer zunehmenden Körperfülle. Außerdem glaubte sie, dass ihre Figur sie bei ihrer Arbeit beeinträchtige, denn sie stand im Licht der Öffentlichkeit. Als ich die Übung mit ihr machte, wurde klar, dass sie nach Trost suchte. Ich fragte sie, was sie sonst noch als tröstlich empfinde, was aber nichts mit Essen zu tun habe. Wir hatten vorher darüber gesprochen, wie sehr sie ihre beiden kleinen Töchter liebte, und nach ihrer Beschreibung mussten es wahre Schätzchen sein. Ich hatte den Eindruck, dass Julie immer wieder nachts aß, wenn sie eigentlich von einem anderen Menschen umarmt und getröstet werden wollte oder sich von etwas Höherem (in einem spirituellen Sinn) Trost erhoffte. Als ich sie fragte, ob sie jemals an der Tür des Kinderzimmers gestanden und ihre schlafenden Töchter beobachtet habe, schossen ihr die Tränen in die Augen. Mark Twain hat einmal sehr treffend gesagt: »Ein Gefühl ist dann echt, wenn es unwillkürlich ist.« Daher wusste ich nun, dass ihr das sehr viel bedeutete, und ich riet ihr, die Kinder abends zu Bett zu bringen, die Küche aufzuräumen und dann – statt sich mit einer Ladung Leckereien aus dem Kühlschrank bewaffnet ins Wohnzimmer vor den Fernseher zu setzen – ins Kinderzimmer zu gehen und den Mädchen beim Schlafen zuzusehen. Sie sollte dem leisen Atmen der Kinder lauschen, sich an ihrer Unschuld erfreuen, den Duft ihres Haars aufsaugen und ihre unter der Bettdecke hervorschauenden Arme betrachten. Mein Vorschlag war, dass Julie aus der Existenz ihrer Kinder Trost schöpfen sollte. Ich erinnerte sie daran, dass die beiden durch sie in diese Welt gekommen waren, weil ich dachte, dass es im Augenblick vielleicht die einzige Möglichkeit war, sie dazu zu bringen, an sich selbst etwas Positives zu finden. Wenn sie sich auf ihre kleinen Mädchen konzentrierte, könnte das wahrscheinlich heilsam für sie sein. Wir weinten beide, und Julie bestätigte, dies sei für sie die richtige Antwort. Vier Wochen später, in denen sie – wie besprochen – ihren Töchtern im Schlaf zuschaute, hatte sie einiges an Gewicht verloren. Sie hatte keinerlei Verlangen nach Süßigkeiten verspürt. Ihre beiden süßen Engel waren voll und ganz genug.

Ein anderes Thema, das oft angesprochen wird, ist das der Verschwendung von Nahrungsmitteln. Viele Menschen essen zu viel, weil sie nicht wollen, dass Reste weggeworfen werden. Häufig hat dieses Verhalten seine Wurzeln in Kindheitserfahrungen. Eine Klientin erzählte mir, dass sie im Garten hinter dem Haus Hühner halte, damit sie anfallende Reste an sie verfüttern könne. Das war ihre Methode, das »Resteproblem« zu lösen. Manchmal muss man einfach nur die Perspektive ändern: Ob Sie das Essen wegwerfen oder es ohne Hunger, Appetit und Genuss in sich hineinschaufeln, ist so oder so Verschwendung.

Regeln und Bedeutungszusammenhänge verstehen

Menschen lagern Fett ein, wenn sie sich nicht sicher fühlen – egal was das im Einzelnen für sie bedeutet. Ich spreche hier nicht von Einbrüchen oder Überfällen, ich meine eher Sicherheit im psychologischen als im kriminologischen Sinn. Auf der körperlichen Ebene kann man die Fettspeicherung auf das Cortisol zurückführen bzw. auf die vielen Effekte, die von diesem katabolen, den Stoffwechsel verlangsamenden Hormon ausgehen. Doch lösen lässt sich das Cortisolproblem nur auf der Ebene der Gefühle. Hier liegt der Schlüssel.

Jeder von uns hat eine »Regel« dafür, was Sicherheit für ihn bedeutet. Typischerweise betrifft das die Bereiche persönliche Beziehungen, Geld und Arbeit und ist das Ergebnis der bisher gemachten Erfahrungen. Unglücklicherweise können wir diese Regeln gewöhnlich nicht benennen. Die Erfahrungen, von denen ich hier spreche, müssen keineswegs traumatisch sein. Alle Erfahrungen, die wir machen, seien sie nun traumatisch oder nicht, formen nicht nur unsere Persönlichkeit, sondern wirken sich beispielsweise auch auf unser Bankkonto, auf unsere Beziehungen, unsere Reaktionen und unseren Körperumfang aus.

Welche Bedeutung Dinge bzw. Ereignisse für einen persönlich haben, erklärt jeder auf Grundlage der Erfahrungen, die er bisher in seinem Leben gemacht hat. Die Interaktionen, die wir als Kinder mit den Erwachsenen in unserer Umgebung erlebten, spielen dafür eine Rolle. Als Erwachsene rufen wir diese Bedeutungszusammenhänge immer wieder ab, ohne dass wir uns dessen bewusst wären. Alles, was wir wissen, ist, dass wir auf manche Menschen und das, was sie sagen, unangemessen zu reagieren scheinen (oder umgekehrt: dass sie unangemessen auf uns reagieren), so dass wir mit bestimmten Leuten immer Ärger haben. Es ist wie eine nicht heilende Wunde, in die immer wieder Salz gestreut wird. Oft sind wir uns nicht im Klaren darüber, warum wir in unserem Leben so viele Kämpfe ausfechten müssen (das gilt aber auch für die positiven Dinge, wenn die Bedeutungszusammenhänge uns nützen), sei es mit unserem Verhältnis zum Essen, mit unserem Körper, mit Alkohol oder mit unserem Partner. Es gibt Bedeutungszusammenhänge, die uns noch immer nützen, und andere, auf die dies nicht länger zutrifft. Bei einigen handelt es sich um überholte Schutzmechanismen, die wir aufgrund früherer Erfahrungen einmal eingerichtet haben. Vielleicht boten sie damals Schutz und Sicherheit, nun aber blockieren sie uns.

Die Bedeutungszusammenhänge und Regeln, von denen ich hier spreche, wurden (und werden) in Ihrem Unterbewusstsein erstellt, dem Teil des Gehirns, das auch das Herz schlagen und das Haar wachsen lässt, ohne dass Sie dafür explizite Anweisungen erteilen müssen. Dieser Teil des Gehirns verarbeitet zwei bis vier Millionen Informationseinheiten pro Sekunde, während das Bewusstsein nur etwa 134 Informationseinheiten pro Sekunde verarbeiten kann. Lassen Sie das einmal auf sich wirken. Unser Unterbewusstsein ist wirklich sehr machtvoll.

Spezielle Bedeutungszusammenhänge und Regeln

Die Psychologie des Essens ist ein faszinierender Bereich. Jeder Mensch trägt – meist ohne es zu wissen – unglaublich schmerzhafte Gefühle in sich. Typischerweise handelt es sich um Gefühle von Zurückweisung, Versagen und Schuld. Es gibt natürlich noch sehr viel mehr, aber um es nicht unnötig kompliziert zu machen, möchte ich es dabei belassen. Unter Umständen kommen bei einem Menschen alle drei zum Tragen, doch eigentlich überwiegt fast immer eine Emotion. Viele Frauen zum Beispiel sind »harmoniesüchtig«. Auch für Männer ist Zurückweisung schmerzhaft, im Erwachsenenalter wird die Furcht vor diesem Gefühl aber meist von einem anderen Gefühl überdeckt: der Furcht zu versagen.

Harmoniesucht bewegt sich zwischen zwei Extremen: Liebe und Zurückweisung. Sie können das Wort »Liebe« auch durch »Zuwendung« oder »Wertschätzung« ersetzen, wenn Ihnen das besser hilft, das Phänomen für sich einzuordnen. Ich bleibe bei »Liebe«, weil es einfacher ist. Ohne dass es uns bewusst ist, verhalten wir uns so, als wollten wir ein Leben, das bis auf den letzten Quadratzentimeter mit Liebe vollgepackt ist: Wir wollen für andere sorgen und selbst umsorgt werden, wir wollen Wertschätzung und Verständnis erfahren, wir wollen uns nicht streiten und so weiter und so fort, die Liste ließe sich endlos fortsetzen.

Die Psychologie lehrt uns, dass Menschen mehr dafür tun, Schmerz zu vermeiden, als sie je dafür tun werden, Schönes zu erfahren. Das bedeutet, statt uns so zu verhalten, dass wir ein Leben voller Liebe leben können, bemühen wir uns ein Leben lang, Zurückweisung zu vermeiden ... und diese beiden Leben sehen sehr unterschiedlich aus.

Auf Grundlage aller bisher im Leben gesammelten Erfahrungen haben wir in unserem Unterbewusstsein »Regeln« dafür abgespeichert, was geschehen muss, damit wir Liebe bekommen, und »Regeln« dafür, was geschehen muss, damit wir Zurückweisung erfahren. Leider fällt es den meisten Menschen viel leichter, das Gefühl zu spüren, das wir eigentlich vermeiden wollten, in diesem Fall die Zurückweisung. Gleichzeitig sind unsere Regeln für Liebe so, dass es uns viel schwerer fällt, sie leicht oder dauerhaft zu spüren.

Auslöser, Gedankenchaos und Fressattacken

Eine Situation, die schon viele Frauen zum Weinen gebracht hat, wie sie mir so oder so ähnlich in der Beratung erzählten, ist die folgende. Vielleicht haben Sie auch schon etwas Ähnliches erlebt!? Versuchen Sie, sich in diese Situation hineinzuversetzen.

Sie haben Ihren Sohn an der Schule abgesetzt und bekommen zufällig Blickkontakt mit einer anderen Mutter, die Sie schon früher bemerkt und heimlich bewundert haben. Zum ersten Mal gelingt es Ihnen, sie in einen kleinen Plausch zu verwickeln, und selbst wenn Sie darüber nicht bewusst nachdenken, führt diese Begegnung dazu, dass Sie den Tag fröhlich und gut gelaunt verbringen. Doch am Nachmittag, als Sie Ihren Sohn von der Schule abholen, würdigt Ihre neue Bekannte Sie keines Blickes. Sie scheint geradewegs durch Sie hindurchzusehen. Sie fragen sich, was Sie falsch gemacht haben. Haben Sie die Frau beleidigt? Haben Sie sich danebenbenommen? Haben Sie ihr Interesse missverstanden? Hat sie vielleicht nur deshalb mit Ihnen gesprochen, weil an diesem Morgen nicht viele andere Mamis in der Nähe waren? Fragen über Fragen. Ist es nicht schrecklich, was wir uns selbst zumuten?

Möglicherweise steigt in diesem Moment der Gedanke in Ihnen auf, Sie seien es nicht wert. Das ist Ihr wunder Punkt, und wie schon unzählige Male zuvor, streuen Sie sich Salz in die Wunde. Nur leider merken Sie nicht, dass Sie das tun – so wie Sie es auch die anderen Male nicht gemerkt haben. Das Einzige, was Sie spüren, ist, dass Sie traurig oder wütend sind. Vielleicht fällt Ihnen gerade jetzt wieder auf, wie riesig Ihr Hintern in dieser Jeans aussieht, oder Sie fangen an, andere negative Selbstgespräche zu führen. Vielleicht beschließen Sie, sich ein Glas Wein oder ein Stück Kuchen zu gönnen, was Ihnen eigentlich nicht guttut. Doch Sie fühlen sich gleich besser, weil Sie ja nun etwas haben, worauf Sie sich freuen können.

Es ist ziemlich unwahrscheinlich, dass Sie bewusst eine Verbindung zwischen Ihrer neuen Bekannten, Ihrem »Ich-bin-es-nicht-wert«-Schalter und Ihrer verflogenen guten Laune herstellen, doch Fakt ist, dass Sie den Nachmittag niedergeschlagen und frustriert statt fröhlich pfeifend durchleben. Vielleicht entwickeln Sie auch richtig schlechte Laune – trotz der Vorfreude auf ein Stück Kuchen, ein Glas Wein (oder was auch immer) –, wenn Ihr Vormittag ausgesprochen angenehm verlaufen oder zumindest kein besonderer Aufreger vorgekommen ist. Wer muss normalerweise Ihre miese oder gereizte Stimmung ertragen? In der Regel Sie selbst und die Menschen, die Ihnen am wichtigsten sind. Natürlich, so erklären Sie sich die Situation, ist es Ihrer neuen Bekannten peinlich, in Anwesenheit bestimmter anderer Mütter mit Ihnen zu sprechen, weil Sie ein bisschen füllig sind. Und um sich zu beweisen, dass Sie wirklich nicht gut genug sind, essen Sie etwas. Ohne dass es Ihnen bewusst ist, wollen Sie sich selbst beweisen, dass es stimmt: Sie sind disziplinlos und zu nichts zu gebrauchen. Kein Wunder, dass Sie dick sind. Das muss der Grund sein, warum niemand Sie mag und Ihre Mutter zu Ihnen gesagt hat, Sie seien nur peinlich. Damals muss es angefangen haben, mit irgendeinem Kommentar Ihrer Mutter, seitdem haben Sie das Gefühl, »nichts wert« zu sein. Nicht dass Ihre Mutter Sie hätte kränken wollen und nicht dass Sie daran denken, wenn Sie in Ihrer Verzweiflung eine Tüte Kräcker, eine Tafel Schokolade und ein paar Gläser Weißwein in sich hinein stopfen …

Ihre Familie (oder wer auch immer Ihren Stimmungsumschwung abbekommt) kann nicht verstehen, warum Sie plötzlich so heftig auf etwas reagieren, das Sie am Tag zuvor kein bisschen gestört hat, oder fragt sich, was um Himmels willen sie falsch gemacht hat. Natürlich hat Ihre Familie gar nichts falsch gemacht. Mit der Schokolade und dem Wein haben Sie einfach den »Schmerz« gelindert, die zutiefst menschliche Urangst besänftigt, dass Sie nicht gut genug sind und deshalb nicht geliebt werden. Der wesentliche Punkt ist, dass Sie sich von Ihrer neuen Bekannten zurückgewiesen fühlen.

Die Perspektive zu verändern, verändert vieles!

Aber ich frage Sie jetzt: Was, wenn die Frau Sie gar nicht gesehen hat oder wenn sie Sie zwar gesehen, aber »nicht geschaltet« hat? Sie werden mir dann entgegnen, dass Sie gesehen haben, wie sie Sie gesehen hat. Und jetzt bitte ich Sie, sich eine simple Frage zu stellen, die Ihr Leben verändert: »Was könnte mit der Frau losgewesen sein?« Woher wollen Sie wissen, wie es ihr geht? Vielleicht hatte sie auf dem Nachhauseweg noch tausend Dinge zu erledigen. Vielleicht musste sie das Haus noch in Ordnung bringen, die Kinder unter die Dusche stellen und ihnen etwas zu essen machen, damit ihr Mann sie am Abend nicht anbrüllt, sie sei zu nichts zu gebrauchen und was sie eigentlich den ganzen Tag über so mache. Was, wenn dies ihr Urschmerz ist, weil ihre Mutter oder ihr Vater dasselbe zu ihr sagten?

Was, wenn ich Ihnen sage, dass die scheinbare Hochnäsigkeit dieser Frau Ihnen gegenüber rein gar nichts mit Ihnen zu tun hatte und dass, was immer der Grund für ihr Verhalten war, dieses sehr viel über sie selbst verrät? Harmoniesüchtige Menschen müssen sich immer wieder die Frage stellen: »Was könnte mit dem anderen los sein?« Und zwar so lange, bis die »Dolche der Zurückweisung« ihr Herz nicht mehr durchbohren.

Bei einer meiner Klientinnen veränderten sich durch diese Frage Leben und Körper gleichermaßen. Ich sehe noch heute ihr strahlendes Gesicht vor mir, als sie mir erklärte, ich hätte sie von ihrer – wie sie es nannte – Seelenqual befreit, die sich unter anderem in heimlichen nächtlichen Fressattacken und anschließenden Selbstvorwürfen geäußert hatte. Sie sah aus, als seien dank dieser neuen Betrachtungsweise förmlich Jahre von ihr abgefallen.

Wenn harmoniesüchtige Menschen am Kühlschrank stehen und hineinschauen, als müsse er ihnen den Sinn des Lebens offenbaren, ist eine andere Frage hilfreich: »Was will ich wirklich?« Zuerst wird Ihr Gehirn Ihnen natürlich einreden, Sie wollten einfach nur ein Eis oder ein bisschen Schokomousse. Doch wenn Sie hartnäckig bleiben und weiterfragen, lüftet sich irgendwann der Schleier und Sie werden erkennen, dass Sie eigentlich mit jemandem reden, geliebt oder in den Arm genommen werden wollen. In diesem Augenblick müssen Sie sich selbst unbedingt genau das geben, wonach Sie sich zutiefst sehnen. Suchen Sie nach Wegen, diese Wünsche wahr werden zu lassen.

Seelischer Schmerz kann nützlich sein

Wer glaubt, seelischer Schmerz sei zu traumatisch, um ihn zu ertragen, sieht die Welt immer noch mit den Augen eines Kindes. Als Kind waren wir zwingend auf Liebe, Aufmerksamkeit und Fürsorglichkeit angewiesen. Das heißt, wir wachsen mit der übermächtigen Vorstellung auf, dass wir ohne Liebe zugrunde gehen. Die Wahrheit ist: Ein Kind mag ohne Liebe vielleicht nicht überleben, für einen Erwachsenen trifft dies auf physischer Ebene jedoch nicht zu. Liebe ist etwas Wunderbares, aber wir sterben nicht ohne sie.

Menschen, die diese Vorstellung allzu leicht für bare Münze nehmen, weil ihr Unterbewusstsein so eingestellt ist, setzen nicht selten alles daran, den Gefühlen, die sie nicht spüren, geschweige denn akzeptieren wollen, zu entfliehen. Sie kämpfen einen ständigen Kampf, den sie nicht gewinnen können. Manche fliehen in übermäßiges Essen, manche trinken jeden Abend zwei Flaschen Wein, andere rauchen eine Zigarette nach der anderen oder trainieren wie verrückt, wieder andere reden ohne Unterlass. Und jedes Mal, wenn sie das tun, überdecken sie das Gefühl, das wirklich da ist. Der Wunsch, den Schmerz zu vermeiden, lässt sie so handeln. Sie wenden sich dem Kühlschrank zu, während sie sich gleichzeitig von sich selbst und ihren Gefühlen abwenden.

Der Weg zurück zu sich selbst – und weg vom Kühlschrank oder welcher Ersatzhandlung auch immer – führt über das Anerkennen des Schmerzes und die wahre Erkenntnis, dass er sie nicht umbringen wird. Wenn Sie traurig sind, sind Sie traurig. Wenn Sie regelmäßig zu viel essen, um die Traurigkeit zu überdecken, geben Sie sich nur einen neuen Grund traurig zu sein. Essen hilft nicht dabei, die Traurigkeit abzubauen, es macht sie nur noch größer. Warum geben Sie nicht einfach zu, dass Sie traurig sind, statt den Schmerz dauernd mit anderen, schlechten Handlungen zu übertünchen?

Lassen Sie uns daraus eine Strategie entwickeln, mit der Sie arbeiten können. Im ersten Schritt müssen Sie das Gefühl erkennen, das für Sie nur sehr schwer auszuhalten ist, sei es nun Zurückweisung, Versagen oder Schuld, und dann herausfinden, was geschehen muss, damit Sie diese Emotion spüren. Sie werden sehen, dass es den Menschen wirklich leicht fällt, Gefühle zu spüren, von denen sie wissen, dass sie sehr schmerzhaft sind, und die sie unbedingt vermeiden wollen. Vielleicht haben Sie ja früher schon einmal auf diesem Gebiet an sich gearbeitet. Falls nicht, dann ist die Wahrscheinlichkeit sehr hoch, dass Sie als Erstes an etwas arbeiten wollen, das auf eine Erfahrung in Ihrer frühen Jugend zurückgeht. Ich erzähle Ihnen noch eine Geschichte, damit Sie darüber nachdenken können.

Von schmerzhaften Erinnerungen und Perspektivwechsel

Eine der Klientinnen, an denen ich diese Strategie zum ersten Mal anwendete, war eine bekannte Persönlichkeit, eine Frau »von großem Format«, ich will sie hier Mary nennen. Mary war gesellig, humorvoll, liebenswürdig, finanziell erfolgreich und – aufgrund dessen – sehr großzügig. Bei unserer ersten Begegnung eröffnete sie das Gespräch mit folgender Bemerkung: »Ich habe gehört, bei Ihnen läuft das mit dem Abnehmen anders, wissen Sie, ich habe nämlich schon alles probiert.« Sie erzählte mir freimütig, dass sie in allen Lebensbereichen »erfolgreich« sei – nur nicht, wenn es um ihren Körper gehe. Das Wort »Gesundheit« kam nicht über ihre Lippen. Sie sprach nur über ihre Körperfülle und ihr Gewicht. Bis ich sie danach fragte, erwähnte sie weder den Reflux noch ihre Atemprobleme, die regelmäßig auftretenden Kopfschmerzen oder das Ekzem, das sie seit Kindertagen quälte. »Gesundheit« hatte sie nicht auf dem Schirm. Es ist ausgesprochen hilfreich, genau auf die Sprache zu achten, denn aus dem, was jemand sagt, aber auch aus dem, was jemand nicht sagt, kann man viele wichtige Schlüsse ziehen. Die Art, wie Mary über ihre Mutter sprach, fiel mir besonders auf. Sie war nicht einfach nur sauer auf ihre Mutter, sie verachtete sie. Außerdem sprach sie von ihr in der Gegenwart, so dass ich ziemlich überrascht war zu hören, dass sie bereits fast zwanzig Jahre zuvor gestorben war. Als ich Mary fragte, ob sie sich an eine Zeit erinnern könne, in der das Verhältnis zu ihrer Mutter nicht so abgrundtief schlecht war, erwiderte sie: »Ja«. Das bedeutete, dass irgendetwas geschehen sein musste, und an diesem Punkt mussten wir – in ihrem Fall – anfangen. Die Frage »Warum?« ist einfach Gold wert.

Mary meinte, die Richtung, in die unsere Sitzung laufe, sei »ein Haufen Mist«, insbesondere, da sie vor Jahren schon einmal eine Therapie gemacht hatte, die den Hass auf ihre Mutter zum Gegenstand hatte. Sie bekannte, ihre Mutter habe ihr Bestes getan, aber sie beendete ihre Erklärung mit »blah, blah, blah«, rollte die Augen und winkte mit der Hand ab, womit sie zeigte, dass dies nicht von Herzen kam. Also bohrte ich nach. Schließlich hatte sie mich gebeten, ihr dabei zu helfen, mit dem Gewicht genauso »erfolgreich« zu sein wie in den anderen Bereichen ihres Lebens.

Ich bat Mary, sich an Zeiten zu erinnern, in denen das Verhältnis zu ihrer Mutter völlig zerrüttet war, aber auch an Zeiten, in denen sie sich in der Nähe ihrer Mutter gut oder sogar sehr wohl gefühlt habe. Sie sagte, sie könne sich an beides erinnern. Dann bat ich sie, an den Tag zurück zu denken, der alles veränderte. Und zum ersten Mal fiel die Anspannung von ihrem Gesicht ab. Im Alter von vier Jahren hatte Mary in der Nähe des elterlichen Hauses gespielt. Sie fiel hin und verletzte sich am Auge. Als sie deswegen laut zu schreien anfing, kam ihre Mutter vom Haus herübergelaufen und rief: »Pass doch besser auf, dann tust du dir auch nicht weh.«

In diesem Augenblick könnte meine Klientin folgende Bedeutungszusammenhänge hergestellt haben:
- Meine Mutter hält mich für eine Versagerin (Versagen).
- Meine Mutter liebt mich nicht, sie hasst mich (Zurückweisung).
- Ich habe meine Mutter enttäuscht (Schuld).
- Meine Mutter liebt mich so sehr, dass sie mich vor weiterem Schmerz schützen will (Liebe).
- Hurra! Ich habe die Aufmerksamkeit meiner Mutter auf mich gezogen (Erfolg).

Bevor wir weitermachen, denken Sie bitte einen Augenblick darüber nach, warum Marys Mutter so reagiert hat. Sie könnte gedacht haben:

- Mein Kind ist hingefallen und hat sich ziemlich wehgetan! Ich muss ihm sagen, es soll vorsichtiger sein, damit das nicht wieder passiert (Liebe).
- Ich bin schuld, weil ich nicht besser auf mein Kind aufgepasst habe (eigene Schuld).
- Ich bin wirklich zu nichts zu gebrauchen, ich kann nicht mal auf mein Kind aufpassen (Versagen).

Von außen betrachtet ist klar zu erkennen, dass die Reaktion der Mutter auf den Unfall ihres kleinen Kindes von Liebe und dem Wunsch, es zu schützen, geprägt war. Doch für Mary war es das erste Mal, dass sie von ihrer Mutter derart angeschrien wurde, und sie verband dies von da an mit körperlichem Schmerz.

So werden neue »Bedeutungszusammenhänge« im Nervensystem verankert. Und so entsteht der wunde Punkt, die Wunde, die nicht verheilt und in die im Laufe eines Lebens immer wieder Salz gestreut wird.

Absicht und Wirkung

Der Ausruf der Mutter mag grob oder barsch geklungen haben, aber die Absicht dahinter war eindeutig fürsorglich. Als ich Mary fragte, was ihre Mutter ihrer Meinung nach mit diesen Worten ausdrücken wollte, sagte sie: »Sie war grausam, sie hasste mich.« Das heißt, die vierjährige Mary stellte in diesem Augenblick den Bedeutungszusammenhang her, dass ihre Mutter sie nicht liebte. Für sie war klar: »Jemand, der mich anschreit, wenn ich mir wehgetan habe, kann mich nicht liebhaben.« (Bitte verstehen Sie mich nicht falsch, es liegt nicht in meiner Absicht, bei Eltern Schuldgefühle auszulösen! Rufen Sie sich in Erinnerung, dass es etwas Urmenschliches ist, aus dem, was andere sagen, Bedeutungszusammenhänge herzustellen. Jeder von uns tut das. Und ja, es wirkt sich auf unsere Persönlichkeit aus, aber es erlaubt uns auch, zu lernen und uns zu entwickeln. Diese Fähigkeit stellt sich ein, wenn wir in der Lage sind, einen Schritt zurückzutreten und die »Geschichte«, die wir uns erzählen, von außen zu betrachten.)

Auf die Deutung kommt es an

Das oben beschriebene Ereignis bereitete den Boden für weitere problematische Interaktionen zwischen Mary und ihrer Mutter. Warum? Weil wir, sobald wir einmal von etwas überzeugt sind, immer versuchen, uns zu beweisen, dass wir recht haben, und in allem und jedem nach einem Beweis für unsere Überzeugung suchen. Nehmen wir beispielsweise an, Sie seien sieben Jahre alt und wollen gerade aus dem Haus zur Schule gehen. In diesem Moment ruft Ihre Mutter, vielleicht mit einem genervten Unterton, weil sie noch tausend Dinge zu erledigen hat und auch schon spät dran ist: »Du hast deine Jacke vergessen. Es ist kalt draußen. Geh und hol deine Jacke!« Stellen Sie sich vor, Sie seien Mary. Wenn Sie damals, als Sie hingefallen waren, den Bedeutungszusammenhang hergestellt hätten, »Toll, meine Mami liebt mich so sehr, dass sie mich vor allem Schmerz bewahren will« (Liebe), dann würden Sie jetzt, wo Ihre Mutter Sie auffordert, die Jacke zu holen, in Ihr Zimmer stürzen, sich die Jacke schnappen und gut gelaunt in Richtung Schule aufbrechen, ohne sich über den Tonfall Gedanken zu machen. Vermutlich hätten Sie gar nicht gemerkt, dass die Stimme einen gereizten Unterton hatte. Wenn Sie damals allerdings einen Bedeutungszusammenhang hergestellt hätten, der Versagen oder Zurückweisung beinhaltet, dann würden Sie dies auch jetzt aus dem Zuruf Ihrer Mutter heraushören. Sie würden diesen Bedeutungszusammenhang bestätigt sehen und zu sich selbst sagen: »Siehst du, sie glaubt, du bist zu blöd, um dich allein anzuziehen.« Sie würden wütend in Ihr Zimmer stapfen, die Jacke packen und schlecht gelaunt zur Schule gehen. Ihre Laune würde sich erst bessern, wenn Sie dort ankämen und Ihre Freunde träfen.

Wie Sie sehen, könnten aus einem einzigen, in der Kindheit hergestellten Bedeutungszusammenhang zwei ganz verschiedene Leben hervorgehen.

Aus entwicklungspsychologischer Sicht sehen Sie sich als Kind immer im Mittelpunkt der Welt. Alles dreht sich um Sie, und das muss so sein, sonst würden Sie nicht überleben. Irgendwann, wenn Sie älter sind und die Gelegenheit erhalten, solche Situationen quasi von außen zu betrachten, können Abstand und Übersicht dazu beitragen, bestehende Wunden zu heilen und befreiende Aha-Momente auszulösen. Sobald ein Erwachsener erkennt, dass eine in der Kindheit gewonnene Überzeugung falsch ist, sind die Bereitschaft zu verzeihen und Mitgefühl für die Eltern förmlich mit Händen zu greifen. Ich empfinde es stets als sehr bewegend, bei einem solchen Umschwung Zeugin zu sein.

Bedeutungszusammenhänge überdenken

Es ist wichtig anzuerkennen, dass die Bedeutungszusammenhänge, die wir für uns hergestellt haben, keineswegs immer nur Probleme bringen, sondern auch nützlich sind. Angenommen, Sie sind eine der Protagonistinnen des oben geschilderten Szenarios und der Bedeutungszusammenhang, den Sie hergestellt hätten, sei Schuld gewesen, dann würden Sie Ihr Leben lang vermutlich alles daransetzen, es immer allen recht zu machen, damit Sie nie das Gefühl haben müssten, jemanden zu enttäuschen, und die Menschen würden Sie lieben und wertschätzen. Für Mary dagegen hatte das Gefühl der Zurückweisung mit dem Unterton »Du bist eine Versagerin« zur Folge, dass sie die Einstellung »Dir werde ich es zeigen« entwickelte. Sie war wild entschlossen, ein außergewöhnliches Leben zu führen, um ihrer Mutter zu demonstrieren, dass sie erfolgreich und deshalb liebenswert ist. Dies hatte nicht nur Einfluss auf die Entwicklung ihrer liebenswürdigen Persönlichkeit, sondern machte sie auch finanziell erfolgreich – und zwar in einem Maß, dass sie als große Wohltäterin in der Öffentlichkeit auftreten konnte. Von daher gesehen hat der von ihr hergestellte Bedeutungszusammenhang viel Gutes bewirkt.

Die von uns hergestellten Bedeutungszusammenhänge verlieren allerdings nicht selten irgendwann ihren Nutzen für uns. Ein Beispiel: Wenn Sie es immer allen Menschen recht machen wollen, um sie nicht zu enttäuschen und um Schuldgefühle bei sich selbst zu vermeiden, dann werden Sie sich irgendwann ausgepowert fühlen, Ihre Nebennieren sind erschöpft, und das kann der Grund für Ihre Gesundheitsprobleme sein. Mary zum Beispiel aß fast jede Nacht riesige Mengen, um der Wahrheit nicht ins Gesicht sehen zu müssen, dass sie eigentlich nichts weiter wollte, als von ihrer Mutter geliebt zu werden. Sie hätte das nie erkannt, weil der Hass, den sie in sich aufgebaut hatte, so riesig war. Als Mary klar wurde, dass ihre Mutter sie in Wahrheit immer geliebt hatte, fielen ihre Fettpolster förmlich von ihr ab.

Manchmal genügt ein Funken »Wahrheit«, um eine Wende einzuleiten, so dass es zu mühelosen Veränderungen im Essverhalten kommt und die Schutzhülle (aus Körperfett) endlich abgestreift werden kann, die den Betroffenen vielleicht schon seit Jahrzehnten umgeben hat.

Wie lauten Ihre Regeln?

Der Prozess, durch den ich meine Klienten begleite, beginnt damit, dass sie erkennen und aufschreiben, in welchen Situationen sie momentan Liebe empfinden. Danach lasse ich sie aufschreiben, in welchen Momenten sie sich zurückgewiesen fühlen. Die Antworten sehen wir uns gemeinsam an, dabei wird normalerweise viel gelacht und geweint, während wir uns den Konfliktbereichen nähern. Hier einige Beispiele:

Frage: Welches Gefühl möchten Sie gerne öfter verspüren?

Antwort: Liebe

Was muss geschehen, damit Sie sich geliebt fühlen?

- Er muss mich (gleichzeitig) zärtlich anschauen, liebevoll lächeln und meine Hand halten.
- Er darf mich nie anschreien.
- Er muss immer freundlich mit mir reden.
- Er darf nie zu spät kommen.
- Er darf keine Computerspiele spielen, wenn noch Arbeiten im Haus oder im Garten erledigt werden müssen.
- Er muss immer merken, wenn ich überlastet bin, und mir unaufgefordert Hilfe anbieten.
- Niemand darf mich je übergehen.

- Er muss merken, wenn ich keine Lust auf Sex habe, und mich dann in Ruhe lassen, ohne mir Schuldgefühle zu machen.

Durch diese Übung wird vielen Menschen erstmals bewusst, wie schwer sie es sich machen, ein bestimmtes Gefühl zu empfinden, in diesem Beispiel Liebe. Ist Ihnen aufgefallen, in welchem absoluten Ton die Anforderungen formuliert sind? Mit Worten wie »muss immer« oder »darf nie«. Außerdem wissen viele Menschen gar nicht, dass es das ist, was sie wirklich wollen – wie um alles in der Welt soll es dann ihr Partner wissen? Kein Wunder, dass die Dame, von der dieses Beispiel stammt, so wütend auf ihren Mann war. Sie fühlte sich nicht von ihm geliebt, weil er nicht all das tat, was in der Liste aufgeführt ist! Und außerdem: Wie erklären Sie jemandem, dass er »nur freundlich« mit Ihnen reden darf? Wir Menschen sind schon manchmal komische Vögel.

Im nächsten Schritt sehen wir uns die Zurückweisungsliste an.

Frage: Welches Gefühl empfinden Sie als wirklich schmerzhaft?

Antwort: Zurückweisung

In welchen Situationen fühlen Sie sich momentan zurückgewiesen?

- Wenn er mich anschreit.
- Wenn er mir nicht in die Augen schaut.
- Wenn ein Kollege, der normalerweise immer durch meine Bürotür schaut, um »Guten Tag« zu sagen, einfach wortlos vorbeigeht.
- Wenn jemand mich übergeht.
- Wenn jemand mich nicht versteht.
- Wenn jemand meine Arbeit in Frage stellt und mich fragt, warum ich etwas so und nicht anders gemacht habe.

In diesem Fall geht es um eine Klientin und ihren Kollegen. Meine Klientin fühlte sich an ihrem Arbeitsplatz nicht wohl, das Highlight ihres Tages war der Kollege, der für ein kleines Schwätzchen an ihrer Bürotür stehenblieb, wenn er vom Kaffeeautomaten an seinen Schreibtisch zurückging. Meistens sprachen sie über Gott und die Welt, nur nicht über die Arbeit. Er kam jeden Tag bei ihr vorbei – bis er einmal vorbeimarschierte, ohne anzuhalten. Wahrscheinlich hätte sich jede Frau auf diesem Planeten sofort dieselbe Frage gestellt wie meine Klientin: »Was habe ich ihm getan? Was habe ich falsch gemacht?« Es kann zwei Minuten, zwei Tage, zwei Wochen oder zwei Jahre dauern, bis wir innehalten und fragen: »Was könnte bei ihm losgewesen sein?« Bis dahin haben Sie sich schon alle möglichen und unmöglichen Szenarien ausgemalt, wie Sie ihn unter Umständen gekränkt haben könnten, obwohl Sie ihm vermutlich überhaupt nichts getan haben. Vielleicht hatte er einfach nur an die vielen Stapel auf seinem Schreibtisch gedacht, die er noch abarbeiten musste, dass er einfach vergaß stehenzubleiben. Vielleicht hatte er ein krankes Kind zu Hause und wollte schnell an seinen Platz zurück, damit er einen möglichen Telefonanruf nicht verpasste. Man könnte noch stundenlang weiter Vermutungen anstellen.

Ich gebe Ihnen einen ganz allgemeinen Tipp: Ersparen Sie sich eine Menge Kopfzerbrechen, Herzschmerz, Zurückweisung, Erschöpfung, Ablenkung und »unangemessenes« Ess- oder Trinkverhalten und stellen Sie ihm (oder auch ihr) die Frage: »Was ist oder war denn los mit dir?« Er (sie) freut sich vermutlich über Ihre besorgte Nachfrage. Und wenn er (sie) tatsächlich wegen irgendetwas verärgert ist oder war, können Sie das wenigstens gleich klären.

Weniger Zurückweisung, mehr Liebe

Wenn Sie sich die Liste der Zurückweisungsszenarien ansehen, merken Sie, dass jeder der Punkte jeden Tag zigmal eintreten kann. Wie oft hat sich meine Klientin wohl an einem Tag zurückgewiesen gefühlt? Und wie oft hat sie sich wohl geliebt gefühlt, wenn man die jeweiligen »Anforderungskataloge« bzw. »Regeln« zugrunde legt? Selbst wenn Sie nicht den ganzen Tag herumlaufen und »Ich fühle mich zurückgewiesen« vor sich hin murmeln, können Sie niedergeschlagen, mies gelaunt, wütend, gereizt oder frustriert sein. Es kann vorkommen, dass Sie sich selbst hassen, weil Sie sich so oft Salz in Ihre Zurückweisungswunde gestreut haben, gleichzeitig haben Sie sich aber nur zweimal geliebt gefühlt.

An dieser Stelle möchte ich nochmals darauf hinweisen, dass keine dieser Reaktionen bewusst abläuft. Keiner dieser Gedanken kommt auf der kognitiven Ebene zustande. Sie machen sich in Ihrem Körper vielleicht als leichtes Übelkeitsgefühl oder ein kurzes Ziehen im Rücken bemerkbar. Das wäre der Moment, in dem Sie Zugang zu Ihrem Gefühl der Zurückweisung bekommen könnten, wenn Sie wollten. Aber Sie haben Ihr Bewusstsein erzogen, solche Momente zu ignorieren (es sei denn, es lässt sich einfach nicht ausblenden). Ihre Lebensenergie speist sich daraus, wie oft Sie sich unbewusst zurückgewiesen und wie oft Sie sich unbewusst geliebt fühlen. Ihre Energie, Ihr Elan, Ihre Leidenschaft kommen nicht zum Vorschein, wenn Sie den ganzen Tag über Zurückweisungen nachgrübeln und sich hundsmiserabel fühlen. Ein solcher Tag endet dann damit, dass Sie sich mit der Droge Essen trösten. Denn keine »Disziplin« oder »Willenskraft« der Welt reicht aus, um die unbewussten verzweifelten Bemühungen, die Gefühle der Zurückweisung zu unterdrücken, außer Kraft zu setzen; Zurückweisungen, die Ihr Bewusstsein zwar wahrgenommen hat, als Sie ein Kind waren, die jedoch so schmerzhaft waren, dass es beschloss, sie nicht zu fühlen.

Den Teufelskreis durchbrechen

Es gibt eine ganze Reihe von Möglichkeiten, aus diesem Schlamassel herauszukommen, dieses Szenario zu verändern. Eine davon ist das Neuschreiben der Regeln, in welchen Situationen Sie Liebe bzw. Zurückweisung empfinden. Mit etwas Übung wird sich Ihre gesamte Gefühlslandschaft verändern. Nachdem sich die ersten Regeln bei Ihnen eingenistet haben, ohne dass sie Ihnen bewusst waren, ist es nun an der Zeit, sie selbst zu formulieren! Doch Sie müssen die neuen Regeln unbedingt einüben, sobald Sie sie aufgestellt haben.

Eine andere Möglichkeit, die ich Ihnen vorstellen möchte, ist die sogenannte »Network Spinal Analysis« (NSA), eine äußerst wirkungsvolle Form der Chiropraktik (ohne krachende Gelenke!), zu der auch ein besonderes Atmungs- und Körperwahrnehmungs-Übungssystem gehört (»Somato Respiratory Integration«, kurz SRI). Diese Übungen sind einfach fantastisch. Der dritte Weg, um die unbewussten Reaktionen zu verändern, führt durch einen revolutionären, spektakulären, sanften Prozess namens »Emotionale Matrix« (Em-Matrix). Alle Maßnahmen werden wir uns im Folgenden genauer anschauen.

Schreiben Sie Ihre Regeln neu

Gehen Sie spielerisch an die Sache heran, egal für welches Gefühle Sie Ihre Regeln neu schreiben wollen. Schließlich geht es darum, »Liebe« oder auch »Erfolg« wirklich leicht spürbar zu machen. Umgekehrt soll »Zurückweisung« möglichst schwer spürbar gemacht werden.

Positive Gefühle

Formulieren Sie neue Regeln dafür, wann und wie Sie das gewünschte Gefühl, Liebe beispielsweise, verspüren wollen. Es soll wirklich ganz leicht sein, dieses schöne Gefühl zu empfinden! Behalten Sie die Kontrolle über das gewünschte Gefühl, machen Sie es (und sich) nicht von einer anderen Person abhängig.

Beginnen Sie das Spiel mit »Immer wenn ich …« und hängen Sie an jede Regel das Wort »oder« an.

Zum Beispiel: Immer wenn ich …
- lächle oder
- etwas Schönes in der Natur sehe oder
- etwas wirklich Gutes esse oder
- ein Glas Wasser trinke oder
- Sport treibe oder
- Tagebuch schreibe oder
- eine Zeitschrift lese oder
- eine Kerze anzünde oder
- ein heißes Bad nehme oder
- und so weiter …

Lesen Sie sich Ihre Regeln einen Monat lang jeden Tag selbst laut vor und bewegen Sie sich dabei. Die Bewegungen können sanft schwingend oder tänzerisch sein, aber auch ausladend oder kraftvoll. Achten Sie darauf, was passiert, wenn Sie beispielsweise lächeln. Nach einer Weile werden Sie merken, wie aus Ihrem Inneren ein Gefühl zu einem ganz neuen »Glücksniveau« aufsteigt. Sie werden den Gesang von Vögeln viel häufiger wahrnehmen. Sie werden mehr Wasser trinken. Und in beiden Fällen werden Sie nicht nur andächtig lauschen oder Ihren Durst stillen, sondern Ihr Nervensystem wird anfangen, »Liebe« zu spüren, sobald Sie Dinge tun, mit denen Sie zu sich selbst liebevoll sind.

Negative Gefühle

Als Nächstes schreiben Sie eine neue Regel dafür auf, wann und wie Sie ein bestimmtes unerwünschtes Gefühl, zum Beispiel Zurückweisung, verspüren wollen. Es soll wirklich schwer sein, diese Emotion zu empfinden! Formulieren Sie die Regel so, dass es um Sie geht und nicht um eine andere Person. Beginnen Sie mit »Nur dann, wenn ich längere Zeit in diesem lähmenden, hinderlichen Gefühl der Zurückweisung feststecke, statt mich daran zu erinnern ...«

- dass nur ich allein darüber bestimme, wie ich mich fühle und auf andere reagiere, und dass ich nicht wissen kann, was in einer anderen Person vor sich geht.

Auch für diese Regeln ist es wichtig, sie sich laut vorzulesen und dabei Bewegungen auszuführen. Auf diese Weise wird das Nervensystem auf verschiedenen Ebenen eingebunden, so dass das Unterbewusstsein mit neuen Regeln und Bedeutungszusammenhängen ausgestattet werden kann, die Ihnen nützen und zudem das Gefühl geben, ein ganz wunderbarer Mensch zu sein. Ein herzliches Dankeschön an Tony Robbins, von dem ich diese Methode vor einiger Zeit gelernt habe.

NSA und SRI – alternative Wege zu mehr Wohlbefinden

Es gibt eine Gedankenschule, die davon ausgeht, dass die Zellen unseres Körpers für alles, was sie (also wir) durchgemacht haben, ein Gedächtnis besitzen. Sie haben vielleicht schon einmal jemanden gesehen, bei dessen Anblick Sie dachten: »So, wie er dasteht, scheint er die Last der Welt auf seinen Schultern zu tragen.« Je nachdem, wie diese Person ihr Leben und sich selbst wahrnimmt, fühlt sie sich womöglich auch genau so. Therapeuten, die mit der Methode »Network Spinal Analysis« (NSA) arbeiten, gehen von der Grundannahme aus, dass unser Körper via Nervensystem sämtliche Erfahrungen – körperliche und seelische gleichermaßen – speichert und dass unsere Körperhaltungen, auch ganz unauffällige, uns in diesen Mustern festhalten.

Wenn wir uns nun in Erinnerung rufen, dass die Wirbelsäule (englisch »spine«) das Bindeglied zwischen dem Gehirn und den Organen des Körpers darstellt, wird vielleicht verständlich, weshalb es wichtig sein kann, die Gesundheit der Wirbelsäule zu optimieren: Sie ist die Schnittstelle zwischen Körper und Geist.

Die NSA-Methode wurde von Donny Epstein entwickelt, einem unglaublich talentierten Mann. Aufgrund von sanften, aber sehr präzise ausgeführten Berührungen der Wirbelsäule wird das Gehirn veranlasst, neue Strategien für das Wohlbefinden zu schaffen. Durch die Arbeit an den physischen Strukturen des Körpers stellen sich Verhaltensänderungen völlig mühelos ein.

Bei der »Somato Respiratory Integration« (SRI) handelt es sich um ein besonderes Atmungs- und Körperwahrnehmungs-Übungssystem. Mit dieser Methode lernt man, mithilfe von gerichteter Aufmerksamkeit, sanftem Atem, Berührung und Bewegung den Rhythmen des Körpers und deren eigener innerer Weisheit zu folgen. Ein großer Teil der somato-respiratorischen Integration findet »hinter den Kulissen« statt und dient dazu, dem Nervensystem ein Sicherheitsgefühl zu vermitteln, so dass von hier aus neue Wahrnehmungen, Heilung und optimale Gesundheit ihren Anfang nehmen können.

NSA und SRI sind spezielle Methoden der Chiropraktik, alternative Heilverfahren, die Gesundheit und Wohlbefinden fördern können. Ich persönlich liebe solche Herangehensweisen und empfehle jedem, sie auszuprobieren, denn man muss sie wirklich erfahren haben, um sie zu »verstehen«.

Die Em-Matrix

Was, wenn ich Ihnen sage, dass buchstäblich jedes Gefühl nur dafür da ist, um Ihnen zu nützen? Was, wenn ich Ihnen sage, dass jedes Gefühl ein Geschenk für Sie bereithält? Was, wenn ich Ihnen sage, dass jedes Gefühl eine Botschaft für Sie hat und dass sich, sobald Sie sie vernommen haben, ein Raum für Ihre Wahrheit, für Ihr Innerstes auftut? Was, wenn ich Ihnen sage, dass wir nicht tief in Ihre Vergangenheit hinabtauchen müssen, um kognitiv (vom Verstand her) zu verstehen, weshalb Sie »unangemessen« essen, sondern einfach und sanft Ihre Gefühle und Verhaltensmuster von heute untersuchen könnten? Genau dafür ist die Em-Matrix da, ein Konzept und eine Methode, nach der die Welt dringend verlangt. Lassen Sie mich Ihnen die Idee vorstellen.

Das Konzept der Em-Matrix (»Em« steht für »emotional«) wurde von Deborah Battersby entwickelt, einer unglaublich begabten und großzügigen Frau. Während des Studiums mit ihr und ihrem Mitbegründer Dr. Sam Hazeldine habe ich entdeckt, wie machtvoll diese Methode ist, da sie es Menschen ermöglicht zu erkennen, dass jedes Gefühl, das wir vielleicht als negativ empfinden, in Wahrheit dazu da ist, um uns zu nützen.

Jedes Gefühl ist nützlich

Während des Prozesses, durch den Sie sich leiten lassen können (mit ein wenig Erfahrung gelingt Ihnen das vielleicht auch ohne Hilfe), wird das, was ich als Ihr Unterbewusstsein bezeichnet habe, in die Lage versetzt mitzuteilen, welches der wahre Grund für ein bestimmtes

Verhaltensmuster oder für ein bestimmtes Gefühl ist, das Ihnen in Ihrem Leben immer wieder begegnet.

Ein Beispiel: Nehmen wir an, Sie denken ernsthaft darüber nach, Ihren Job aufzugeben und sich mit einem eigenen Geschäft selbstständig zu machen. Aber jedes Mal, wenn Sie kurz davor stehen, bekommen Sie Angst. Angst kann nützlich sein, aber Angst kann auch blockieren. Gemäß dem zentralen Prinzip der Em-Matrix, dass alle Gefühle da sind, um zu nützen, lässt der sanfte und ohne Anstrengung zu bewältigende Em-Matrix-Prozess die Furcht zu Wort kommen. Diese darf ihre guten Absichten mitteilen, zum Beispiel, dass sie Sie schützen oder Ihnen Weisheit schenken möchte. Aber die Angst kann Sie auch davon abhalten, ein anderes Leben zu führen, von dem Sie tief in Ihrem Herzen glauben, dass es für Sie wesentlich erfüllender sei. Und wenn Menschen sich nicht erfüllt fühlen, fangen sie nicht selten an, die Leere mit Essen zu füllen. Ich habe es wieder und wieder erlebt: Sobald Sie erkannt haben, dass die Angst nur helfen will und dass sie einfach nur länger als nötig geblieben ist, können Sie sie gehen lassen und Ihrer neuen Wahrheit erlauben, den Platz einzunehmen, den vorher die Furcht innehatte.

Das Unterbewusstsein zu Wort kommen lassen

Der Em-Matrix-Prozess gibt Ihrem Unterbewusstsein die Möglichkeit, sich zu äußern. Ich habe schon viele sehr ängstliche Menschen gesehen, deren Verfassung sich dadurch von völlig konfus nach vollkommen ruhig verändert hat und auch so geblieben ist. Dieser Prozess verändert Ihr Nervensystem von Grund auf, denn Ihre alten, unbewussten Gedanken und Gefühle, die Sie zuvor innerlich aufgewühlt und aufgezehrt hatten, ohne dass es Ihnen bewusst war, verleihen Ihnen nun Stärke, Leidenschaft und Einsicht.

Wie ist das möglich? Ganz einfach: Wenn Sie der Auffassung sind, dass ein Gefühl, das Sie verspüren, negativ ist, wird Ihr autonomes Nervensystem aktiv. Es tut das, weil Sie sich in diesem Augenblick selbst beurteilen. Und wenn dieses Gefühl nun häufiger auftritt und infolgedessen zu viel Zeit in Ihrem sympathischen Nervensystem beansprucht, dann wird es dominant, was die bekannten Konsequenzen von zu viel Cortisol nach sich zieht. Falls dieses Verhaltensmuster oder dieses Gefühl Sie irgendwann davon abhält, wirklich zur Ruhe zu kommen, dann ist das parasympathische Nervensystem nicht in der Lage, die anstehenden Instandhaltungsarbeiten zu erledigen.

Weil das sympathische Nervensystem weiter die Oberhand behält, wird die Kampf-oder-Flucht-Reaktion ausgelöst. Auf der emotionalen Ebene sind es die Gefühle, die wir buchstäblich in uns hineinstopfen, die uns in die Süchte treiben, damit wir den Schmerz nicht spüren. Das ist die Flucht. Nichts wie weg, und zwar so schnell wie möglich! Und bloß nicht zurückschauen, weil es zu weh tun würde, aber auch weil das Riesenstück furchtbarer Schmerz, das ich nach dem Abendessen zusammen mit der Sahnetorte hinuntergeschlungen habe, vielleicht wieder hochkommen könnte. Also haue ich doch lieber weiter ab. Die Kampf-Reaktion wiederum kann entweder unterdrückt werden oder in Form von Wutausbrüchen zu Tage treten. Die Konsequenzen hat nicht nur die Person zu tragen, die »explodiert« ist, sondern sie treffen meistens auch die Menschen in ihrer Umgebung. Alles, was Sie in einer solchen »Kampf-Situation« zu sich selbst sagen, ist machtvoll und hält Ihr sympathisches Nervensystem dominant, mit allem, was dazugehört.

Meine Empfehlung: Ich kann nur alle dazu ermutigen, sich einmal auf die Em-Matrix-Erfahrung einzulassen. Es ist eine so großartige und doch sanfte Methode, um die eingefahrenen Verhaltensmuster und die Gefühlslandschaft eines Menschen zu verändern. Die Unterscheidungen, die Verwandlungen und die Durchbrüche, die sie zu bieten hat, besitzen das Potenzial, diese Landschaft – ja die eigene Welt – wirklich zu verwandeln. Stellen Sie sich vor, wie viel weniger Cortisol wir produzieren würden! Ihre Gedanken und Ihre Vorstellungen sind genauso machtvoll, wenn nicht sogar machtvoller, als alles, was Sie sich je an Essbarem in den Mund stecken könnten.

Abschließende Zusammenfassung

Nachdem wir sehr viel über Ernährung, Hormone, Alkohol, Kaffee und Figur gesprochen haben, möchte ich noch einmal daran erinnern, dass es nie nur ums Essen geht. Es geht auch nicht wirklich um Hormone, und dennoch dreht es sich irgendwie darum, denn Sie werden sich wesentlich besser fühlen, wenn Sie Ihre Östrogendominanz oder die Insulinresistenz angehen. Aber bitte, bitte lassen Sie es sich gesagt sein: Sie würden sich niemals solchen Müll einverleiben wollen oder solche Riesenportionen verschlingen, wenn Sie wüssten, wer Sie wirklich sind, wenn Sie für den wundervollen Menschen, der Sie sind, die ihm gebührende Wertschätzung empfänden, oder wenn Sie das Licht sehen könnten, das in Ihrem Inneren leuchtet, ganz gleich für wie unscheinbar Sie sich halten oder wie unscheinbar Sie glauben sein zu müssen, um sich anzupassen. Und wenn Sie für sich beschließen, dass Sie diesen ganzen Mist nicht mehr wollen (und Sie es nicht tun, nur weil es Ihnen jemand gesagt hat), dann wird sich alles verändern, angefangen von der Östrogendominanz über die Insulinresistenz bis hin zum Körperfett, das Sie nun nicht mehr brauchen. Sie fühlen sich sicher, weil Sie ganz bei sich sind. In diesem Zustand verschwenden Sie nicht einmal einen Gedanken an Ihre Figur. Sie wissen, dass Sie ein ganz besonderer Mensch sind, und empfinden eine so große Wertschätzung für sich selbst, dass Exzesse, welcher Art auch immer, Sie überhaupt nicht mehr interessieren.

Sich klarmachen, warum man etwas tut

Wenn wir zur Flasche greifen, treten wir unsere Erhabenheit mit Füßen, wir betäuben uns, so dass wir weniger fühlen, weniger leisten und weniger strahlen. Bei einer Feier mit einem Glas Sekt anzustoßen ist etwas ganz anderes als der tagtägliche, zur Normalität gewordene Alkoholkonsum. Und natürlich dürfen Sie das ein oder andere Gläschen genießen, wenn Ihnen danach ist. Keine Frage, Alkohol kann der Seele auch guttun. Aber Sie allein wissen, wann das der Fall ist und wann Sie sich einfach nur betäuben wollen.

Mit Alkohol als gewohnheitsmäßigem Mittel zur Entspannung am Abend schotten Sie sich von Ihren Gefühlen ab, von tieferen Einsichten und von Ihrem wahren Ich. Wer Alkohol im Übermaß konsumiert, gibt damit zu erkennen, dass er nicht in der Lage ist, mit seiner Wirklichkeit, seiner aktuellen Situation umzugehen.

Möglicherweise können Sie nicht zugeben, dass Ihnen das Kindergebrabbel extrem auf die Nerven geht (obwohl Sie Ihre Kinder über alles lieben), und das führt dazu, dass Sie sich für einen schlechten Menschen halten. Und deshalb trinken Sie. Vielleicht trinken Sie, weil Sie eine Affäre hatten, und obwohl Sie weiter bei Ihrem bisherigen Partner geblieben sind, ödet Ihr Leben Sie an. Sie trinken, um das Leben, für das Sie sich entschieden haben, erträglicher zu machen. Vielleicht haben Sie auch mit dem Trinken angefangen, nachdem Sie den Job gewechselt haben und merken, dass der neue Job nicht wirklich das ist, was Sie wollten. Oder Sie können nicht zugeben, dass Sie es Ihrem Ehemann – mit dem Sie bislang eine harmonische Ehe geführt haben – übelnehmen, dass er sich in ein Unternehmen eingekauft hat, das schlecht läuft, und Sie nun dazu drängt, wieder arbeiten zu gehen. Deshalb trinken Sie nun jeden Abend, mit einem bitteren Beigeschmack, und rechtfertigen Ihren Alkoholkonsum damit, dass Sie es sich verdient haben, weil Sie ja so unendlich schwer arbeiten müssen. Was Sie wirklich verdient hätten, wäre zu sehen, wie großartig Sie sind, und sich aus tiefstem Herzen daran zu erfreuen. Diese Freude würden Sie nie wieder missen wollen und den Alkohol darum für immer aus Ihrem Leben verbannen.

Trotz all dieser Bedenken müssen Sie nun keineswegs immer ein schlechtes Gewissen haben, wenn Sie einmal ein Gläschen Wein trinken wollen. Genießen Sie es, wenn Ihnen danach ist. Ich mache Ihnen keine Vorschriften, was Sie zu tun oder zu lassen haben. Ich möchte einfach nur erreichen, dass Sie sich klarmachen, warum Sie etwas tun.

Gewohnheiten beobachten und ablegen

Wenn Sie wirklich zu einem gesunden Lebensstil kommen wollen, der sich zwanglos anfühlt, dann fangen Sie an, Ihre Gewohnheiten zu beobachten. Wenn Sie zum Beispiel das Bedürfnis nach Alkohol haben oder nach Essen, das nicht gut für Sie ist, dann stellen Sie sich die Frage, was Sie wirklich wollen. Vielleicht wollen Sie eigentlich eine Ruhepause, eine liebevolle Umarmung oder eine Anerkennung für das, was Sie den ganzen Tag leisten. Vielleicht wollen Sie auch nur den Schmerz vergessen, der Sie quält, weil jemand, der Ihnen viel bedeutet, schwer krank ist. Alle diese Dinge verursachen Schmerz, seelischen Schmerz. Aber seelischer Schmerz bringt niemanden um. Im Gegenteil: Wie ich schon ziemlich oft miterlebt habe, kann er höchst aufschlussreiche Einsichten in Ihr »Innenleben« bieten, das ebenso kostbar wie machtvoll ist ... oftmals genau das, was Sie im Essen gesucht haben. Stellen Sie sich vor, wie Sie erkennen, dass dieser kostbare und machtvolle Teil von Ihnen der denkbar beste Freund ist, den Sie sich als Begleiter durchs Leben wünschen könnten.

Zum guten Schluss ...

Mit diesem Buch wollte ich Ihnen durch Wissenschaft, Gefühl und die Verbindung von beidem zeigen, dass es immer um mehr geht als um Essen. Essen ist nur eine Art und Weise, wie wir mit Problemen umgehen. Das Gewicht – egal ob es hoch oder niedrig ist – ist stets nur ein Nebenprodukt Ihrer Bewältigungsstrategien und eine Reaktion auf Ihre inneren Überzeugungen. Übergewicht ist die Konsequenz, wenn Sie Ihr Leben mit Essen »glattzubügeln« versuchen.

Ich wünsche mir, dass Sie von heute an jeden Tag fünf Minuten darauf verwenden, sich klarzumachen, was Sie der Welt alles geben, indem Sie genau so sind, wie Sie sind. Möge das Licht dieser Erkenntnis in Ihnen von Tag zu Tag stärker und heller werden, weil Sie nett zu sich selbst sind – in Ihren Gedanken und in all Ihren Alltagsentscheidungen. Und möge das Licht Sie nach Hause geleiten zu der strahlenden Herrlichkeit, die Sie immer schon waren.

Service

Literatur

Diese Übersicht habe ich aus verschiedenen Gründen eingefügt. Sie finden spannende Lektüre, wenn Sie sich für Wissenschaft interessieren. Bei den Zeitschriftenartikeln handelt es sich um Veröffentlichungen von Forschern. Einige Bücher, die ich im Text erwähnt habe, sind hier mit allen notwendigen Angaben aufgeführt, falls Sie in ein bestimmtes Themengebiet tiefer einsteigen wollen.

Nicht für alle Bausteine sind hier zusätzliche Quellen aufgeführt. Ich habe sehr viel und über die unterschiedlichsten Themen gelesen (teilweise auch in ziemlich speziellen Biochemie-Lehrbüchern), und dieses Buch bringt mein gesamtes Wissen, all meine Erfahrungen, meine Beobachtungen und meine ganze Intuition zusammen.

Hinweis: Da es sich bei dieser Ausgabe um eine Übersetzung handelt, ist natürlich nur englischsprachige Literatur aufgeführt. Die jeweiligen deutschen Titel, falls verfügbar, sind in Klammern genannt.

Verdauung

Horvath, K., Perman, J. A. (2002): **Autistic disorder and gastrointestinal disease.** Current Opinions in Pediatrics 14 (5): 583–587.

Horvath, K., Perman, J. A. (2002): **Autism and gastrointestinal symptoms.** Current Gastroenterology Reports 4 (3): 251–258.

Horvath, K., Papadimitriou, J. C., Rabsztyn, A., Drachenberg C., Tildon, J. T. (1999): **Gastrointestinal abnormalities in children with autistic disorders.** Journal of Pediatrics 135 (5): 559–563.

Jin, W., Wang, H., Ji, Y., Hu, Q., Yan, W., Chen, G., Yin, H. (2008): **Increased intestinal inflammatory response and gut barrier dysfunction in Nrf2-deficient mice after traumatic brain injury.** Cytokine 44 (1):135–140.

Geschlechtshormone

Naish, Francesca; Roberts, Janette: **Better Health for Better Babies series.** Sydney: Random House, 1997.

Northrup, Christiane: **Women's Bodies Women's Wisdom.** London: Judy Piatkus Ltd, 1998. (Deutsche Ausgabe: **Frauen-Körper, Frauen-Weisheit: Wie Frauen ihre ursprüngliche Fähigkeit zur Selbstheilung wiederentdecken können.** Übersetzt von Irmgard Hölscher und Sabine Schulte. München: Zabert Sandmann, 1998)

Darmbakterien

Gottschall, Elaine: **Breaking the Vicious Cycle.** Baltimore: Kirkton Press Ltd, 1994 (für die spezielle Kohlenhydrat-Diät). (Deutsche Ausgabe: **Abwechslungsreiche Diät bei Morbus Crohn und Colitis ulcerosa.** Übersetzt von Erik Freedman. Stuttgart: Trias, 2001)

Ley, R. E., Turnbaugh, P. J., Klein, S., Gordon, J. I. (2006): **Microbial ecology: Human gut microbes associated with obesity.** Nature 444 (7122): 1022–1023 (21. Dezember 2006).

Schilddrüse

Coates, Karen; Perry, Vincent: **Embracing the Warrior: An Essential Guide for Women.** Burleigh Heads: Arteriol Press, 2007.

Insulin

Chek, Paul:**How to Eat, Move and Be Healthy!** Encinitas: C.H.E.K Institute LLC, 2004.

Isganaitis, E., Lustig, R. H. (2005): **Fast Food, Central Nervous System Insulin Resistance, and Obesity.** Arteriosclerosis Thrombosis Vascular Biology 25 (12): 2451–2462.

Lustig, R. H. (2006): **Childhood Obesity: Behavioral aberration or biochemical drive? Reinterpreting the First Law of Thermodynamics.** Nature Clinical Practice, Endocrinology & Metabolism 2 (8): 447–457.

Lustig, R. H. (2006): **The »Skinny« on Childhood Obesity: How Our Western environment starves kids' brains.** Pediatric Annals 35 (12): 899–907.

Gefühle

Epstein, Donald: **The 12 Stages of Healing.** San Rafael, CA: Amber-Allen Publishers, 1994. (Deutsche Ausgabe: **12 Phasen der Heilung: ein Weg zu Gesundheit und Harmonie.** Übersetzt von Tatjana Kruse. Freiburg i. Br.: Lüchow, 1996)

Hay, Louise: **You Can Heal Your Life.** Carlsbad: Hay House Inc, 2004. (Deutsche Ausgabe: **Gesundheit für Körper und Seele.** Übersetzt von Viktoria Renner. Berlin: Ullstein, 2013)

Robbins, Anthony: *Awaken the Giant Within.* London: Simon & Schuster Ltd, 1992. (Deutsche Ausgabe: **Das Robbins-Power-Prinzip.** Übersetzt von Charlotte Franke und Christian Quatmann. Berlin: Ullstein, 2004)

Nachdem Sie dieses Buch gelesen haben, fragen Sie sich vielleicht, was Sie nun als Erstes tun sollten. Mir haben unglaublich viele Menschen aus aller Welt geschrieben, dass sie den Eindruck hatten, ich hätte ihr Tagebuch gelesen, so gut seien ihre Gefühle in diesem Buch dargestellt. Viele Leser wünschen sich mehr derartige Informationen und ein spezielles Programm, das konkrete Anleitungen zu Essen und Hormonen beinhaltet sowie Strategien umfasst, die ihnen helfen, die Gründe für ihr Essverhalten weiter zu erforschen. Sie sind herzlich eingeladen, sich auf meiner Website umzusehen.

www.drlibby.com

www.accidentallyoverweight.com

Literaturtipp

Viele konkrete Tipps zur richtigen Ernährung und zahlreiche Rezepte finden Sie außerdem in meinem Kochbuch **»Stoffwechsel-Kick«**!

Ich möchte die Menschen informieren und inspirieren und dazu beitragen, dass sie die Beziehung zu ihrem Körper und ihrer Gesundheit ändern und das Ruder wieder selbst in die Hand nehmen. Ich möchte nicht, dass das Essen jemals jemanden irgendwo regiert. Es ist mir eine Freude, Sie auf Ihrer Reise zur optimalen Gesundheit zu unterstützen.

 Registrierte Leser

Das Wissen um den Einfluss der Ernährung auf unseren Körper ist ständig im Fluss, dank der Kolleginnen und Kollegen in der Forschung, die die Wissenschaft immer weiter voranbringen.

Als Leser/in dieses Buches sind Sie berechtigt, sich auf unserer Internetseite kostenfrei registrieren zu lassen. Mit dem »Registered Reader Program« (nur auf Englisch verfügbar!) wollen wir sicherstellen, dass Sie immer auf dem Laufenden sind, was die neuesten Entwicklungen in den Bereichen Gesundheit und Wohlbefinden angeht. Außerdem möchten wir Ihnen damit einen kleinen Motivationsschub geben, um die Ziele zu erreichen, die Sie sich für Ihren Körper und Ihre Gesundheit gesteckt haben.

Kommen Sie auf unsere Website und werden Sie registrierte/r Leser/in:

www.accidentallyoverweight.com

Dank

Ich genieße das ungeheure Privileg, mein Leben mit Chris Weaver zu teilen, einem ganz wunderbaren Menschen. Danke für deine Energie, deinen Humor, deine Augen, deine Arme, deine unermessliche Großzügigkeit und dafür, dass du mir die Tür in eine neue Phase des Lernens und Entdeckens geöffnet hast. Danke, dass du mir den Weg weist und mir hilfst, meine Botschaften in die Welt hinauszutragen. Du überraschst und entzückst mich jeden Tag aufs Neue. Ich liebe dich.

Meinen lieben Eltern danke ich dafür, wie sie mich erzogen haben und dass sie mich immer bedingungslos geliebt haben. Wer und was ich heute bin, verdanke ich zum allergrößten Teil euch, und ohne meine glückliche Kindheit könnte ich meine heutige Tätigkeit nicht ausüben. Mami, du bist die liebste Frau auf diesem Planeten und meine beste Freundin. Danke! Dir, Dad, vielen Dank, weil du immer ein wunderbarer »Kümmerer« und Freund für mich warst.

John Aiken, alias J. Dizzle, danke ich, dass er das »Accidentally« im Buchtitel mit mir geteilt hat. John ist Psychologe, und er hat ein tolles Buch mit dem Titel »Accidentally Single« (übersetzt in etwa »Aus Versehen Single«) geschrieben. Als er mir davon erzählte, dachte ich: »Ja, genau, das ist es! So sind auch meine Klienten, versehentlich übergewichtig.« Danke, dass ich die Formulierung für mein Buch verwenden durfte und dass du mich ermutigt hast, gegen den Strom zu schwimmen.

Ein großer Dank geht auch an einen ganz besonderen Ort namens »Gwinganna Lifestyle Retreat« in Queensland, Australien. Das Land und die engagierten, fröhlichen Menschen, die diesen Ort ausmachen, geben mir immer das Gefühl, hier zu Hause zu sein. Für den Prozess, den Gäste während ihres Aufenthalts in Gwinganna durchlaufen können, werde ich ewig dankbar sein, denn bei dieser Gelegenheit bekam ich eine erste Vorstellung davon, was Biochemie und Psychologie mit dem zu tun haben, was ich jetzt »versehentlich übergewichtig« nenne. Viele liebe Grüße an Sharon und Karl!

Petrea, auch dir danke ich. Weil du an mich geglaubt hast und weil du mich ermutigt hast, das hier durchzuziehen und weil es immer Spaß macht, mit dir zusammen zu sein. Du bist einfach eine Wucht!

Meine liebe Miss Bliss (hi, Bella!), an dich geht ein dickes Dankeschön für dein großes Herz und deine bedingungslose Liebe. Danke, ich liebe dich. Leisel und Ruby Red Rose danke ich für die drolligsten Nachrichten auf dem Anrufbeantworter, die ich je erhalten habe, als ich mit der größten Aufgabe meines bisherigen Lebens beschäftigt war, und all meinen anderen Freunden danke ich für ihre Geduld, als ich abgetaucht war, um mein heißgeliebtes Buch zu schreiben, und darum nie ans Telefon ging.

Professor Tim Roberts und Professor Hugh Dunstan danke ich für ihre Begeisterung für Darm- und andere Bakterien und die Themen Steroidhormone, Biochemie, Immunologie, Mikrobiologie sowie für all die Anregungen, die sie mir (nicht erst) bei meiner Doktorarbeit gaben und mich ermunterten, den »Warums« hinter verschiedenen Krankheiten nachzugehen. Dr. Merv Garrett hat mir 1997 erst richtig »das Gehirn geöffnet« und ist daher der eigentliche Pionier. Merv, Sie haben mein Leben in ganz neue Bahnen gelenkt und dafür werde ich Ihnen immer dankbar sein.

Kate Wilkie danke ich dafür, dass sie in mein Leben getreten ist. Ich bin glücklich, dass ich dich kenne und bei der Arbeit an meiner Seite habe. Dasselbe gilt für Collette Moss, meine wunderbare Assistentin, die dafür sorgt, dass immer alles glatt läuft. Ohne dich wäre ich verloren. Garry Kewish steht mir immer mit Rat und Tat zur Seite. Ich danke dir von Herzen, Garry. Meiner amerikanischen Lektorin Caroline gebührt großer Dank für die vielen Anregungen und Verbesserungsvorschläge zum Manuskript, es hat dadurch sehr gewonnen.

Tony und Sage Robbins haben mich an ihren tiefen Einsichten in die wahre Psychologie des Menschen teilhaben lassen. Vielen Dank dafür. Tony, du bist ein Genie, und Sage, du bereicherst die Welt mit deiner Weiblichkeit. Deborah Battersby gebührt großer Dank und Anerkennung für ihre Leistungen, nicht zuletzt die Em-Matrix, ebenso Dr. Sam

Hazeldine, ihrem Mitbegründer, den zu treffen immer wieder ein unglaublich großes Vergnügen ist.

Louise Hay möchte ich für ihre Pionierarbeit auf dem Gebiet der metaphysischen Grundlagen von Erkrankungen danken. Immer wieder konnten Klienten dank dem, was ich von all diesen Persönlichkeiten gelernt habe, Zugang zum Kern ihrer Gesundheitsprobleme finden. Und wie ich immer sage: Essen ist nie der Grund. Und doch ist es das Essen, das manchen Menschen das Tor zu ihrer inneren Schönheit öffnet. Auch Gott sei Dank! Für seine unermessliche Gnade und Güte.

Nicht vergessen will ich die autistischen Kinder und ihre Familien. Die Arbeit mit ihnen hat mir Einblicke in viel, viel mehr gegeben als Darmfunktionen und das, was damit alles zusammenhängt! Auch dafür vielen Dank. Wie früher die Kanarienvögel in den Kohlengruben sind diese Kinder ein Segen, weil sie uns warnen, dass wir nicht so weiterleben können wie bisher. Unsere Welt ist zu toxisch für sie. Und die versehentlich Übergewichtigen sind ein weiteres Zeichen dafür.

Allen, die tief in ihrem Inneren wissen, dass es gar nicht ums Essen geht, sage ich: Ich hoffe, ich habe Sie an das erinnert, was Sie eigentlich sowieso schon wussten.

Die Tortengrafik

Diese Grafik dient als Vorlage zum Kopieren oder Abzeichnen. So können Sie sehr leicht erkennen, in welchem Feld noch Handlungsbedarf besteht. Einfach anhand der Kapitel und der Checklisten die Punktzahl ermitteln, ausmalen und erkennen, an welcher Stelle das »Gewichtsverlustrad« stockt. Eine ausführliche Erklärung finden Sie im Abschnitt »Das Stoffwechsel-Geheimnis als Torte« (S. 25).

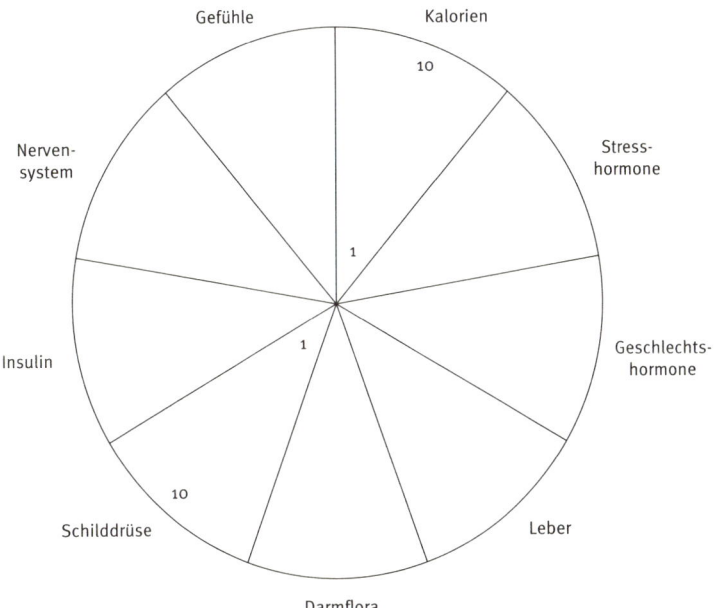

Die Bausteine zu Ihrem Stoffwechsel-Geheimnis

Stichwortverzeichnis

A

Adrenalin 48, 78
Alkohol 141, 148, 153, 204, 248
Angst 211, 215
Antibabypille 122
Antioxidanzien 149
Apfelessig 41
Atmung 100

B

Bacteroidetes 158, 166
Ballaststoffe 201
Bauchatmung 101, 216
Bauchhirn 209
Bauchschmerzen 45
Bauchspeicheldrüse 185
Bedeutungszusammenhänge 226
Bikarbonat 42
Bio-Produkte 142
Blähbauch 47, 160
Blähungen 162
Blut-Hirn-Schranke 55
Blutzuckerspiegel 79, 187
Brennstoffe 212
Brokkoli 131
Brüste 129
Brustkrebs 129, 155

C

Casein 56
Cholesterin 145
Cholesterin-Stoffwechsel 147
Colon-Hydrotherapie 52
Cortisol 85, 226

D

Darmbakterien 46
Darmentleerung 48
Darmflora 157
Darmwand, durchlässige 53
Dauerstress 85, 95, 112
Depression 116
Diabetes mellitus 87
Diät 89
Dickdarm 46
Dünndarm 44

E

E. coli 167
Eisen 173
Eisprung 113
Em-Matrix 245
Endometriose 118
Energiebilanz 62
Entgiftung 139
Ernährungsumstellung 50
Evolution 29

F

Fettleber 138, 201
Fettsäuren, essenzielle 133, 147, 216
Firmicutes 158, 166
Fortpflanzung 108, 111
Freie Radikale 150
Fruchtzucker 198
Fruktose 198

G

Gärung 47
Geburt 114
Genuss 68
Geschlechtshormone 107
Getreide 140, 163
Gewohnheiten 250
Giftstoffe 139
Glucagon 186

Glückshormon 96
Glukoneogenese 88
Glukose 79, 186
Glukose-Fruktose-Sirup 199
Gluten 56
Glykämischer Index 199, 202
Glykogen 79, 187, 213
Grübeln 92
Grüngemüse 160, 216

H

Harmoniesucht 228
Hautpflegeprodukte 144
HDL-Cholesterin 151
Helicobacter pylori 165
Hyperthyreose 171
Hypothalamus 170, 197
Hypothyreose 171

I

Immer-in-Eile-Syndrom 194, 208
Industrielle Revolution 28
Insulin 185, 200
Iod 132, 173, 181

J

Jäger und Sammler 27

K

Kaffee 80, 131, 163, 215
Kalorien 61, 72
Kampf-oder-Flucht-Reaktion 78
Kauen 36
Koffein 80, 84, 131, 141
Kohlenhydrate 186
Körperfett 212
Körpersignale 65

L

Lachen 102
LDL-Cholesterin 151
Leaky gut 54
Lebensmittelvergiftung 165
Leber, Belastungen 141
Leberrolle 152
Leptin 196
Liebe 228, 238
Low HI 189, 203
Lugolsche Lösung 46

M

Magen 37
Magensäure 38, 164
Melatonin 95
Menarche 121
Menopause 125
Menstruationszyklus 111
Metabolisches Syndrom 87
Milch 134, 163
Milz 58
Müdigkeit 93
Muskelmasse 188
Mutter Natur 30, 222

N

Nahrungsergänzungsmittel 105, 174
Nebennieren 78, 98
Nebennieren-Erschöpfung 93
Nebennieren-Insuffizienz 95
Nervensystem 99, 207
Network Spinal Analysis 244
Normbereich 178
NSA 244

O

Obst 163, 202
Opioid-Überschuss-Theorie 53
Opioide 53, 55

Östrogen 108
Östrogendominanz 115–116, 127, 148

P

Parasympathikus 209
Pestizide 134, 142
Pflanzenschutzmittel 142
pH-Gradient 42
pH-Wert 39
Pille 122
PMS 115
Polyzystisches Ovar-Syndrom 118
Portionsgröße 37
Prämenstruelles Syndrom 115, 127
Progesteron 111
Psychischer Stress 79
Pubertät 121

R

Reflux 40
Regeln 242
Reizdarmsyndrom 160
Resorption 44
Rotwein 155

S

Sättigungsgefühl 37
Schilddrüse 169
Schilddrüsen-Vollextrakte 176
Schilddrüsenantikörper 176
Schilddrüsenhormone 170
Schilddrüsenüberfunktion 171
Schilddrüsenunterfunktion 171–172
Schlafhormon 96
Schwangerschaft 113
Schwarz-weiß-Denken 63
Seelischer Schmerz 232
Selen 173
Serotonin 95
Sicherheit 226

Sodbrennen 40
Somato Respiratory Integration 244
Sport 94, 188, 197, 210–211
SRI 244
Stoffwechsel 138
Streptococcus 166
Stress 77, 174, 212
Stummer Stress 90
Supergrüne Frittata 75
Süßstoffe 205
Sympathikus 209
Sympathikusüberlastung 211

T

TCM 58
Testosteron 119
Traditionelle Chinesische Medizin 58
Traubenzucker 79
Tryptophan 66
TSH 178

U

Unterbewusstsein 227, 246

V

Verdauungsenzyme 44
Verdauungssystem 35
Verschwendung 226
Vitamin B 104, 140
Vitamin C 104

W

Wassereinlagerungen 109
Wechseljahrbeschwerden 128
Wechseljahre 126
Weiblichkeit 119
Weißbrot 189
Willensstärke 72, 195

Z

Zink 147
Zitronen-Limetten-Tarte 218
Zitronensaft 41
Zucker 159, 192, 204, 214
Zurückweisung 228, 239
Zyklusstörungen 127

Mehr Schwung – mehr Gelassenheit

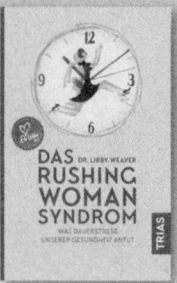

Dr. Libby Weaver
Das Rushing Woman Syndrom
€ 19,99 [D] / € 20,60 [A]
ISBN 978-3-432-10433-1

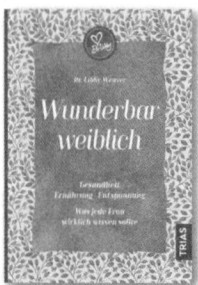

Dr. Libby Weaver
Wunderbar weiblich
€ 19,99 [D] / € 20,60 [A]
ISBN 978-3-432-10518-5

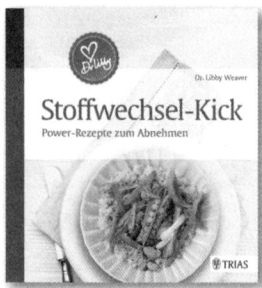

Dr. Libby Weaver
Stoffwechsel-Kick
€ 14,99 [D] / € 15,50 [A]
ISBN 978-3-432-10018-0

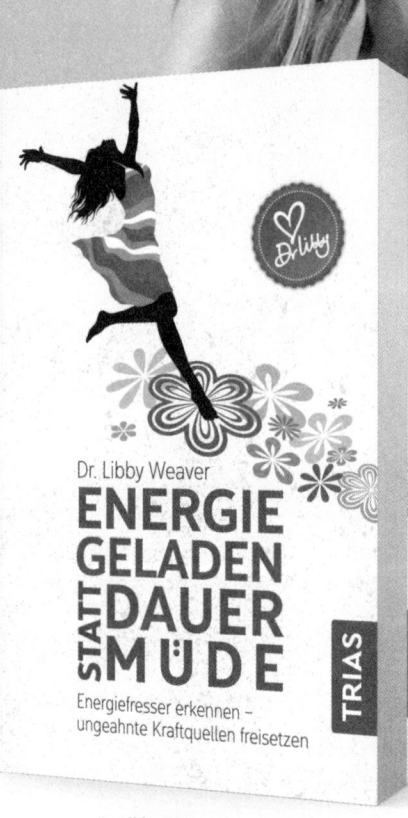

Dr. Libby Weaver
Energiegeladen statt dauermüde
€ 16,99 [D] / € 17,50 [A]
ISBN 978-3-432-10430-0
Alle Titel auch als E-Book

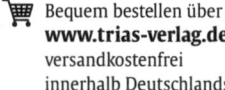

Bequem bestellen über
www.trias-verlag.de
versandkostenfrei
innerhalb Deutschlands